항암 치료란 무엇인가

항암 치료란 무엇인가

초판 1쇄 인쇄　2015년 10월 15일
초판 1쇄 발행　2015년 10월 20일

지은이　김범석
펴낸이　양동현
펴낸곳　아카데미북
　　　　출판등록 제13-493호
　　　　주소 136-034, 서울 성북구 동소문로13가길 27
　　　　전화 02) 927-2345　팩스 02) 927-3199

ISBN　978-89-5681-160-4 / 13510

＊잘못 만들어진 책은 구입한 곳에서 바꾸어 드립니다.

www.iacademybook.com

이 도서의 국립중앙도서관 출판시도서목록(CIP)은
e-CIP홈페이지(http://www.nl.go.kr/ecip)와 국가자료공동목록시스템(http://www.nl.go.kr/kolisnet)에서
이용하실 수 있습니다. CIP제어번호 : CIP2015024143

항암 치료란 무엇인가

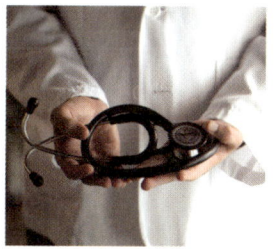

김범석 지음

아카데미북

서문

우리나라 국민들의 평균수명이 길어지면서 이제 암은 누구나 걸릴 수 있는 흔한 병이 되어 버렸습니다. 평균수명만큼 산다고 할 때 우리나라 국민 3~4명 가운데 1명은 암에 걸리게 됩니다. '암' 하면 예전에는 사망 선고나 다름없는 무서운 병이었지만, 의료 기술이 좋아지고 새로운 치료법들이 다양하게 나오면서 이제는 꼭 그렇지만은 않게 되었습니다. 국가 암 통계에 의하면 매년 20만 명 이상이 새로 암을 진단 받고 있으며, 7만 명 정도가 암으로 사망하고 있습니다. 진단 기술과 치료 기술이 좋아지면서 암 환자 가운데 50% 정도는 완치되고 있습니다. 그래도 여전히 암은 우리에게 무서운 병이고, 많은 이의 생명을 앗아 가는 병입니다.

뜻하지 않게 자신이나 가족이 암 진단을 받으면 막연한 두려움이 밀려옵니다. 나와 내 가족에게는 무관한 병인 줄 알았는데, 막상 암이라는 병이 나에게 찾아오니 믿기지도 않고 걱정만 앞섭니다. 담당 의사에게 물어 보고, 책을 구입해서 읽어 보기도 하지만 여전히 당황스러운 마음은 갈피를 잡지 못합니다. 인터넷을 구석구석 뒤져 봐도, 인터넷 카페에 가입해 봐도, 옆 침대 환자의 말을 들어 봐도, 어떻게 투병 생활을 해야 할지 마음 한구석이 막막하고 불안합니다.

의료 환경은 인류 역사가 경험하지 못했던 빠른 속도로 급변하고 있습니다. 여러 표적 항암제가 속속 개발되고 있고, 인터넷 덕분에 의료 정보는 넘쳐나고 있습니다. 그러나 소통이 중요하다고 외치면서도 정작 의사와 환자 사이의 대화는 줄어들고, 검사는 늘어났는데 의사나 환자 모두 만족하지 못하고 있습니다.

지금 우리는 급변하는 의료 환경 속에서 인류를 끈질기게 괴롭혔던 암과의 싸움에서 새로운 드라마를 쓰고 있다고 해도 과언이 아닙니다. 이제 암은 결코 두려운 존재가 아니라, 극복하고 관리할 수 있는 질병으로 인식되고 있습니다. 그러기 위해서는 암과 투병 생활에 대해 공부해야 합니다. 암에 대해 열심히 공부해서 잘 대처해야 하며, 현명하게 투병 생활을 해야 합니다.

암에 관한 정보는 인터넷에서도 많이 찾아볼 수 있고, 암에 관한 책 또한 많이 출간되어 있습니다. 암을 극복한 환자들의 체험 수기, 암 환자들의 식사를 포함한 식이요법, 자연 치료로 무조건 완치된다는 주장, 이러이러한 것을 먹어야 한다는 속설, 암에 대한 일반적인 해설서 등등. 그런데 많은 내용들이 근거 없는 민간요법을 홍보하고 있거나, 현실과 동떨어진 내용을 다루고 있으며, 외국 서적을 여과 없이 번역해 놓는 등 최근 경향을 반영하지 못하고 있습니다. 심지어 잘못된 의료 정보를 제공하면서 건강 보조 식품을 광고하거나, 현대 의학을 부정함으로써 환자들을 혼란에 빠뜨리는 내용들도 많습니다. 우리나라의 현재 실정에서는 암 환자들이 공감하면서 볼 만한, 제대로 된 책이 많지 않습니다.

진료실에 있다 보면 환자분과 마주 앉아 차근차근 설명해 드리고 싶지만 시간 제약 때문에 하지 못하는 경우가 많습니다. 시간만 넉넉하면 더 자세히 말씀드릴 수 있는데, 환자 1명당 주어진 시간이 3~5분에 불과하고, 진료실 밖에는 많은 환자들이 기다리고 있는 실정이다 보니 마음이 급해져 진료를 서두르게 되곤 합니다. 충분히 대화를 나누면서 설명해 드려야 하는데, 현실적으로 여건이 되지 않아 그렇게 해 드리지 못했던 점이 늘 아쉬웠습니다.

　진료 현장에서 여러 가지 문제로 의사와 환자, 의사와 보호자 사이에 효율적인 의사소통이 제대로 이루어지지 못하고 있다는 것을 절실히 느낍니다. 의사들은 '이 정도는 당연히 알겠지.' 또는 '시간이 없어서…….' 라고 생각하며 그냥 넘어가고, 환자와 가족들은 '의사가 말해 주지 않으니…….', '중요하지 않은 거겠지.'라고 생각하며 모르는 채 넘어갑니다. 이는 결국 모두에게 손해입니다.

　이러한 이유로, 예전에 공중보건의로 근무하던 시절에 항암 치료를 받는 분들께 도움을 드리고자 〈진료실에서 못다 한 항암 치료 이야기〉라는 블로그를 운영하기 시작했고, 블로그의 내용을 정리하여 2008년에 같은 제목으로 책을 출판했습니다. 하지만 책이 나온 시기가 7년 전이다 보니, 새로운 내용을 업데이트할 필요가 생겼습니다. 빠르게 발전하고 있는 항암 치료의 최근 경향과 정보, 그에 따른 사진 자료의 보강 등 전반적으로 새로운 편집이 필요해졌습니다.

　특히, 제 책을 밑줄 그어 가면서 몇 번씩 읽었다는 환자분들과 제 책이 큰 도움이 되었다고 말씀하시는 보호자분들을 보며, 보다 나은 책으로 정확한 정보를 알려 투병 생활에 도움을 드리는 것이 저의 의무라는 생각이 들었습니다. 그래서 최신 정보로 내용을 보충하는 등 내실을 다져서, 환자분들과 가족들의 실질적인 필요를 채워 드리고 싶다는 마음으로 다시 책을 내게 되었습니다.

　처음에는 개정 증보판을 생각했지만, 쓰다 보니 내용을 조금 보강하는 정도로는 안 될 것 같아서 아예 다시 쓰게 되었습니다. 이번 책은 시간적 여유가 많았던 공중보건의 시절에 썼던 지난 책과 달리, 시간의 여유가 없는 상태에서 쫓기듯이 쓰다 보니 부족한 부분도 많습니다. 그래도 이 책이 힘든 하루를 살아가는 암 환자와 그 가족들에게 조금이나마 도움이 되기를 바랍니다. 많은 분들이 희망을 갖고 암 치료를 받게 되기를 바라는 간절한 마음으로 썼으니 편안하게 읽어 주셨으면 좋겠습니다.

마지막으로, 매일 틈틈이 책 쓰느라 밤마다 놀아 주지도 못한 아이들과 집사람에게 미안하고 고맙다는 말을 전하며, 모든 이의 건강과 행복을 기원합니다.

2015년 10월
김범석

목차 항암 치료란 무엇인가

서문 ·· 4

〈1장〉 암이란 무엇인가? ·· 18

1. 암이란 무엇인가? ·· 20
2. 암세포에는 어떤 특징이 있는가? ··· 22
   1) 분열과 분화 ·· 22
   2) 단일 세포 기원 ··· 24
   3) 암유전자와 종양억제유전자의 불균형 ·· 24
   4) 악성과 양성의 차이 ·· 26
   5) 암의 징표 ·· 29
   6) 다단계 암의 진행 ·· 32
3. 감기와 암의 차이 – 암은 변형된 내부의 자아 ··· 38
4. 암세포는 계속 변화한다 – 클론 진화 ··· 42
5. 돌연변이와 유전적 변이가 생기는 이유 ··· 48
6. 암 이름 짓는 법 ··· 52
   1) 조직학적 이름과 해부학적 이름 ··· 52
   2) 육종과 상피암 ··· 53
   3) 혈액암과 고형암 ··· 54
   4) 상피내암 ··· 55
   5) 원발 부위 불명암 ·· 56
7. 원발 부위와 전이 부위는 어떻게 다른가? ·· 58
8. 암 환자에게 암은 어떤 의미인가? ·· 60
FAQ 언제부터 내 몸에 암이 있었던 걸까? ·· 62
에세이 암을 통해 배우는 인생 – "욕망을 다스리지 못하면 파멸에 이른다" ····· 64

〈2장〉 사람은 왜 암에 걸리는가? ···································· 66

1. 사람은 왜 암에 걸리는가? ································· 68
2. 위험 인자란 무엇인가? ···································· 74
3. 암은 유전인가? ··· 77
4. 암은 전염되는 병인가? ···································· 80
5. 옛날에도 암이 있었을까? ································· 81
6. 동물도 암에 걸릴까? ······································ 84
7. 암은 예방할 수 있을까? ·································· 85
FAQ 스트레스는 암의 원인이 되는가? ····················· 88
에세이 암을 통해 배우는 인생 - "싸우지 말고 이겨라" ············ 91

〈3장〉 암은 어떻게 진단하는가? ···································· 94

1. 암을 의심하게 만드는 증상들 ······························ 96
   1) 암으로 인한 국소 증상 ································· 96
   2) 암으로 인한 전신 증상 ································· 98
2. 암 검진으로 암을 찾아낼 수 있을까? ······················· 99
3. 암 확진은 어떻게 하는가? ································· 101
4. 조직 검사란 무엇인가? ···································· 103
5. CT 검사(전산화 단층촬영) ································· 106
6. MRI 검사(자기공명영상) ·································· 108
7. 내시경 검사 ·· 110
   1) 위내시경 ·· 110
   2) 대장 내시경 ·· 111
   3) 기관지 내시경 ·· 111
8. PET(양전자 단층촬영 검사) ······························· 113
9. 초음파 검사 ·· 115

10. 종양표지자 검사 tumor marker ··· 116
11. 그 밖의 검사 ·· 118
    1) 골수 검사 ·· 118
    2) 뇌척수액검사 ··· 118
    3) 흉수 검사, 복수 검사 ·· 119
FAQ CT 많이 찍으면 좋지 않다고 하던데, 괜찮나요? ······················ 120
대한암협회에서 암 환자와 가족에게 권하는 14가지 수칙 ··················· 125

〈4장〉 암 치료법은 어떻게 정하는가? ································· 132

1. 치료 방침의 결정 ·· 134
    1) 조직학적 유형 ··· 134
    2) 병기 stage ·· 135
        ① T병기 : Tumor, 종양 ··· 136
        ② N병기 : Node, 림프절 ··· 136
        ③ M병기 : Metastasis, 전이 ·· 138
    3) 운동 수행 능력 ··· 139
2. 암 치료 목적의 설정 ··· 141
    1) 완치 ·· 141
    2) 생명 연장과 삶의 질 향상 ·· 143
        ① 항암 치료를 통한 생명 연장 ·· 144
        ② 항암 치료를 통한 삶의 질 향상 ·· 144
    3) 상황에 따라 달라지는 치료 목표 ··· 146
3. 국소적인 암 치료법 ① - 수술 ·· 150
    1) 수술의 원칙은 광범위하게 ··· 150
    2) 암 수술의 목적과 종류 ·· 153
        ① 진단적 수술 diagnostic surgery ·· 153
        ② 근치적 수술 radical surgery ·· 154

③ 예방적 수술 prophylactic surgery ····· 155
④ 완화적 수술 palliative surgery ····· 155
⑤ 전이 부위 제거 수술 metastatectomy ····· 155
3) 종양 축소 수술 ····· 157
4) 최소 침습 수술 ····· 157
5) 로봇 수술 ····· 159
6) 수술의 부작용 ····· 160
4. 국소적인 암 치료법 ② - 방사선치료 ····· 162
1) 방사선치료란? ····· 162
2) 방사선치료의 종류 ····· 163
① 3차원 입체 조형 방사선치료 ····· 163
② 정위적 방사선 수술 ····· 164
③ 양성자 치료 ····· 165
3) 방사선치료의 과정 ····· 166
① 방사선 모의 치료 simulation ····· 166
② 방사선치료 계획 ····· 166
③ 방사선치료 ····· 167
4) 방사선치료의 부작용 ····· 167
5. 전신적인 암 치료법 - 항암 치료 ····· 169
6. 기타 암 치료법 ····· 170
1) 호르몬 치료 ····· 170
2) 면역 치료 ····· 170
① 인터페론과 인터류킨 ····· 171
② 종양 백신 ····· 171
③ 면역 세포 치료 ····· 172
④ 면역 표적 항암제 immune check point blocking agent ····· 173
3) 조혈모세포 이식 ····· 175
① 동종 조혈모세포 이식 ····· 176

② 자가 조혈모세포 이식 ·················· 177

　　4) 방사성 요오드 치료 ·················· 178

7. 완화 요법 ·················· 179

8. 협진과 다학제적 치료 ·················· 181

9. 환자와 함께 치료 방침 결정 ·················· 183

10. 암은 지니고 사는 만성병 ·················· 185

FAQ 말기와 4기 사이에서 ·················· 186

〈5장〉 항암 치료란 무엇인가? ·················· 190

1. 항암 치료란 무엇인가? ·················· 192

2. 항암 치료의 역사 ·················· 193

3. 항암제의 원리 ·················· 196

4. 항암제의 종류 ·················· 198

　　1) 주사 항암제 ·················· 198

　　2) 먹는 항암제 ·················· 199

　　3) 기타 항암제 ·················· 199

5. 복합 항암 화학요법 ·················· 200

6. 항암 치료의 목적 4가지 ·················· 201

　　1) 보조 항암 치료 ·················· 201

　　2) 선행 항암 치료 ·················· 204

　　3) 고식적 항암 치료 ·················· 206

　　4) 근치적 항암 치료 ·················· 207

FAQ 항암 치료, 꼭 해야 하나요? ·················· 208

〈6장〉 항암 치료의 실제 ·········· 212

1. 항암 치료, 할 것인가 말 것인가? ·········· 214
   1) 고식적 항암 치료에 대한 2가지 오해 ·········· 214
      ① 암 치료는 독한가? ·········· 215
      ② 완치를 목적으로 하지 않는 항암 치료는 미봉책에 불과한가? ·········· 217
   2) 항암 치료 결정은 신중하게 ·········· 218
2. 일반적인 항암 치료 과정 ·········· 221
   1) 항암 치료는 어떤 스케줄로 받게 되나? ·········· 221
   2) 항암제는 어디서 맞나? ·········· 222
   3) 항암 치료는 언제까지 받아야 하나? ·········· 224
   4) 항암 주사를 맞을 때 주의할 점 ·········· 225
      ① 이름 확인 ·········· 225
      ② 주사 부위 확인 ·········· 225
      ③ 주사 시간 확인 ·········· 225
3. 항암 치료의 실제 사례 ·········· 226
   1) 보조 항암 치료 ·········· 226
   2) 고식적 항암 치료 ·········· 227
   3) 근치적 항암 치료 ·········· 228
4. 반응 평가 : 항암 치료 후 얼마나 좋아졌나? ·········· 230
   1) 완전 관해 ·········· 230
   2) 부분 관해 ·········· 231
   3) 안정 병변 ·········· 231
   4) 진행 병변 ·········· 232
5. 항암 치료의 경과 ·········· 233
   1) 항암 치료와 반응 평가 일정 ·········· 233
   2) 1차・2차・3차 치료 항암제 ·········· 236
   3) 항암 휴약기 ·········· 237

FAQ 항암 치료를 받는 환자들이 자주 하는 질문 ·················· 239
  Q 항암 치료는 아픈가요? ·················· 239
  Q 항암 치료 중인데 일상생활은 어떻게 해야 하나요? ·················· 239
  Q 백혈구 수치가 떨어지는 기간에 감염을 예방하기 위해서는 어떻게 해야 하나요? ·················· 240
  Q 항암 치료 중 직장 생활을 해도 되나요? ·················· 242
  Q 치질이 있는데 어떻게 해야 되나요? ·················· 244
  Q 우리 아이가 결혼하는데, 항암 치료를 좀 미룰 수 있을까요? ·················· 245
  Q 항암 치료 중에 성생활을 해도 되나요? ·················· 247
  Q 항암 치료를 받는 동안 다른 약을 복용해도 되나요? ·················· 249
  Q 이가 좋지 않은데 치과에 가도 되나요? ·················· 250
  Q 혈관이 좋지 않아서 주사 맞기가 힘들어요 ·················· 252

〈7장〉 반드시 알아야 할 항암 치료의 부작용과 대처법 ·················· 256

1. 항암제의 부작용은 왜 생기는가? ·················· 258
 1) 부작용은 무엇인가? ·················· 258
  ① 모든 약에는 부작용이 있다 ·················· 258
  ② 부작용은 개인차가 있다 ·················· 258
  ③ 부작용은 약효와 상관 없다 ·················· 259
 2) 부작용의 지속 기간 ·················· 259
 3) 부작용에 대처하는 방법 ·················· 260
  ① 항암 치료 교육은 매우 중요하다 ·················· 260
  ② 효과가 부작용보다 크다 ·················· 261
2. 항암제의 부작용 증상 ·················· 262
 1) 오심·구토 ·················· 262
 2) 설사 ·················· 265
 3) 피로·기운 없음 ·················· 266

4) 백혈구 감소증 ·· 268
　　　① 백혈구 감소증과 과립구 감소증 ·········· 278
　　　② 백혈구 수치와 항암 치료 일정 조정 ······ 270
　　　③ 백혈구 수치를 올리는 방법 ·················· 272
　5) 탈모 ·· 275
　6) 간 독성 ·· 277
　7) 구내염 ·· 278
　　　① 입안에 통증이 생기는 문제 ·················· 278
　　　② 백혈구 수치가 떨어질 때 세균이 침입하는 통로가 된다는 문제 ······ 278
　　　③ 음식 섭취가 어려워지는 문제 ·············· 278
　9) 신경 부작용 – 손발 저림 ·························· 279
　10) 피부 부작용 ·· 281
　11) 불임 ·· 282
　12) 2차암 발생 ··· 283
　FAQ 부작용이 없으면 효과도 없나요? ·········· 284

〈8장〉 다양한 항암제 ·································· 288

　항암제의 여러 이름들 ································· 290
　　　5-플로오로우라실 5-FU, 5-fluorouracil ········ 291
　　　도세탁셀 Docetaxel ································ 291
　　　독소루비신 Doxorubicin ························ 291
　　　리툭시맙 Rituximab ······························· 293
　　　메토트렉세이트 Methotrexate ··············· 293
　　　베바시주맙 Bevacizumab ······················ 293
　　　블레오마이신 Bleomycin ······················ 294
　　　비노렐빈 Vinorelbine ···························· 294
　　　빈크리스틴 Vincristine ·························· 295

사이타라빈 Cytarabine 295
사이클로포스파마이드 Cyclophosphamide 296
세톡시맙 Cetuximab 296
소라페닙 Sorafenib 297
수니티닙 Sunitinib 297
시스플라틴 Cisplatin 297
아나스트로졸 Anastrozole 298
에토포사이드 Etoposide 298
얼로티닙 Erlotinib 299
옥살리플라틴 Oxaliplatin 299
이리노테칸 Irinotecan 300
이마티닙 Imatinib 300
아이포스파마이드 Ifosfamide 301
제피티닙 Gefitinib 301
젬시타빈 Gemcitabine 302
카보플라틴 Carboplatin 302
카페시타빈 Capecitabine 302
타목시펜 Tamoxifen 303
테모졸로마이드 Temozolomide 303
트라스트주맙 Trastuzumab 304
티에스원 TS-1 304
파크리탁셀 Paclitaxel 304
페멕트렉세드 Pemeterexed 305

〈9장〉 암세포만 골라 죽이는 표적 항암제 306

1. 표적 항암제란 무엇인가? 308
2. 표적 항암제의 현황 311

3. 표적 항암제의 과제 ·· 314
   1) 표적 항암제의 효과 ····································· 314
   2) 표적 항암제의 부작용 ··································· 316
   3) 표적 항암제의 내성 극복 ································· 316
   4) 환자 선별 ·· 317
   5) 비싼 가격 ·· 318
4. 유전자 검사의 중요성 ·· 321
5. 재조직 검사 ··· 330
FAQ 암 환자 진료비는 누가 부담할 것인가? ··························· 331

〈10장〉 임상시험이란 무엇인가? ·································· 336

1. 임상시험이란 무엇인가? ······································ 338
   1) 임상시험을 통한 신약 개발 과정 ··························· 341
   2) 임상시험의 종류 ······································· 342
      ① 신약 후보 물질 탐색 단계 ···························· 342
      ② 전임상시험 단계 Preclinical study ······················ 343
      ③ 임상시험 단계 Clinical study ·························· 344
      ④ 시판 후 사용 성적 / 안전성 조사 ······················ 345
2. 임상시험 참여와 효과 ······································· 346
   1) 임상시험 참여를 권유 받았을 때 ··························· 346
   2) 임상시험에 참여하고 싶다면 ······························ 348
3. 임상시험 참여 환자가 알아야 할 점 ····························· 350
4. 연구자 주도 임상시험과 의뢰자 주도 임상시험 ····················· 357
FAQ 우리나라 임상시험은 믿을 만한가? ···························· 361

1

적을 알고 나를 알면 백 번 싸워도 위태롭지 않다.

적을 알지 못하고 나만 알면 한 번은 이기고 한 번은 질 것이며,

적을 알지 못하고 나도 알지 못하면 싸울 때마다 반드시 위태로울 것이다.

知彼知己 百戰不殆 不知彼而知己 一勝一負 不知彼不知己 每戰必殆

-《손자병법孫子兵法》〈모공謀攻〉편

암이란 무엇인가?

우리는 흔히 지피지기知彼知己면 백전백승百戰百勝이라고 알고 있지만, 실제《손자병법》에는 '지피지기 백전불태知彼知己 百戰不殆'라고 기록되어 있다. '나를 알고 남을 알면 백 번 싸워도 위태롭지 않다'라는 뜻이다. 위태롭지는 않아도 승리를 장담할 수 없는 전쟁, 어쩌면 우리가 벌이는 암과의 전쟁이 이와 같은지 모른다.

우리가 맞서 싸워 나가야 할 암은 어떤 존재일까? 암을 진단 받은 뒤 치료 계획을 세워 나가려면, 우리가 상대해야 하는 암이 무엇인지 정확히 알아야만 한다. 적을 정확히 알고 나를 알아야 전쟁에서 위태롭지 않기 때문이다.

이번 장에서는 우리가 상대해야 하는 암이 대체 무엇인지 알아보자.

1. 암이란 무엇인가?

"검사 결과 암으로 나왔습니다."
"암이라고요? 제가…… 암에 걸렸다고요? 틀림없는 건가요?"
"네. 그렇습니다."
"그런데 암이란 도대체 무엇인가요?"

'암癌, cancer'을 한마디로 정의하기는 어렵다. 그래도 굳이 말하자면 '암은 조절되지 않는 비정상적인 세포의 증식을 특징으로 하는 질환군'이다. 좀 더 정확히 말하면 '암은 세포의 분열과 증식이 조절되지 않고 계속해서 무제한으로 자라는 비정상적인 세포들의 집합체'이다.

암이 무엇인지 알기 위해서 우리는 '세포cell'라는 단어부터 이해해야 한다. 세포는 우리 몸을 이루는 가장 작은 단위이다. 세포가 모여서 '조직tissue'을 만들고, 그 조직들이 모여 뇌·간·폐 등의 '장기organ'를 이루고, 장기들이 모여 하나의 '사람'이 된다.

세포는 세포 내 조절 기능에 의해 분열하고 성장하다가 수명이 다하면 스스로 죽어 없어지면서 전체적인 세포 수의 균형을 유지한다. 사회를 이루고 있는 사람도 후손을 낳고 키우면서 사회적인 역할을 하다가 나이가 들면 죽는 것처럼, 인체를 이루고 있는 세포도 분열하고 성장하면서 제 역할을 하다가 일정한 때가 되면 스스로 '사멸apoptosis'하는 것이다.

그런데 여러 가지 원인에 의해 세포가 변하면, 세포 자체의 조절 기능에 문제가 생겨서 정상적으로는 사멸해야 할 세포들이 죽지 않고 과도하게 증식하게 된다. 이렇게 비정상적으로 증식할 때는 세포가 불완전하

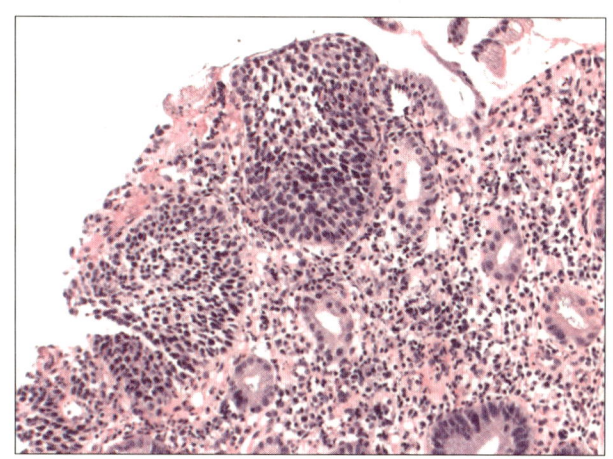

〈그림 1-1〉 현미경으로 들여다본 암세포

게 성숙하여 정상적인 기능을 수행하지 못한다. 그러다가 걷잡을 수 없이 증식하게 되면, 덩어리를 만들고 주위 조직과 장기에 침입하여 정상적인 인체의 구조를 파괴하거나 변형시키고, '원격 전이(암세포가 처음 생긴 곳에서 멀리 떨어진 다른 곳으로 이동하는 것)'를 일으킨다. 이러한 상태를 총칭하여 '암'이라고 한다.

암과 비슷한 의미로 '종양tumor'과 '신생물neoplasm'이 있다. 신생물은 원래 우리 몸에 정상적으로 존재하던 조직이 아닌, 새로 생기는 '이상異常 조직'을 의미한다. 종양도 마찬가지로 자율적인 과잉 성장에 의해 비정상적으로 자라난 덩어리를 의미하며, '양성종양benign tumor'과 '악성종양malignant tumor'으로 구분한다. 양성종양이 비교적 성장 속도가 느리고 전이되지 않는 데 반해, 악성종양은 주위 조직에 파고들면서 빠르게 성장하고 신체 각 부위에 확산되거나 전이한다. 일반적으로 악성종양은 암과 동일한 의미로 사용된다.

암은 이렇게 정상적으로 존재하는 생명의 가장 작은 단위인 세포에서 시작한다. 즉 '세포'를 잘 알아야 암의 특성을 제대로 이해할 수 있다.

2. 암세포에는 어떤 특징이 있는가?

"선생님, 제가 암이라는 게 아직도 믿기지 않아요. 암에는 어떤 특징이 있나요?"

"암의 특징을 이해하기 위해서는 암을 이루고 있는 암세포의 특징부터 알아야 합니다."

"암세포를 알아야 한다고요?"

암을 이해하기 위해서 우리는 몸의 가장 작은 기본단위인 '세포'에서부터 시작해야 한다. 세포는 세포막으로 둘러싸여 있고, 그 속에 핵과 유전물질을 가지고 있다. 세포 속에는 여러 세포 내 소기관 organelle이 있고 여러 종류의 단백질이 있다. 세포는 영양분을 받아서 고유한 기능을 수행하며 필요에 따라서 번식하기도 한다. 세포는 적어도 그 자체로는 완전하며 스스로 활동이 가능하다.

암도 암세포들로 이루어져 있다. 즉 암세포가 여러 개 모여서 암을 이룬다. 그래서 작은 암세포 하나하나가 어떻게 행동하는지 알아야 암을 이해할 수 있다.

1) 분열과 분화

우리 몸의 세포는 끊임없이 '분열'하고 '분화'한다. 정자와 난자가 만나 수정란이 되면 빠른 속도로 분열한다. 1개였던 세포가 2개가 되고, 2개가 4개가 되고, 4개가 8개, 16개, 다시 32개가 된다. 이렇게 50회를 거듭하면 1,000억 개의 세포가 된다.

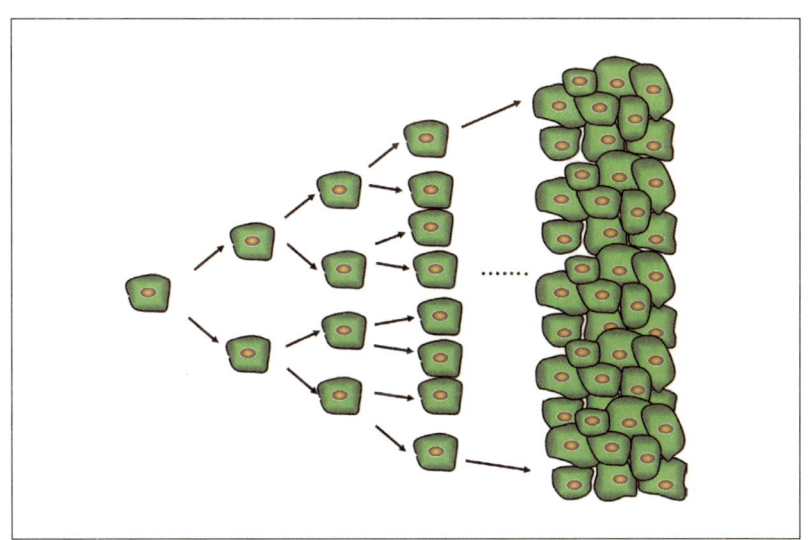
〈그림 1-2〉 단일 세포 기원의 암세포가 무한 증식을 하며 숫자가 늘어나고 있다.

　세포는 분열하면서 자기와 똑같이 생긴 세포를 하나 더 만드는데, 이 분열의 과정을 세포 속에 있는 유전자가 조절한다. 전기 스위치를 올리면 불이 켜지고 스위치를 내리면 불이 꺼지듯이, 스위치를 올리면 세포가 분열하고, 스위치를 내리면 세포가 분열을 멈추는 것이다. 세포분열을 조절하는 유전자를 '암유전자oncogene'라고 하고, 세포가 분열을 멈추도록 하는 유전자를 '종양억제유전자tumor suppressor gene'라고 한다. 암유전자가 활성화되면 세포가 분열하여 숫자가 늘어나고, 종양억제유전자가 활성화되면 세포는 분열을 멈춘다. 암유전자와 종양억제유전자는 자동차로 치면 액셀accelerator과 브레이크에 해당한다.
　분열을 통해 새로운 세포가 탄생했다고 해도 우리 몸에서 바로 받아들일 수 있는 것은 아니다. 태어난 아기를 잘 키우고 교육시켜서 그 아이가 직업을 가져야 특정한 역할을 수행하는 사회의 일원이 되듯이, 세포도 '분화'라는 과정을 거쳐야 인체 구성원으로서의 역할을 하게 된다.

'분화differentiation'는 사람으로 치면 어른으로 성장하여 직업을 갖는 것과 같다. 세포분열 초기에는 기능이 분명하지 않은 세포지만 점차 신경세포·근육세포·간세포 등 각자의 역할과 기능을 맡아서 발전해 나간다. 이것을 '분화'라고 한다. 세포들은 분화를 거치면서 서로 기능만 달라지는 것이 아니라 모양도 달라진다. 신경세포는 길쭉해지고, 간세포는 육각형이 되고, 적혈구 세포는 도넛 모양이 된다. 적혈구가 된 세포는 산소를 운반하고 콩팥이 된 세포는 노폐물을 걸러 낸다. 이들 세포의 유전정보는 모두 같지만, 개체의 생존을 위해 분화하여 각자 분업한다.

2) 단일 세포 기원

암은 처음에 1개의 암세포에서 시작한다. 앞에서 '암은 조절되지 않는 비정상적인 세포의 증식을 특징으로 하는 질환군'이라고 했는데, 비정상적인 세포의 시작은 하나의 암세포라고 본다. 폐를 이루는 세포가 암세포가 되어 진행하면 폐암이 되는 것이고, 간을 이루는 세포가 암세포가 되어 진행하면 간암이 되는 것이다. 정상적인 세포가 왜 갑자기 마구 분열하고 증식하면서 암이 되는지는 뒤에서 자세히 설명하기로 하고, 우선 정상적인 세포 하나가 암세포로 돌변하면서 계속 분열하고 자라게 된다는 것을 이해하자. 이러한 기원 세포를 '클론clone'이라고 한다.

3) 암유전자와 종양억제유전자의 불균형

정상 세포가 암세포로 돌변하는 원인은 매우 다양하지만 결과는 같다. 세포의 무한 분열과 증식이다. 일반인이 범죄자로 돌변하는 원인은 매우 다양하지만, 어떠한 범죄자든 결과는 같다. 자기 세력을 키우고 남에게 피해를 준다.

세포 속 유전자들의 경로

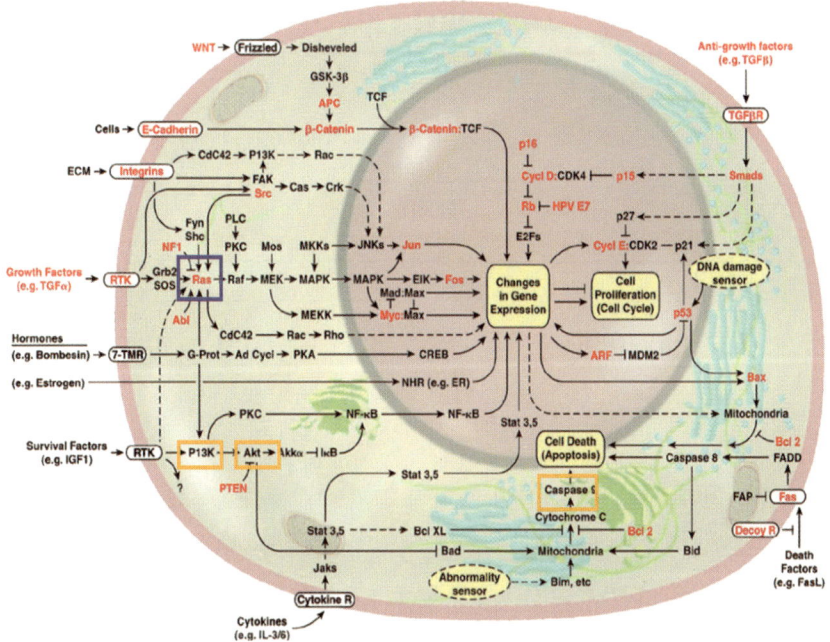

〈그림 1-3〉 하나의 세포 속에는 이렇게 다양한 유전자들이 복잡한 경로를 이루면서 생명 활동을 유지하고 있다. 이런 복잡한 과정에서 유전자에 이상이 생기면 세포의 성질이 바뀌게 된다.

암은 분열과 분화 과정에서 비정상적으로 증식하는 세포들의 집합이다. 그렇다면 왜 세포의 증식을 비정상적이라고 하는 것일까?

세포는 정상적으로도 분열하여 증식한다. 하지만 세포가 언제까지나 무한정 분열할 수 있는 것은 아니다. 사람이 늙으면 생식 능력이 퇴화하여 없어지듯이 하나의 세포도 50회쯤 분열하면 '텔로미어 telomere'라는 부분이 닳아 더 이상 분열하지 못하고 수명을 마감하게 된다. 70~80대의 할아버지, 할머니가 계속해서 아기를 낳는다면 이상하지 않겠는가!

그러나 암세포는 세포분열을 촉진하는 암유전자나 세포분열을 억제

〈도표 1-1〉 혹, 신생물, 종양, 암의 개념도

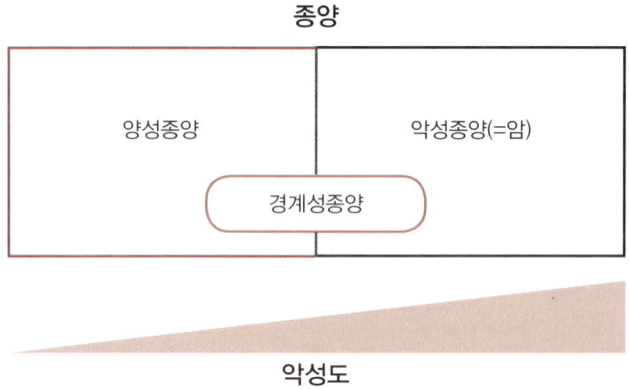

하는 종양억제유전자에 이상이 생기면서 거의 무한대로 새로운 암세포를 만들어 낸다. 그 결과 정상 세포도 암유전자와 종양억제유전자에 의해 조금씩 고장 나면서 계속 세포분열을 하게 되고, 결국 정상 세포까지 암세포로 변화시키는 것이다.

암이란 기본적으로 세포분열을 조절하는 유전자 이상으로 생기는 병이다. 세포분열을 조절하는 암유전자가 지나치게 활성화되어 있거나 세포분열을 억제하는 종양억제유전자가 기능하지 못하면서 세포가 비정상적으로 증식하는 것이 바로 암이라는 질병이다. 자동차로 치면 액셀이 계속 밟힌 채로 있거나, 브레이크가 고장 나서 차를 멈추지 못하고 계속 앞으로 나아가는 상태라고 보면 된다.

4) 악성과 양성의 차이

"선생님, 제가 암이라고 하셨는데, 그럼 양성인가요 악성인가요?"
"우리 몸에 없던 것이 새로 생기는 혹 같은 것을 신생물이라고 합니다. 신생물은 종양이라고도 하는데, 크게 양성종양과 악성종양으로 나눕니다. 그중에서 악성종양을 일반적으로 암이라고 부릅니다."

"그럼 저는 악성인 건가요?"

"암은 기본적으로 악성에 해당합니다."

"예전에 자궁에 혹이 있다고 들었다.", "피부에 지방 덩어리 뭉친 것이 있는데 괜찮다고 들었다.", "콩팥에 물혹이 있다고 들었다."라고 말하는 환자분들이 많다. 흔히 혹, 덩어리, 종양, 암의 의미가 혼동되기도 하는데, 각각의 정확한 의미를 짚고 넘어가자.

일반적으로 '혹'은 원래부터 있었던 것은 아닌데, 어느 순간부터 새로 생겨난 비정상적인 몸속의 덩어리로, 의학적으로는 '신생물'이라고 한다. 신생물은 세포와 조직의 비정상적인 분열과 성장의 결과로 생긴 것이다. 크게 자라지 않아 별 문제가 되지 않는 덩어리도 있고, 자라면서 문제가 되는 덩어리도 있다. 신생물은 다른 말로 '종양'이라고 하는데, 의료진들이 '종양'이라는 말을 더 많이 쓴다. 종양은 크게 양성종양과 악성종양으로 나뉘며, 이중 악성종양을 '암'이라고 한다. 즉 종양이라고 해서 모두 암인 것은 아니다.

양성종양은 비교적 서서히 성장하고, 확산되거나 전이하지 않으며, 제거하여 치유할 수 있는 종양이다. 일부 특수한 경우를 제외하고 대개의 양성종양은 생명을 위협하지 않는다. 일반적으로 종양은 조직이나 세포 이름에 '종'이라는 접미어를 붙여서 부른다. 예를 들면, 지방조직에서 유래한 것은 '지방종', 섬유조직에서 유래한 것은 '섬유종', 근육조직에서 유래한 것은 '근종'이다. 대개 이런 순한 이름을 가진 종양은 일부를 제외하고는 우리 몸에 큰 해를 입히지 않는 양성종양인 경우가 많다. 예전에 북한의 김일성 주석은 목 뒤에 야구공만 한 혹이 있었는데, 지방종이었고 양성이어서 별 문제없이 천수를 누렸다.

〈표 1-1〉 양성종양과 악성종양의 비교

	양성종양	악성종양
성장 속도	• 천천히 성장 • 자라다가 성장이 멈출 수 있음	• 빨리 성장 • 저절로 없어지는 경우는 매우 드묾
성장 형태	• 점점 팽창하고 커지면서 성장하지만 자라는 범위가 한정되어 있음 • 주변 조직에 대한 침윤(浸淫)은 없음	• 주변 조직으로 침윤하며 자람
피막	• 피막이 있어서 주변 조직으로의 침윤을 막음	• 피막 없음
세포 특징	• 비교적 잘 분화됨 • 분열상은 없거나 적음 • 세포가 성숙함	• 분화가 제대로 되지 않음 • 정상 또는 비정상의 분열상이 많음 • 세포가 미성숙함
재발	• 수술로 제거하면 거의 재발 없음	• 주변 조직으로 퍼져 재발 흔함
전이	• 없음(전이가 있다면 악성에 해당됨)	• 흔함
예후	• 좋음	• 진단 시기와 퍼진 정도에 따라 다름

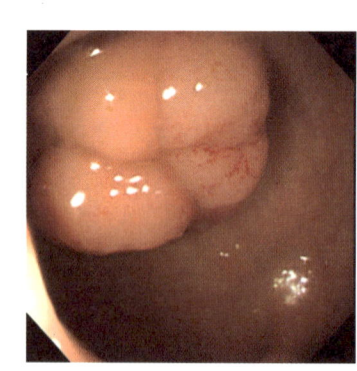
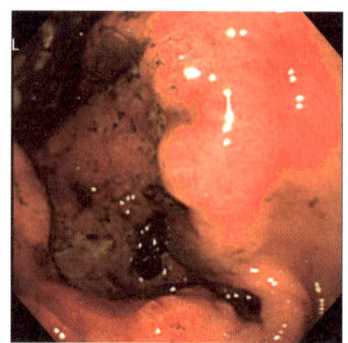

대장에 생긴 양성종양인 폴립   위에 생긴 위암

〈그림 1-4〉 왼쪽은 대장에 생긴 양성종양인 폴립의 사진이다. 경계가 명확하고 피막에 싸여서 성장한다. 반면 오른쪽은 위에 생긴 위암의 내시경 사진으로, 경계가 불분명하고 주변에 침투하여 험악하게 보인다. 악성종양인 암 덩어리는 이처럼 주변 조직을 파괴하면서 성장한다.

※ 폴립polyp : 점막에서 증식하여 혹처럼 돌출한 것을 통틀어 이르는 말

중년 여성들 중에는 산부인과 검진을 받다가 자궁에 근종이 있다는 말을 들은 분도 많을 것이다. 자궁에 근육이 뭉쳐 있는 덩어리가 있다는 것인데, 증상이 없으면 특별한 치료 없이 경과 관찰만 하게 된다. 이런 것들이 양성종양이다. 이와 달리 악성종양은 빠르게 성장하고, 주변을 파고들면서 몸속의 다른 부위에 퍼지고 전이하여 생명의 위험을 초래한다.

양성종양과 악성종양의 구체적인 차이는 〈표 1-1〉과 같다. 하지만 양성과 악성에 대한 구분이 칼로 두부 자르듯이 명확한 것은 아니다. 양성과 악성의 구분이 모호한 경우에는 '경계성 종양'이라 한다. 임상 양상이나 병리조직검사 소견만으로 양성과 악성을 명확히 구분하기 어려운 경우가 종종 있다.

5) 암의 징표

암세포의 특징을 설명하는 가장 유명한 논문은 아마도 〈Hallmark of Cancer〉라는 논문일 것이다. 'Hallmark of Cancer'는 우리말로 '암의 징표', '암의 고유한 특성' 정도에 해당하는데, 너무나 유명해져서 지금은 아예 고유명사처럼 여겨진다.

2000년 1월, 미국의 종양 생물학자인 와인버그 박사 Dr. Robert A. Weinberg가 발표한 〈Hallmark of Cancer〉라는 논문은 지금까지 1만 7,000회 넘게 인용되었다. 1970년대부터 분자생물학이 비약적으로 발전하면서, 왜 암이 생기는지, 암세포의 특징이 어떠한지에 대한 개별적인 논문이 수천 편 쏟아져 나왔지만 암세포의 공통된 특징을 설명하는 데 수천 가지 법칙이 필요한 것은 아니었다. 와인버그 박사는 그간의 논문들을 토대로 암세포를 지배하는 공통된 행동 특징을 불과 6개의 규칙으로 설명했다. 그 6가지 특징이 바로 〈Hallmark of Cancer〉이다.

〈도표 1-2〉 Hallmark of Cancer

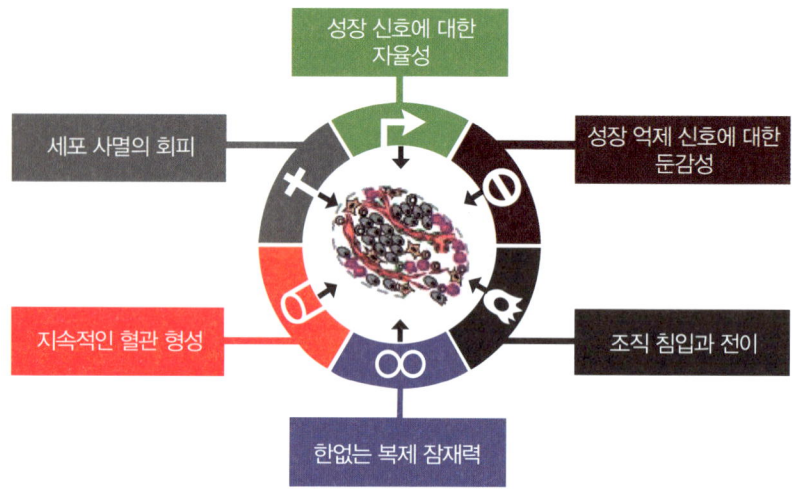

〈Hallmark of Cancer〉에 나타난 암의 6가지 특징은 다음과 같다.

① 성장 신호에 대한 자율성

암세포는 '라스ras'와 '믹myc' 같은 암유전자의 활성화를 통해서 증식하려는 자율적인 충동을 획득한다. 즉 세포 성장을 초래하는 암유전자가 항상 활성화되어 있으니 스스로 알아서 저절로 분열하고 마구 자라난다.

② 성장 억제 신호에 대한 둔감성

암세포는 성장을 억제하는 '레티노프라스토마Rb' 같은 종양억제유전자를 불활성화한다. 종양억제유전자를 불활성화한다는 것은, 자동차로 치면 브레이크가 고장 난 셈이어서, 세포는 분열을 멈추라는 성장 억제 신호를 인식하지 못하고 계속 분열한다. 브레이크가 고장 난 자동차를 운전하는 운전자가 빨간 신호등조차 보지 못하는 셈이다.

③ 세포 사멸의 회피

암세포는 정상적으로 세포를 죽게 하는 유전자와 경로를 억제하고 불활성화한다. 사람이 70~80세가 되면 죽음이 다가오듯이 세포도 일정 횟수를 분열하고 나면 더 이상 분열할 힘을 잃고 죽게 된다. 이를 '세포 자살' 혹은 '프로그램된 사멸apoptosis'이라고 하는데, 암세포는 세포 자살을 하지 않는다. 이제 그만 자살하라는 신호가 와도 묵살하고 계속 분열한다. 죽지 않는 영생의 길로 접어든 세포가 바로 암세포이다.

④ 한없는 복제 잠재력

암세포는 여러 세대에 걸쳐서 성장한 뒤에도 불멸성을 부여하는 특수한 유전자 경로를 활성화한다. 그 결과 무한 증식하게 된다.

⑤ 지속적인 혈관 형성

암세포는 자신의 혈액과 혈관 공급을 이끄는 능력으로 종양 혈관 형성을 획득한다. 새로 만들어 낸 혈관을 통해 암세포는 영양분과 산소를 공급 받으면서 성장한다.

⑥ 조직 침입과 전이

암세포는 원래 발생한 장기에서 빠져 나가 다른 장기로 침입하고, 새로운 장기에 정착하여 몸 전체로 퍼지는 능력을 획득한다. 원래 생겼던 기관에서 혈관이나 림프관을 따라 다른 기관으로 이동하는 것을 '전이轉移'라고 한다.

와인버그 박사는 암세포의 이 6가지 행동 규칙을 잘 알고, 암이 자라나는 기전을 이해해야 치료법에 발전이 있을 것이라고 주장했고, 이는 많은 종양 생물학자와 의사들에게 깊은 영감을 주었다.

〈도표 1-3〉 새로 4가지가 추가된 Hallmark of Cancer

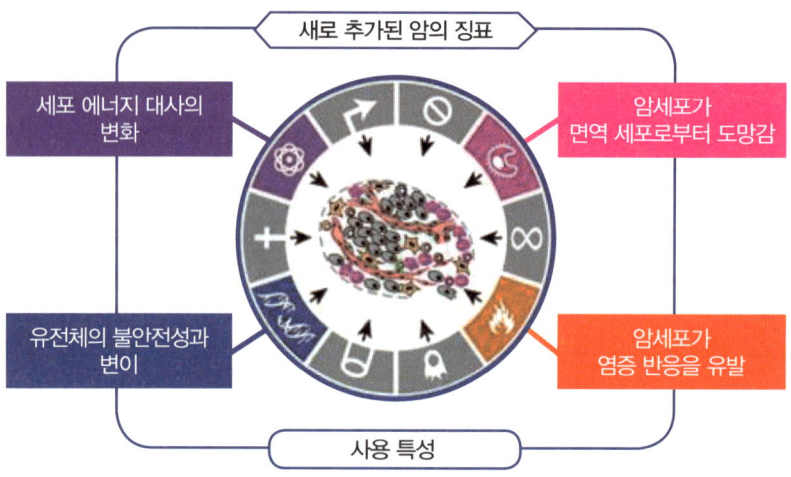

최근에는 이 6가지 특징에 ① 유전체의 불안전성과 변이 ② 암세포가 면역 세포로부터 도망감 ③ 암세포가 염증 반응을 유발 ④ 세포 에너지 대사의 변화, 이렇게 4가지 특징을 더하여 Hallmark of Cancer는 10가지로 늘어났고, 그만큼 암에 대한 이해도가 높아지면서 더 많은 암 치료법의 가능성이 열리고 있다.

6) 다단계 암의 진행

세포는 성장·분화·사멸의 과정을 밟거나 성장이 정지된 상태를 유지하고 있으며, 이러한 과정은 여러 신호 전달 물질에 의해 엄격하게 조절된다. 그러나 암세포는 유전자 중 일부에 이상이 발생하여 이들 유전자의 산물인 단백질의 특성이 바뀌고, 그 결과로 세포가 비정상적으로 성장하게 된다. 이러한 세포 성장 조절의 이상은 유전자 변이를 동반하므로 암은 기본적으로 유전자 이상에 의해 생기는 유전자 질환이다.

이러한 유전자 이상은 다양한 원인에 의해 생길 수 있다. 암을 발생시키는 물질을 '발암물질carcinogen'이라고 하는데, 대부분의 발암물질은 정상 세포에 존재하는 DNA나 RNA, 단백질에 붙어서 이들의 구조와 기능을 변화시킴으로써 암을 유발한다. 이러한 발암원이 암을 유발하는 과정은 여러 단계로 이루어지며, 발암원은 이 여러 단계에 직접 또는 간접적으로 영향을 준다. 발암 기전은 한 단계 과정이 아니라 여러 단계multi-step carcinogenesis로 일어난다.

① 1단계 : 암 유발 개시 단계

발암원이 DNA를 공격하여 특정 유전자에 돌연변이가 생기고, 돌연변이가 원상으로 복구되지 않는 단계이다.

② 2단계 : 암 유발 촉진 단계

암 유발 개시 단계 하나만으로는 암이 발생하지 않으며, 암으로 진행하기 위해서는 암 발생을 촉진하고 유지하는 단계가 필요하다. 여러 물질이 발암원의 작용을 촉진하는 '종양 촉진제'로 작용하며, 이 단계에서 양성종양이 생겨나게 된다.

③ 3단계 : 암 진행 단계

양성종양에서 악성종양으로 전환하여 악성종양의 특성이 증대되는 과정이다. 이 단계에서는 암유전자와 암 억제 유전자의 돌연변이가 점차 증가하며, 염색체의 이상이 분명하게 나타난다. 그러나 이러한 암 발생의 단계가 실제 몸속에서 각 단계별로 분명하게 구별되는 것은 아니다. 실제 사람의 발암 과정에는 이러한 단계들에 관여하는 복합적인 여러 요인들이 동시에 오랫동안 지속되기 때문에 각 단계를 구별하기 어려운

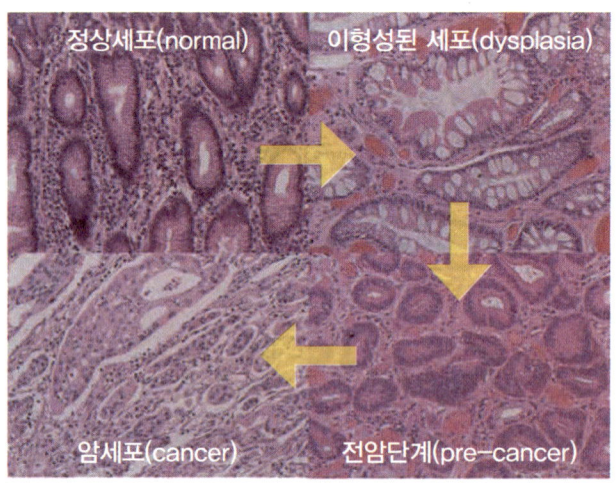

〈그림 1-5〉 암으로 진행하면서 세포가 변화하는 모양

경우가 많다. 공통적으로는 암의 발암 기전에 유전자 변이가 중요하다고 여겨진다. 정상 세포가 유전자 변이를 일으키는 위험 요인에 노출되었을 때 유전자가 변하게 되고, 이로 인해 정상 세포가 암세포로 변하면서 암이 발생한다고 보는 것이다.

실제로 암 발생의 위험 요인으로 알려져 있는 방사선·화학물질·흡연·발암성 식품·발암성 화학물질·발암성 바이러스·발암성 세균 등에 정상 세포가 노출되면 DNA 구조가 변하고 유전자 변이를 일으키게 된다. DNA의 구조가 변화하여 암세포가 생성되고 나면 변형된 세포는 분열해도 계속 변형된 DNA를 갖게 되기 때문에, 결국 이것들이 계속 분열 증식하여 암이 발생하는 것이다. 이러한 변화는 수일 내에 급작스럽게 생기는 것은 아니고, 대개 수십 년에 걸쳐서 여러 종류의 유전자 변이가 축적되면서 발생한다.

이렇게 암세포가 생기더라도 인체의 정상적인 면역 기능은 몸속에서 생성되는 암세포를 파괴하고 제거할 능력을 가지고 있다. 하지만 어떤

이유에서인지 암세포는 어느 순간 면역 세포를 피해 가는 능력을 획득하게 된다. 암세포들이 면역 기능에 의해 파괴되는 수준을 넘어가면 본격적으로 암이 자라게 된다. 암은 계속 퍼지면서 자라는 병이다.

지금까지 살펴본 암의 발생과 성장 과정을 하나의 시나리오로 만들어 본다면 다음과 같다.

발암물질 조각 하나가 흡입된 공기를 타고 빨려 들어와서 폐 세포 바로 옆에 내려앉았다. 그의 몸은 즉시 염증으로 반응했다. 발암물질 조각 주위의 세포들은 미세한 상처를 치유하기 위해 분열하기 시작했고, 그 자리에 처음의 세포에서 유래한 작은 세포 덩어리가 솟아났다. 염증 반응이 생기며 작은 발암물질 조각은 없어졌지만, 발암물질을 집어삼킨 폐 세포는 주변 세포와 다르게 불룩 솟은 모양이 되었다. 보통의 경우라면 면역 세포들이 이 세포를 제거했겠지만, 무슨 이유에서인지 면역 세포들이 이 작은 세포를 무시하고 지나갔다.

수년 뒤, 이번에는 담배 연기가 공기를 타고 폐 속으로 들어왔다. 타르에 섞인 발암물질들에 의해, 염증이 지나간 흔적처럼 남아 있던 그 작은 세포 덩어리에서 이번에는 'ras'라는 유전자에 우연히 돌연변이가 일어났다. ras 유전자 돌연변이는 ras라는 단백질을 활성 상태로 만들었다. 그 돌연변이 유전자를 가진 폐 세포는 이웃 세포들보다 더 빨리 성장하며 활발한 분열을 보이기 시작했다. 아직 암세포까지는 아니지만 부분적으로 고삐가 풀린 채 통제되지 않는 상태에서 세포분열이 일어나기 시작한 세포이다. 바로 암의 원시 조상 세포이다.

그렇게 몇 년의 시간이 더 흘렀다. ras 돌연변이를 가지고 있는 폐 세포들의 작은 무리는 폐의 한쪽 구석에서 면역 세포들에게 들키지 않은 채 증식을 계속했다. 담배를 계속 피우면서 여러 미세한 발암물질들이 꾸준히 들어왔고, 지속적으로 ras 돌연변이 세포 덩어리와 부딪혔다. 이 덩어리에 있는 한 세포의 유전자에 두 번째 돌연변이가 일어나서 'FGFR'이라는 유전자가 활성화되었다.

다시 몇 년이 흘렀다. 그 2차 세포 덩어리에 있는 또 하나의 세포가 DNA를 복제하며 분열하다가 우연히 돌연변이 하나가 더 생겼다. 그런데 하필이면 그 돌연변이가 'p53'이라는 종양억제유전자에 생겼다. 이제 활성화된 암유전자 2개와 불활성화된 종양억제유전자 1개에 돌연변이를 가진 세포가 탄생한 셈이다.

자신의 몸에 이러한 변화가 있다는 것을 전혀 알아채지 못한 상태에서 그는 여전히 담배를 피우고 있었다. 세포분열의 고삐가 풀리기 시작했다. 종양억제유전자가 기능을 못하게 된 세포 덩어리들은 점차 자라는 속도가 빨라졌다. 이 세포 덩어리들은 주변의 정상적인 폐 세포들을 제치고 자라기 시작했다. 그 세포들은 빨리 분열하다 보니 대충대충 분열하게 되었고, 돌연변이는 4개가 되었다가 10개, 20개, 100개, 1,000개로 점차 늘어나기 시작했다. 이미 이 세포에는 돌연변이를 복구하는 기능이 고장 나 있었기 때문에 돌연변이는 급격하게 늘어났다. 돌연변이 중 일부는 아무 의미 없이 그냥 돌연변이인 채로 있었지만, 몇 가지 치명적인 유전자에 생긴 돌연변이는 세포가 자라는 데 일조했고, 세포분열에 관여하는 신호 전달 경로들이 활성화되었다. 생존과 번식에 더욱 알맞게 적응한 세포들을 만들어 내고 일부는 혈관이 자라 나오도록 자극했다. 이제는 완전한 암세포가 된 셈이다.

혈관이 추가적으로 공급되면서 암세포는 주변보다 더 많은 영양분을 공급 받는, 최적의 성장 환경을 만들었다. 면역 세포는 이러한 이상 세포를 잡아야 했지만, 암세포들은 면역 세포들이 자신을 암세포로 인지하지 못하도록 면역 체크 과정을 차단하는 수를 썼다. 면역 세포들은 암세포를 보고도 이 세포들이 정상 세포인지 암세포인지 구분하지 못했고, 성장을 묵인했다.

　돌연변이 암세포는 돌연변이 암세포를 낳고, 그 세포는 다시 돌연변이 암세포를 낳았다. 지금 있는 암세포는 예전의 암세포와는 차원이 달랐다. 증식 속도도 빨라졌고, 주변 조직을 파괴하기 시작했다. 그러다가 우연히 세포의 이동성을 증가시키는 유전자가 한 세포에서 활성화되었다. 이 세포는 원발原發 부위인 폐를 벗어나 혈관 속으로 파고들며 자라다가 마침내 핏속으로 잠입하는 데 성공했다. 혈관을 통해 피를 타고 온몸을 떠돌던 암세포는 처음에는 면역 세포에게 잡아먹히고 말았지만, 혈관을 통해 들어오는 횟수가 점점 잦아지자 핏속을 떠도는 암세포 숫자가 점차 증가했다. 그 세포들 중 하나가 골반뼈의 주변부에 눌어붙는 데 성공했다. 골반뼈에 정착한 암세포는 자기와 같은 암세포를 만들어 내기 시작했다. 그것은 폐암의 뼈 전이를 의미했다.

　폐에서 자라나던 암세포가 4cm 크기로 자라자 기관지에서 혈관 하나가 터졌다. 그는 우연히 기침을 하다가 가래에 피가 묻어 나온 것을 보고 놀랐다. 왜 가래에 피가 묻어 나왔을까? 병원을 찾은 남자는 가슴 X-레이 검사에서 폐에 덩어리가 보인다는 의사의 말을 들었다. 의사는 다른 데 아픈 데는 없는지 물었다. 생각해 보니 얼마 전부터 골반이 아팠던 것 같기도 했다. 담당 의사는 조직 검사를 권유하면서 CT와 PET 검사를 해야 한다고 말했다.

　조직 검사 결과는 '편평 세포암'으로 나왔고 PET 검사에서 골반뼈 전이가 진단되었다. 남자는 전이성 폐암 환자가 된 것이다. 왜 이런 병에 걸린 것이냐고 묻자 의사는 아마도 담배 때문일 것이라고 대답했다.

3. 감기와 암의 차이 - 암은 변형된 내부의 자아

지금까지 암의 특징을 살펴보았으니 이제부터는 다른 병과 비교해 보자. 가장 흔한 질병인 감기와 암의 차이는 무엇일까?

① 첫 번째 이야기

아빠, 엄마, 아들, 딸로 구성된 단란한 가족이 있었다. 여느 가정과 마찬가지로 평화롭던 이 가정에 고민이 하나 생겼다. 아들이 사춘기를 겪고 고등학생이 되면서 점점 말수가 줄어든 것이었다. 엄마와 아빠는 학교생활이 힘들어서 그렇겠거니 하며 지켜보기만 했다. 집에 와서 밥을 먹을 때도 말이 없으니 대체 무슨 생각을 하는지 알 수가 없었다. 그러던 어느 날, 아들이 머리카락을 샛노랗게 물들이고 왔다. 야단을 쳐도, 좋게 타일러도 말을 듣지 않자 아빠는 급기야 손찌검까지 하고 말았다.

며칠 후, 경찰서에서 연락이 왔다. 아들이 가게에서 물건을 훔치다 걸려서 잡혀 와 있으니 데려가라는 것이었다. 이런 일들이 계속되면서 아들의 범행은 점점 지능적으로 발전했고 포악해졌으며 급기야 친구들까지 몰고 다니면서 물들이기 시작했다.

동네에 불량 학생이 늘어나면서 범행이 증가하고 범죄 수준도 악해졌다. 절도와 폭행, 강도짓도 모자라 급기야는 살인까지 저지르게 되었다. 아들 녀석과 그 친구들은 여기저기 돌아다니며 일반인까지 공격했다. 이웃 동네에 가서 자신과 비슷한 일당을 만들어 놓기도 했다.

피해가 계속되자 동네 사람들은 결국 경찰에 호소하기에 이르렀다. 경찰도 이 녀석들을 엄하게 다루어야 한다고 생각했지만 한편으로는 모두 아이들인지라 가정교육을 통해 잘 해결되기만을 바랄 뿐이었다.

불심검문을 해도 그 아이들을 구별해 낼 뾰족한 방법이 없었다.

　이렇게 점점 이상한 학생들로 넘쳐나더니 결국 동네 전체가 쑥대밭이 되어 버렸다. 경찰은 마침내 최악의 결정을 내렸다. 착한 아이, 나쁜 아이 불문하고 고등학생이라면 무조건 잡아서 유치장에 넣기로 한 것이다.

② 두 번째 이야기

　어느 시골 마을에서 닭, 돼지 같은 가축들이 물려 죽는 사건이 일어났다. 피해가 계속되자 마을 사람들은 CCTV를 설치했다. 며칠 뒤, CCTV에서 맹수의 모습이 포착되었다. 외부에서 맹수가 침입하여 가축들을 잡아먹은 것이었다. 맹수는 급기야 사람까지 공격하여 할머니 한 분이 물려 죽는 사건이 발생했다. 마을 사람들은 경찰에 도움을 요청했다. 경찰은 특수 무기가 필요하다고 판단하여 총을 사용하기로 결정했고, 마침내 맹수를 사살하는 데 성공했다. 마을은 다시 평화를 되찾았다.

　우회적으로 쓰긴 했지만 이것이 암과 감기의 차이다. 감기가 외부의 적과 싸우는 전쟁이라면 암은 같은 편끼리 싸우는 내란에 해당한다.

　우리 몸에 들어온 외부의 세균을 우리 몸의 정상 세포와 구별하는 일은 맹수와 사람을 구분하는 것처럼 쉽다. 우리 몸의 경찰에 해당하는 면역 체계가 이들을 쉽게 구별해 내기 때문이다. 면역 체계를 이루는 세포에는 '림프구'·'단핵구'·'NK세포' 등이 있는데, 이들 면역 세포들은 우리 몸 곳곳을 순회하면서 이상한 세포는 없는지, 몸속에 세균이나 바이러스가 침입하지는 않았는지 등을 살핀다.

　NK세포는 세균이나 바이러스 등의 다른 세포를 잡아먹는 면역 세포로, 이 NK세포가 주목받는 이유는 아마도 이름 때문인 것 같다. 'Natural Killer cell' 즉 '자연 살해 세포'라는 의미인데, 인위적인 요소 없이 자연적으로 암세포를 죽이는 저격수 같은 느낌이 들지 않는가? 그래서 많은

암의 발생

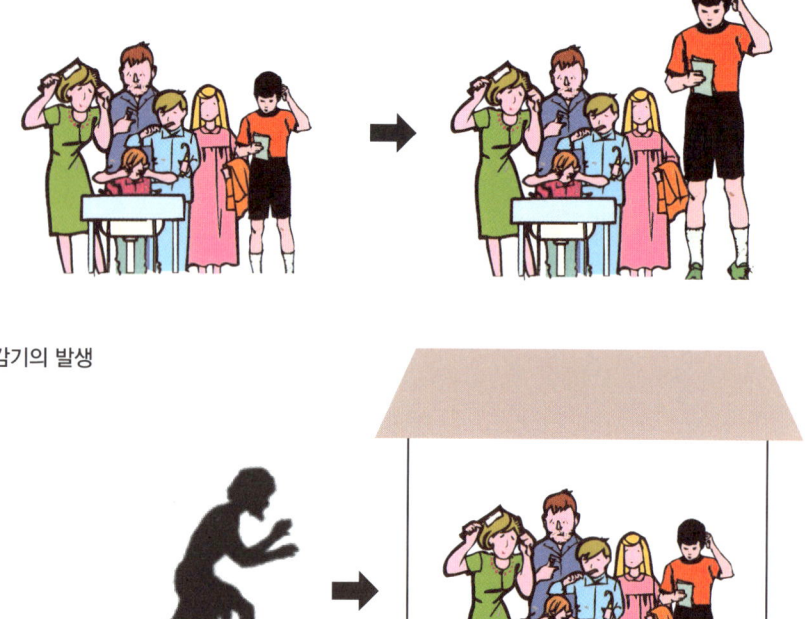

감기의 발생

〈그림 1-6〉 암의 발생과 감기의 발생, 서울대 의대 허대석 교수님 강의록에서 인용

〈표 1-2〉 암과 감기의 차이

	감기	암
원인	외부의 바이러스나 세균의 침입	자기 세포의 변형(악성으로의 형질 변환-malignant transformation)
특징	• 증상이 빨리 나타남 • 스스로 극복 가능	• 점진적으로 성장 • 주변 조직 파괴 • 전이
진단	원인균의 증명	조직학적 검증
치료	원인균의 제거	암세포의 제거

면역학자들이 NK세포를 이용한 종양 면역을 연구했으나 암 환자들을 대상으로 한 연구에서는 아직까지 유망한 성적을 내지 못하고 있다. 대체 의학을 연구하는 사람들 사이에서 큰 호응을 얻고 있지만 연구 결과 자체가 나오지 않고, 지푸라기라도 잡는 환자의 심정을 악용하여 비싼 돈을 요구하는 등 문제가 많은 실정이다. NK세포 치료는 아직까지는 다른 표적 항암제에 비해 기대에 미치지 못하는 편으로, 더 많은 연구가 이루어져야 하는 분야이다.

림프구 역시 세균이나 이상 세포를 직접 잡아먹거나 '항체'라는 미사일을 생산하여 공격한다. 우리 몸의 모든 세포의 표면에는 주민등록증 역할을 하는 'MHC I, II'라는 물질이 있는데, 외부에서 들어온 세균에는 이것이 없기 때문에 림프구들이 쉽게 식별할 수 있다. 하지만 암세포는 변형된 자기 세포이기 때문에 비록 조잡하긴 해도 MHC I, II를 갖고 있어서 림프구가 그것이 암세포인지 정상 세포인지 구분하기가 쉽지 않다.

면역 세포가 암세포를 구분하지 못해 암세포를 보고도 잡아먹지 않고 그냥 지나쳐 버리는 현상을 '면역 관용-immune tolerance'이라고 한다. 면역 세포가 암세포를 인지하지 못해 공격하지 않는 것이다. 경찰이 눈앞에 도둑을 두고 도둑인지 무고한 시민인지 구분하지 못해 놓쳐 버리는 것과 같다. 면역 관용이 생기는 원인에 대해서는 다양한 가설이 있는데, 이는 아직 더 연구가 필요한 부분이다. 물론 일부 암의 경우에는 면역 세포가 그 미묘한 차이를 인지하고 암세포를 구분하여 죽여 버리기도 한다. 그래서 많은 종양 면역학자들은 면역 세포가 어떤 방식으로 암세포를 구분하고 죽이는지에 대해 큰 관심을 갖고 있다. 그 원리를 알아내면 암에 대해서도 효과적인 면역 치료가 이루어질 수 있기 때문이다.

결국 감기와 암의 가장 큰 차이는, 그것이 외부에서 들어온 침입자냐 내부에서 변형된 변질자냐이다. '변형된 자기 자신'이라는 특성 때문에 암을 치료하기가 어려운 것이다.

4. 암세포는 계속 변화한다 – 클론 진화

"선생님, 제 집사람이 갈수록 점점 더 힘들어하네요."
"기력이 많이 떨어지시지요?"
"전에는 안 그랬는데, 하루가 다르게 몸이 약해져요. 왜 그러죠?"
"암이 점점 독해져서 그래요."
"암이 점점 독해진다고요?"

암세포는 자라면서 점점 독해진다. '독해진다'라는 말은 '세포 증식 능력이 좋아진다', '세포의 성장 속도가 빨라진다', '주변의 정상 조직을 파괴한다', 그리고 결국엔 '전이된다'라는 의미이다.

문제는, 암세포가 대충대충 분열하기 때문에 유전자 이상이 점점 더 심해지고, 그 결과 점점 더 못된 세포로 발전한다는 것이다. 동네 깡패가 양아치가 되고 급기야는 조직폭력배가 되는 것처럼 암세포도 점점 못된 방향으로 성장한다. 처음에는 주먹을 휘두르다가 조금 지나면 야구 방망이를, 나중에는 칼을 휘두르며 주변 사람들을 위협하고, 그것도 모자라 다른 동네로까지 옮겨 다니며 나쁜 짓을 한다.

암세포도 시간이 지나면서 점점 독해지고 행동반경도 넓어진다. 이처럼 암세포가 성장하면서 점점 독해지는 현상을 가리켜 '악성으로의 형질 변환malignant transformation'이라고 한다. 초기에는 암 환자들도 일반인과 다름없이 쌩쌩하다가 병이 깊어지면서 살이 빠지고 병색이 완연해지는 것 역시 암세포가 독해지기 때문이다.

암세포가 점점 독해지는 과정은 마치 생물이 진화하는 과정과 비슷하다. 찰스 다윈이 《종의 기원》(1859년)에서 주장한 '진화론'은 자연과학뿐

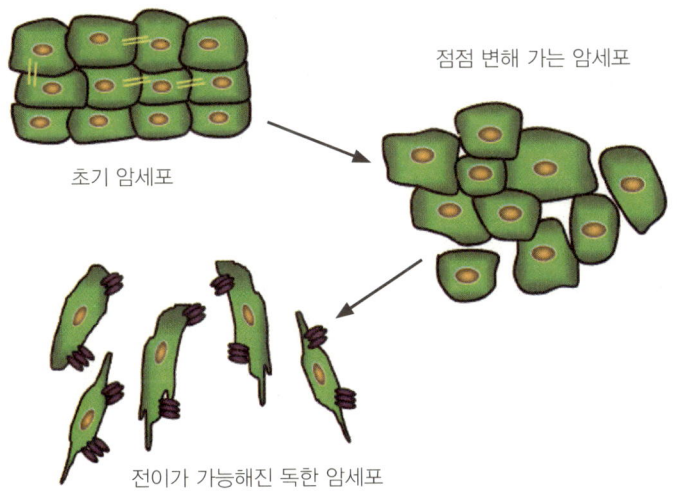

〈그림 1-7〉 암세포는 자라면서 모양이 변하고 성질도 독해지며 악성으로 형질 변환을 해 나간다.

아니라 사회과학과 인간의 삶에 매우 큰 영향을 주었다. 그리고 150년이 지난 요즘, 항암 치료를 전공하는 종양학자들에게 큰 영향과 영감을 주며 새롭게 각광 받고 있다. 그 이유는 이렇다.

다윈의 진화론에 의하면 우연에 의해 — 요즘은 이 과정이 꼭 우연이 아니고 필연이라는 주장도 많다 — DNA가 바뀌면 '유전형genotype'이 바뀌게 되고, 이 유전자 변화로 인하여 '표현형phenotype'이라 불리는 생명체의 기능이나 형태가 바뀌게 된다.

생명의 기본단위인 세포도 마찬가지여서 여러 원인에 의해 DNA가 바뀌면 세포의 기능이나 형태가 바뀌게 되고, 이들 중에서 주변 환경에 잘 적응하는 세포가 살아남게 된다. 이를 '자연선택'이라 한다. 자연선택이 과연 생명체에 유리하게 작용할지 불리하게 작용할지는 아무도 알 수가 없다. 하지만 이는 종의 다양성을 이루는 근간이 되고, 종의 다양성은 환경의 변화로부터 종을 지켜 내는 원동력이 된다.

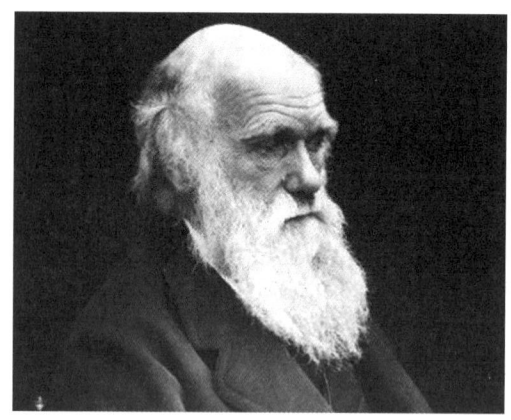

〈그림 1-8〉 진화론을 처음 주장했던 찰스 다윈

사람도 자손을 낳아 개체 수가 많아질수록 유전형이 다양해진다. 키 큰 사람, 작은 사람, 추위를 잘 견디는 사람, 못 견디는 사람 등 인간이라는 종의 표현형이 다양해지는 것이다. 그러다가 갑자기 빙하기가 오면 추위를 잘 견디는 사람이 살아남아 인간은 멸종되지 않고 종족을 보존하게 된다. 끊임없이 변이를 일으키고, 생존에 유리한 사람이 살아남으며, 끊임없이 진화한다. 사람뿐 아니라 지구 역사상 모든 생명체가 다 그래 왔다. 자연선택에는 옳고 그름이 없다. 유전자 변이가 순전히 무작위적인지, 진화적 변화를 촉진하는 경향을 갖고 있는지, 아니면 어떠한 방향성을 가지고 수렴해 나가는지에 대해서는 논란이 많다. 하지만 분명한 사실은 지구상의 모든 생명체는 끊임없이 생존에 적합한 형태로 진화해 나간다는 사실이다.

암세포도 마찬가지로 끊임없이 진화하며 변해 간다. 유전자 변화가 생기고 표현형도 바뀌게 되는데, 이 과정에서 암세포도 스스로의 생존에 유리한 방향으로 변해 간다. 혈관을 새로 만들어 영양분을 빼 오고, 주변 세포를 파괴하여 스스로의 영역을 넓히며, 자기와 비슷한 후손을 복제하면서 생존에 유리한 방식으로 변해 간다. 시간이 지날수록 전반적으로 암세포는 독한 방향으로 진화해 간다.

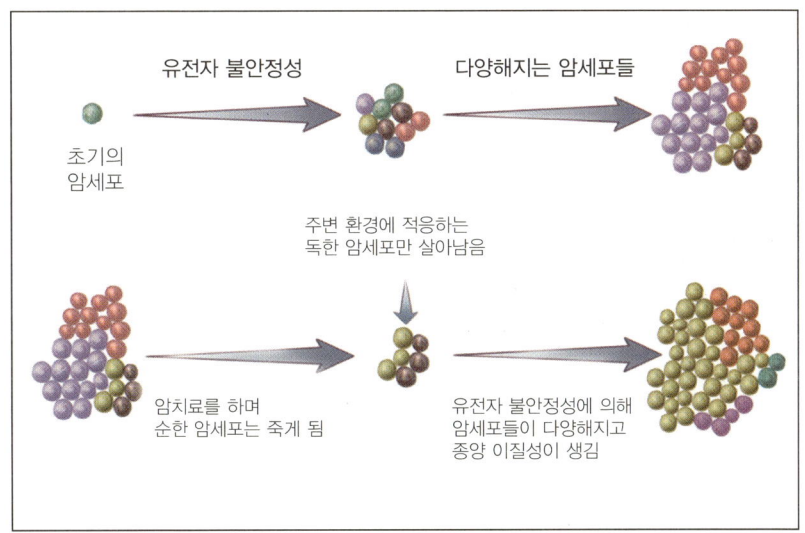

〈그림 1-9〉 암세포의 클론 진화와, 이로 인해 생긴 종양 이질성

여기서 '독해진다'라는 의미는 ① 세포 성장이 빨라지고 ② 세포 성장 억제 신호에 둔해지고 ③ 세포 사멸을 하지 않고 ④ 무한 증식하며 ⑤ 새로운 혈관을 만들고 ⑥ 주변 조직을 침입하여 전이하고 ⑦ 유전자가 불안정해지며 돌연변이가 쉽게 발생하고 ⑧ 면역 세포로부터 빠져나가고 ⑨ 염증 반응을 더 유발하며 ⑩ 에너지를 많이 사용하게 된다는 것이다.

이는 앞에서 말했던 〈Hallmark of Cancer〉에 해당하는 내용이다. 암세포가 독해진다면, 당연히 암은 자랄수록 점점 더 활개를 칠 것이다. 암세포의 이러한 진화 방향이 암 환자 입장에서는 좋은 방향이 아니다. 시간이 지나면서 암세포가 유전적 변이를 계속 일으켜 다양한 표현형을 가지게 되고 독해지는 쪽으로 진화한다는 가설은 최근 유전자 서열 분석 기술이 발전하면서 입증되고 있다. '클론 진화Clonal evolution', '종양 이질성tumor heterogeneity'이라는 것이 바로 이런 개념이다.

〈1장〉 암이란 무엇인가? 45

앞에서 암의 시작이 되는 기원 세포들을 '클론clone'이라고 한다고 했다. 세포들은 분열과 증식을 하면서 수많은 돌연변이를 만들어 내고, 그 중에서 자연선택에 의해 살아남기에 가장 적합한 돌연변이를 가진 클론이 증식하면서 종양이 형성된다. 이러한 세포들이 또 다른 돌연변이를 얻으면서 진화하고, 살아남기에 가장 적합한 클론이 다른 부위로 전이를 하거나 치료에 저항성을 가지는 등의 성질을 갖게 된다.

시작은 같은 클론이었지만 점점 다양한 클론으로 변화하고 증식하며 종양 이질성을 보이게 된다. 이질성을 보이며 조금씩 변형되는 가운데, 생존에 가장 적합한 암세포 — 주로 질기고 독한 암세포 — 가 살아남으며, 암세포는 점점 더 독해지는 방향으로 진화하게 된다. 이것이 '클론 진화'라는 개념으로 1976년 노엘 박사에 의해 처음 제안되었으며, 자연선택을 강조하는 다윈의 진화론과도 일맥상통한다.

클론 진화 이론은 암세포의 여러 가지 특성을 잘 설명한다.

① 시간이 지남에 따라 종양을 둘러싸고 있는 미세 환경과의 상호작용에 의해 특정 클론이 증가 혹은 감소한다.
② 하나의 종양 내에서 공간적으로 다른 유전적 변이를 보인다.
③ 치료에 대한 부분적인 반응을 보이는 경우와 항암제에 내성을 보이는 암세포가 출현한다.
④ 일부 암세포가 전이를 일으키기 시작한다.

이러한 클론 진화는 '유전적 변이genetic variation', '후성 유전적 변이epigenetic change'와 맞물려 가속화된다. 앞서 간단히 돌연변이 혹은 유전자 변화라고 했던 유전적 변이에는 여러 종류가 있다.

DNA에서 1개의 염기쌍이 변하는 단일 염기 다형성SNP, Single nucleotide polymorphism · 염기 서열 변이sequence mutation · 삽입insertion · 결실deletion · 전위invertion · 미소 부수체 불안정성microsatellite instability · 이형 접합성 상

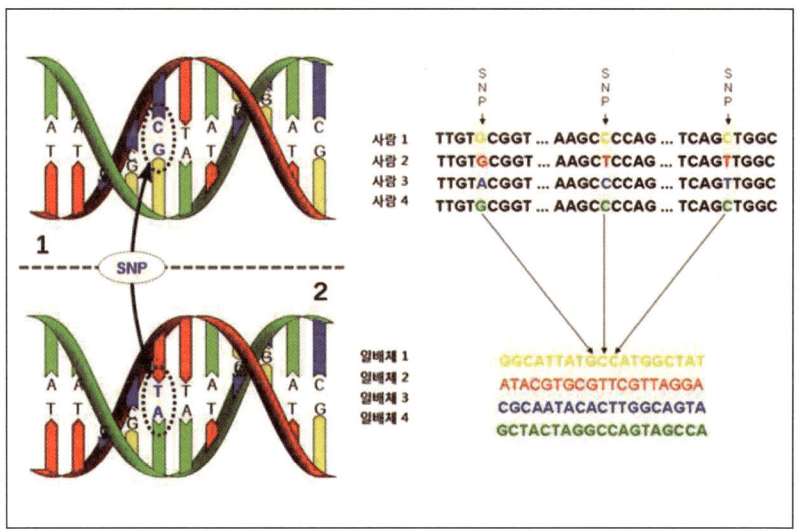

〈그림 1-10〉 DNA에서 1개의 염기쌍이 변하는 단일 염기 다형성SNP, Single nucleotide polymorphism

실loss of heterogeneity · 유전자 복제 수 변이copy number variation · 유전자 전위translocation' 등이 그것이다.

    이렇게 다양한 유전적 변이 말고도 '후성 유전적 변이'라는 것이 있다. 후성 유전적 변이는 '유전자의 변이 없이도 유전자에 메틸화methylation가 달라지면 유전자 발현이 달라질 수 있다'라는 개념이다. 유전자가 완전히 동일한 일란성 쌍둥이라도 약간씩 다른 모양을 하게 되는 원인이 바로 후성 유전 물질이 다르기 때문이다. 이렇게 복잡한 유전적 혹은 후성 유전적 변이에 의해 우리 몸과 암세포는 끊임없이 생존에 유리한 방향으로 변화한다. 세상에 변하지 않는 것은 없다.

5. 돌연변이와 유전적 변이가 생기는 이유

"선생님, 암 조직 검사에서 유전자 돌연변이가 나왔다고 하는데, 돌연변이는 나쁜 것 아닌가요? 왜 하필 저한테만 그런 돌연변이가 생겨서 암이 생긴 걸까요?"

"그게 그렇게 간단한 문제는 아닙니다."

도대체 왜, 암을 유발하고 암세포를 독하게 만드는 유전적 변이가 일어날까?

모든 사람은 다양한 유전적 변이를 가지고 있다. 사람의 유전체를 구성하는 DNA 염기 서열은 99.9% 서로 같지만, 0.1%, 즉 300만 개의 염기가 사람마다 다른데, 이것이 바로 눈·피부색·인종·생김새·체질·질병의 감수성 차이까지 만들어 낸다. 어떤 변이는 사소한 차이로 각자에게 독특한 외모를 주기도 하고 재능을 주기도 한다. 사람마다 얼굴 생김새가 다르고 체격이 다른 것처럼, 사람들의 유전자 염기 서열은 조금씩 다르고 다양한 유전적 변이가 있다. 이 변이에는 정상적인 변이도 있고 변이가 지나쳐서 '기형'이라는 범주에 속하는 변이도 있다.

유전자 수십 개가 변형되어도 아무 영향이 없는 경우도 있지만, 유전자 염기 서열 1개만 바뀌어도 인체에 상당히 광범위한 영향을 미칠 수 있다. 태어날 때부터 특정한 유전자에 돌연변이가 있으면 흡수장애가 생기기도 하고, 백색증이나 귀머거리가 되기도 하며, 단지증이나 기형 생식기를 유발하기도 한다. 어떤 돌연변이는 정상과 병리학의 중간 수준에 머물면서 사소한 불편만을 야기한다. 그러나 발생상 완전한 착오라고밖에 할 수 없는 어떤 것은 치유할 수 없는 장애를 초래하여, 뱃속에서 유산되거나 유아기에 목숨을 앗아가기도 한다.

사람이 살아가는 동안 세포는 끊임없이 만들어지고 사라지는 과정을 반복한다. 세포가 분열하는 과정에서 DNA를 복제하는데, 이 과정에서 돌연변이가 생긴다. 특히 방사선·화학물질 등 우리가 이른바 발암물질이라 부르는 물질이 함께 있을 때에는 돌연변이가 더 잘 생긴다. 분열 과정에서 자연발생적으로 생기는 돌연변이는 1백만 회의 DNA 복제 중에서 1회 정도의 비율로 일어나며, 방사선·바이러스·화학물질 등을 처리하면 이보다 높은 빈도로 일어난다.

하지만 돌연변이가 생겨도 정상적으로는 DNA가 잘못 복제되었다는 사실을 눈치채고 교정하는 기전이 존재한다. 학교 다닐 때를 생각해 보자. 선생님이 칠판에 써 주시던 글자를 공책에 잘못 옮겨 쓰면 지우개나 수정펜으로 고친다. 혹시 잘못 적어 왔더라도 중요하지 않은 부분이라서 아무 문제없이 넘어가는 경우도 있다. 하지만 "10페이지까지 외워 오세요."라는 부분을 "100페이지까지 외워 오세요."라고 잘못 적었다면 상황이 달라진다. 중요한 곳에서 실수를 범함으로써 큰 착오가 생긴 것이다. 이러한 실수는 생명체에서 늘 일어난다.

유전자에서도 마찬가지로 돌연변이는 늘 생기는데, 하필이면 중요한 역할을 하는 특정 유전자에 돌연변이가 생기는 경우, 그 결과로 유전자가 암호화한 단백질이 다른 형태를 가지거나 아예 단백질이 생기지 않는다. 돌연변이로 인해 유전자의 의미가 바뀌어 세포 기능에 변화가 오는 것이다.

지구상의 모든 생명체는 이러한 돌연변이를 피할 수 없다. 어찌 보면 돌연변이는 지구상의 모든 생명체가 참여하고 있는 우연성의 게임 — 우연이라는 것에 대해서는 논란이 있다. 우연을 가장한 필연이라는 주장도 점점 설득력을 얻고 있다 — 이라 할 수 있다. 돌연변이로 인해 생기는 유전적 다형성은 생명의 종 species, 種을 유지하는 근간이 되기 때문이다.

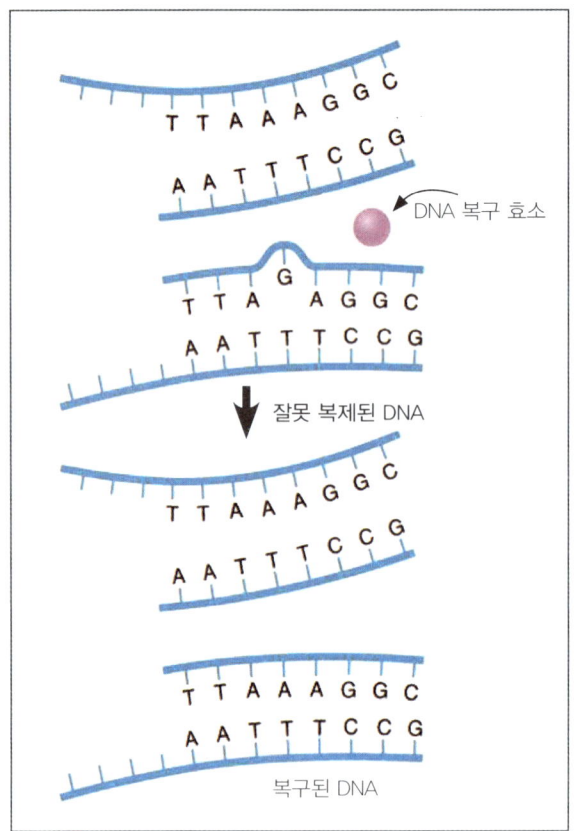

〈그림 1-11〉 DNA가 잘못 복제되어 이를 복구하는 효소가 다시 정상으로 되돌리고 있다.

돌연변이가 우연히 일어날 때에 그것이 생존에 꼭 불리한 방향으로만 되는 것은 아니다. 돌연변이는 생존과 진화에 이로운 쪽으로 작용하기도 한다. 앞서 칠판 글씨를 "100페이지까지 외워 오세요."라고 잘못 적어 간 학생은 그 덕분에 공부를 더 하게 되어 시험을 잘 볼 수도 있다. 노랑초파리를 이용한 인위적인 돌연변이 실험의 결과 돌연변이의 약 70%는 개체에게 해로운 방향으로 진행되며, 나머지 돌연변이는 중립적이거나 유리한 성향을 보인다고 한다.

이러한 돌연변이는 다음 세대로 이어지기도 한다. 게다가 암컷과 수컷이라는 양성 체계를 갖고 있는 생명체들은 짝짓기 과정에서 유전적 다

형성을 한 번 더 획득하게 된다. 같은 부모에게서 나온 자식들도 다 제각각이지 않은가.

사람이라는 큰 개체든 사람을 이루는 아주 작은 세포든, 후손을 낳는 과정에서 다양한 유전적 변이가 초래되고 유전적 변이는 세대를 거듭하며 축적된다. 이것이 생명의 유지에 유리한 방향으로 작용하기도 하고 불리한 방향으로 작용하기도 하면서 어느 순간이 되면 기존의 종이라고 보기 힘든 새로운 진화가 일어나게 된다. 이것이 진화론이며, 암세포가 클론 진화를 해 간다고 말하는 근간이다.

유전적 변이는 유리한 방향으로도 생기고 불리한 방향으로도 생긴다. 세포의 유전적 변이가 불리한 방향으로 생긴 극단적인 형태의 하나가 암일 뿐이다. 암은 유전적 변이로 인해 조절되지 않는 비정상적인 세포의 증식을 특징으로 하는 질환군이라고 했는데, 왜 유전적 변이나 돌연변이가 생겼는지 원망할 필요는 없다. 유전적 변이, 돌연변이는 그저 생명체가 종을 유지하기 위해 수십억 년 동안 채택해 온 생물체의 생존 전략일 뿐이다. 내가 암에 걸렸다고 해서 그런 생존 전략을 부정할 수도 없고, 돌연변이가 나쁘다며 원망할 수도 없다. 학의 다리가 길다고 자를 수는 없다. 자연은 스스로 그러할 뿐이다.

6. 암 이름 짓는 법

1) 조직학적 이름과 해부학적 이름

"선생님, 저는 무슨 암인가요?"

"갑자기 무슨 암이냐고 물으시다니요? 폐암으로 1년 넘게 치료 받고 계시잖아요."

"아니, 인터넷 찾아보니까 폐암도 뭐 선암, 편평 세포암 그런 것이 있다고 해서요."

"아! 조직학적 유형을 물어보신 거였군요. 선암이에요."

"선암이 뭔가요?"

암의 이름을 붙이는 데는 2가지 규칙이 있다. 암이 처음 생긴 원발 장기에 따라서 이름을 붙이거나, 병리조직학적으로 확인된 암세포의 모양에 따라 붙이는 것이다.

예를 들어 폐에서 생긴 암을 '폐암'이라고 한다. 이것은 원발 장기에 따라서 붙인 이름이다. 암은 유전자 이상으로 생기는 병이므로 손톱·발톱·머리카락을 제외한 신체 모든 부위에 발생할 수 있다. 그래서 처음 생긴 부위에 따라서 위암·간암·대장암·유방암·자궁암 등의 이름을 붙이는 것이고, 이렇게 하는 것이 일반인들이 이해하기에는 좋기 때문에 가장 많이 사용된다.

하지만 같은 장기에서 생겼다고 해서 세포 모양까지 다 같은 것은 아니다. 폐에서 생긴 폐암도 현미경으로 세포 모양을 살펴보면, 세포 모양이 작고 동글동글하게 생긴 '소세포암 small cell carcinoma', 분비샘을 만드는 모양의 '선암adenocarcinoma', 세포가 길쭉하고 겹쳐 있는 모양인 '편평 세포암squamous cell carcinoma' 등 다양한 유형으로 나뉜다. 이렇게 발생 부위가 아닌 모양에 따라서 병리조직학적으로 이름을 붙일 수도 있다.

같은 장기에도 여러 유형의 암세포가 있을 수 있고, 조직학적으로 같은 유형의 암세포가 여러 장기에서 생길 수도 있다. 예를 들어 두경부에서 생긴 두경부암도 조직학적으로는 '편평 세포암'이며, 자궁경부에서 생기는 자궁경부암도 조직학적으로는 '편평 세포암'이다. 물질을 분비하는 분비샘에서 기원한 암은 '선암'이라고 하는데, 선암은 유방암·위암·대장암·폐암·갑상선암·췌장암·전립선암 등 우리 몸의 다양한 부위에서 생길 수 있다.

2) 육종과 상피암

암세포의 발생 기원이 어디냐에 따라서 암세포의 종류를 크게 '결체조직성 암'과 '상피성 암'으로 나눌 수 있다. 피부나 장기의 바깥쪽 상피에 발생하는 암을 '상피암carcinoma', 뼈·근육·인대 등의 결체조직에서 발생하는 암을 '육종sarcoma'이라고 한다.

이중 가장 흔한 것은 누가 뭐래도 상피암이다. 상피세포는 겉피부를 덮고 있는 편평세포, 입부터 항문까지 소화관을 덮고 있는 점막 세포 등을 말하며, 우리 몸의 외부와 접한다고 생각하면 쉽다. 결체조직은 피부 밑이나 장기 사이에 있는 지방이나 근육 같은 조직을 말한다. 결체조직에서 기원된 암에는 '육종'이라는 접미어가 붙는다. 예를 들면 악성 지방종은 '지방육종liposarcoma', 악성 섬유종은 '섬유육종fibrosarcoma', 뼈에서 기원된 암은 '골육종osteosarcoma'이라고 부른다.

3) 혈액암과 고형암

암은 '혈액암'과 '고형암'으로 분류할 수도 있다. 고형암은 덩어리를 만드는 암이라고 생각하면 쉽다. 우리가 흔히 접하는 간암·위암·폐암·유방암·대장암 등이 모두 여기에 해당한다. 뭉쳐서 나고 자라서 덩어리를 이루는 암이 고형암이다. 반면 혈액암$_{血液癌}$은 덩어리를 만들지 않는다. 혈액암은 혈액을 만들어 내는 조혈 기관에서 생기기 때문이다. 혈액세포가 암으로 변하다 보니, 덩어리를 만들지는 못한 채로 온몸을 떠돌아다니게 된다. 백혈병이나 다발성 골수종 등이 혈액암의 대표적인 예이다. 백혈병은 암이라는 단어가 붙어 있지 않지만 혈액세포에서 기원된 엄연한 암이다.

혈액은 우리 몸 구석구석을 순환한다. 그래서 혈액암은 고형암과 달리 처음 진단될 때부터 전신 질환이다. 고형암은 발생 부위에 국한되어 있는지 전이되어 있는지에 따라 1·2·3·4기로 나누고, 발생 부위에 국한되어 있는 1·2기는 수술을 통해 암을 도려내는 시도를 한다. 하지만 혈액암은 기본적으로 온몸에 다 퍼진 병이기 때문에 병기라는 개념이 고형암과는 다르다. 혈액암은 기본적으로 수술을 하지 않고 고용량 항암 치료를 시도한다. '히크만 카테터$_{Hickman\ catheter}$'라는 관을 통해 고용량의 항암 치료를 받고, 상황에 따라 골수 이식이 이루어진다.

병원에 따라 혈액 종양 내과가 있는 곳도 있고, 혈액 내과와 종양 내과로 나뉘어 있는 곳도 있다. 항암 치료를 통해 암을 치료한다는 점에서는 같지만, 혈액 내과에서는 혈액암을 치료하고, 종양 내과에서는 고형암을 치료한다고 이해하면 된다.

4) 상피내암

'상피내암carcinoma in situ'은 암세포가 맞긴 하지만 아직 상피에만 국한되어 있고 기저막까지는 침범하지 않은 상태를 말한다.

'상피'란 우리 몸의 가장 바깥 부분을 구성하고 있는 세포이다. 피부나 우리 몸의 각 장기 모두 가장 바깥층에 상피가 위치하고 그 아랫부분에 기질이 위치하는데, 이 상피와 기질 사이의 경계를 형성하는 부분을 '기저막'이라 한다. 상피에서 생겨난 암은 시간이 지나면 기저막을 뚫고 자라는데, 기저막을 침범한 경우를 '침윤성 암'으로 분류하며, 이 단계부터 본격적인 암으로 분류한다.

상피내암은 상피에만 국한되어 있기 때문에 그 부위만 도려내면 예후가 무척 좋다. 암 병기로는 0기암으로 보며, 일부 암보험회사에서는 상피내암은 암으로 인정하지 않아서 보험금을 지급하지 않는 경우도 있다.

〈그림 1-12〉 상피내암과 침윤성암

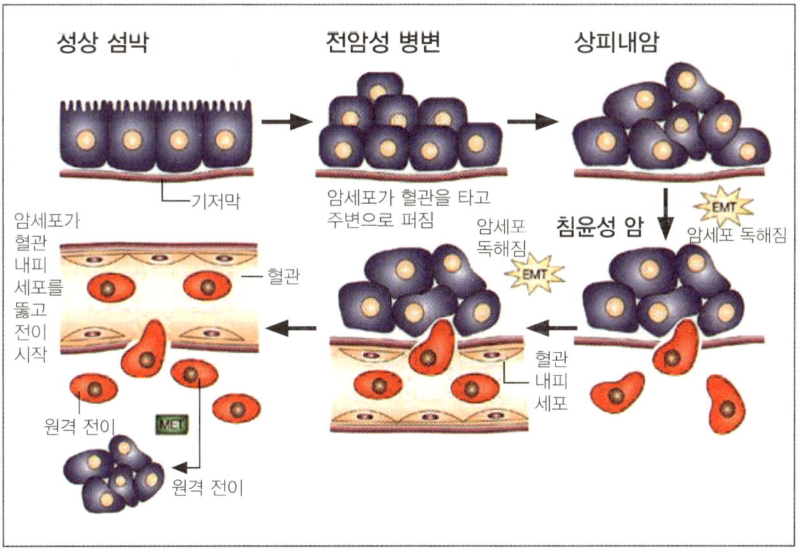

5) 원발 부위 불명암

　암이 처음 생긴 장소를 '원발 부위primary site'라고 한다. 대부분의 경우에는 암이 처음 어느 부위에서 생겼는지 여러 검사를 통해 분명히 알 수 있다. 그래서 위암·폐암·유방암·대장암·간암 등과 같이 암이 먼저 생긴 장소의 이름을 붙여 암 진단명을 내린다.

　하지만 가끔 전이된 부분이 원발 부위보다 먼저 발견되고, 여러 검사를 통해서도 끝까지 어디가 원발 부위인지 알아내지 못하는 경우가 있는데, 이런 암을 '원발 부위 불명암'이라고 한다. 원발 부위 불명암은 아래의 용어로 다양하게 불리기도 한다.

- CUPS Carcinoma of Unknown Primary Sites : 원발 부위 불명 암종
- ACUP Adenocarcinoma of Unknown Primary Sites : 원발 부위 불명 선암
- MUO Metastasis of Unknown Origin : 원발 부위 불명암

　원발 부위가 매우 작거나 진단하기 어려운 부위일 때는 암세포가 확인되었다 해도 어디서부터 생겼는지 모를 수 있다. 모든 암은 필연적으로 원발 부위가 있겠지만, 전체 암의 약 2~5%는 시작 부위를 알 수 없는 원발 부위 불명암으로 추정된다. 하지만 우리나라에서는 정확한 통계도 별로 없는 실정이다. 우리나라 자료로는 2009년 기준, 연 192,561건의 암 발생 건 중에서 원발 부위 불명암이 남녀를 통틀어 연간 1,213건 발생하여 전체 암 발생의 0.63%를 차지하지만, 실제로는 진단명을 다른 암으로 입력하기 때문에 이보다 더 많을 것으로 추정한다.

　왜 원발 부위를 찾을 수 없을까? 원발 부위 불명암이라고 하면 환자나 보호자들이 담당 의사를 믿지 못하고, 의사가 실력이 없거나 병원이 형편없어서 진단도 못하는 것 아니냐는 생각으로 이 병원 저 병원 다니며

불필요한 검사를 요구하거나 같은 검사를 중복해서 받는 경우가 많다.

온갖 검사를 다 했는데 원발 부위가 어디인지 모른다고 하고, 의사는 일단 치료를 시작하자고 말하는 상황이 되면, 환자와 보호자들 입장에서는 답답할 수밖에 없다. 하지만 원래 병 자체가 그런 특징이 있는 것이어서, 전 세계 어느 병원을 가더라도 끝까지 원발 부위 불명암으로 남는 경우가 많다.

모든 검사가 일단 끝난 다음에는 원발 부위를 찾아내기 위한 검사에 시간을 낭비하지 말고 원발 부위 불명암 그 자체로 치료해야 한다. 원발 부위 불명암을 치료할 때는 병리검사에서 확인된 조직 검사 소견과 여러 검사 소견을 종합하여 원발 부위일 가능성이 가장 높은 부위에 준하여 치료법을 결정하게 된다.

원발 부위 불명암의 치료 원칙에서 가장 중요한 것은 '예후가 좋은 세부 유형treatable subset'을 놓치지 않는 것이다. 여기저기 전이된 상태에서 진단되었더라도 이런 유형들은 적극적인 치료를 통하여 좋은 예후를 기대해 볼 수 있기 때문이다. 반면 예후가 나쁜 유형들은 항암 치료를 시도해 보지만, 완치 목적의 치료가 아니며 예후도 불량한 편이다.

7. 원발 부위와 전이 부위는 어떻게 다른가?

암세포는 성장하면서 점점 더 악성이 되어 독해지고, 그 독한 암세포의 일부가 혈관이나 림프관(임파관)을 타고 온몸을 떠돌아다니다가 다른 곳에 가서 정착하게 된다. 암세포가 처음 발생한 부위를 떠나서 다른 부위에 정착해서 뿌리를 내리고 그곳에서 또 세포분열을 하면서 암세포를 만들어 내는 현상을 '전이metastasis'라고 한다.

전이는 암세포의 중요한 특성 가운데 하나로, 암 발생 초기에는 전이를 잘 일으키지 않지만 암 덩어리가 생성되고 점점 커지면서 더 질기고 독한 암세포가 된다. 그리고 이것이 전이를 일으키는 것이다.

"아버님의 경우, 이번 조직 검사를 통해 위암이 확진되었습니다. CT 검사 결과, 간에서도 암 덩어리가 발견되었습니다."

"간에도 암이 있다고요?"

"위암이 간으로 전이된 것 같습니다. 암이 다른 곳으로 전이되면 사실상 완치는 힘들다고 보시면 됩니다. 항암 치료를 시작해 볼까 합니다. 위암에 효과적인 항암제를 주사로 맞으실 겁니다."

"그러면 위암에 대해서만 치료하고 간암 치료는 안 하나요?"

간혹 위암이 간으로 전이되었다고 하면 위에 암이 있으니 위암이고, 간에도 암이 있으니 간암이라고 이해하는 사람이 있다. 이는 '원발 부위'라는 개념을 이해하지 못해서 그렇다. 원발 부위란 암이 처음 생긴 부위를 말한다. 즉 위암이라고 하면 위가 원발 부위가 되는 것이다.

이 환자의 경우 원발 부위가 위이고 전이된 부분이 간이므로 '위암의

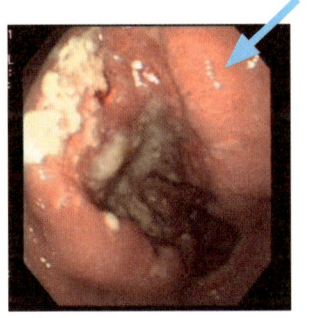 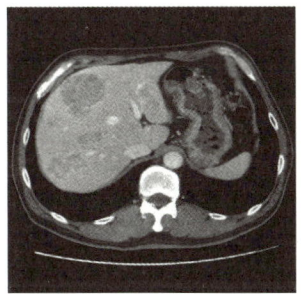

〈그림 1-13〉 원발 부위인 위암의 내시경 사진과, 간으로 전이된 위암의 CT 사진

간 전이'라고 하지 '위암과 간암'이라고 하지 않는다. '위암과 간암'이라고 하면 위에는 위암이 생겼고, 간에도 위암과 별도로 새로운 암이 생겼다는 의미가 된다. 즉 암이 2개인 것이다. 매우 드물긴 하지만 이런 경우도 있긴 하다. 이를 전문 용어로 '더블 프라이머리 double primary'라고 한다. 한 사람이 한 가지 암에 걸리기도 쉽지 않은데, 정말 불행하게도 한 사람에게 2개의 암이 생긴 것을 말한다.

위암이 간으로 전이된 경우, 위암에 대한 치료가 이루어진다. 위에 있는 암 덩어리나 간에 있는 암 덩어리나 위에서 시작되었다는 점에서는 같기 때문에—이렇게 기원이 같은 것을 '클론 clone'이라고 한다—위암에 잘 듣는 항암제를 사용한다. 위암이 간으로 전이되어도 간에 있는 암 덩어리는 위에 있는 암 덩어리와 비슷한 행동 패턴을 보이고, 약물에 대한 반응도 비슷해서 위암에 잘 듣는 항암제를 쓰면 함께 좋아질 것으로 가정하는 것이다. 한국 사람이 미국으로 건너갔다고 해서 미국 사람이 되는 것이 아니라 한국인의 특성이 여전히 남아 있는 것과 같다.

'전이'는 암세포의 중요한 특징이다. 조직폭력배가 자기네 조직원을 다른 동네에 심어 놓고 세력을 확장해 나가는 것처럼, 암세포는 '전이'라는 과정을 통해 온몸으로 세력을 확장한다.

8. 암 환자에게 암은 어떤 의미인가?

앞에서 암은 유전자의 변화로 인하여 세포가 조절되지 않고 비정상적으로 자라는 병이라는 것과, 암이 어떤 특징을 갖고 있는지 살펴보았다. 그러나 이제까지의 설명은 지극히 생물학적이고 학술적인 의미라서 암을 진단 받은 환자와 가족들에게는 그리 마음에 와 닿지 않을 것이다. '그래, 암이 어떤 특징을 가지고 있는지는 알겠어. 그래서 어떻다는 거지?' 하는 생각이 들 수도 있다. 암 환자와 가족들에게 암이 어떤 의미를 갖는지 한마디로 정의하긴 어렵지만, 넓은 의미에서 포괄적으로 본다면 아마도 이렇게 정의할 수 있지 않을까 싶다.

첫째, 암은 그 자체로 죽음을 연상시키는 무서운 병이다. 요즘은 치료 성적이 많이 좋아져서 암을 진단 받아도 절반 정도는 완치되고 있지만,

〈도표 1-4〉 암 환자에게 암이 가지는 의미

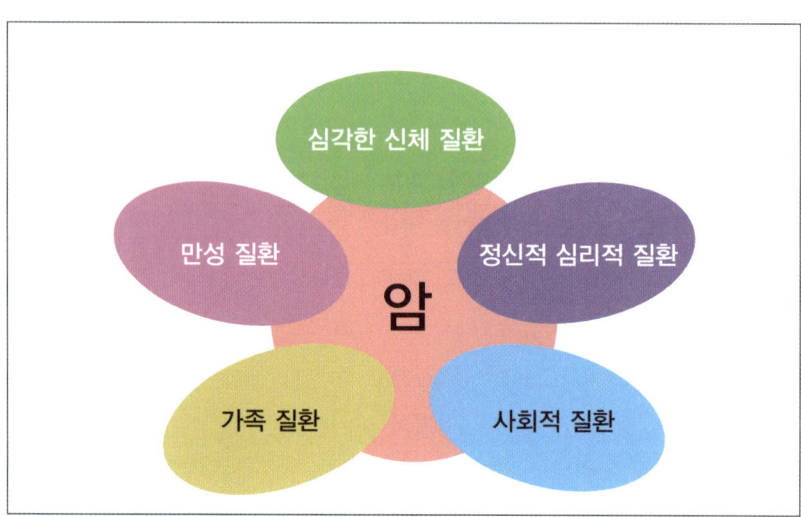

아직도 암을 진단 받으면 혹시 죽게 되지는 않을까 하는 생각을 떠올리는 심각한 병이다. 물론 암은 진단 받고 바로 죽는 병은 아니다.

둘째, 암은 질병 자체도 힘들지만 치료 과정에서 신체적인 고통뿐 아니라 많은 심리적인 충격과 갈등을 갖게 하여 정신적·정서적 어려움을 초래하는 병이다. 암으로 인해 육체적으로 힘들뿐만 아니라 정신적으로도 많은 어려움을 겪게 되는 정신적·심리적 질병이다.

셋째, 암은 환자 개인만의 질병이 아니라 가족 전체가 함께 앓는 가족 질병이다.

넷째, 암은 경제적 곤란·암으로 인한 실업·사회적 고립·사회적 역할 상실·가정불화 등의 영향을 주는 사회적·경제적 질병이다.

다섯째, 암은 평생 가지고 살아야 하는 만성적인 질병이다.

FAQ 자주 하는 질문과 대답

언제부터 내 몸에 암이 있었던 걸까?

"선생님, 제가 폐암이라는데, 암이 언제부터 있었던 걸까요? 작년에 건강검진했을 땐 괜찮다고 들었는데요."

"글쎄요."

처음 암을 진단 받은 환자분들께 이런 질문을 많이 받는다. 결론부터 말하면, 언제부터 암이 있었는지는 알 수도 없고 아는 것도 의미가 없다. 이 질문에 대한 대답을 정확히 하기 위해서는, 암세포가 몸 안에 존재하는 것과 암을 찾아내서 암이 있다는 것을 인지하는 것의 괴리를 이해해야 한다.

믿기 어렵겠지만 우리 몸속에서 암세포는 생겼다 사라졌다를 반복한다. 세포들 속에서는 끊임없이 유전자 돌연변이가 생기며, 이들 중 이상한 세포 한두 개가 암으로 변했다가 제풀에 꺾여 사멸되거나 면역 세포에게 잡아먹히는 일이 반복된다. 그러다가 어떠한 이유에선지 이상한 세포 몇 개가 살아남게 되고, 그것이 수년 동안 반복적인 유전자 변화를 거치고 나서야 본격적인 암세포로 자라나기 시작한다.

우리가 모르는 사이에 우리 몸속에서 암세포가 생겼다 없어졌다를 반복한다고 해서 우리 모두를 암 환자라고 부르진 않는다. 우리가 암 환자라고 하려면, 적어도 우리가 가지고 있는 진단 기법들을 동원해서 암이 있다는 것을 알아내야 하고, 조직 검사를 통해 암세포가 있다는 것을 입증해야만 한다.

일반적으로는 1cm 정도의 크기는 돼야 CT · MRI · PET 등 검사에서 찾아낼 수 있다. 요즘에는 CT 해상도가 좋아서 0.5cm 정도 되는 작은 덩어리도 찾을 수 있지만, 기본적으로는 완두콩 정도의 크기가 되어야 한다. 암세포가 1cm 정도까지 커지려면 10억 개의 세포가 모여야 한다. 세포 하나의 크기는 0.01mm 정도로 매우 작아서 현미경으로 들여다봐야만 보이는데, 이러한 암세포가 현재 내 몸속에 있는지 없는지는 알아낼 방법이 없다. 그래서 언제부터 암이 있었는지 알 수 없다고 하는 것이다.

또한 암이 발생한 시기를 알아낸다고 해도 치료 방침을 정하는 데 전혀 의미가 없다. 암의 치료 방침을 결정할 때에는 현재 암의 크기, 퍼져 있는 정도 등을 고려해서 정하기 때문이다.

정작 중요한 것은 암이 진단되기 전에 암을 예방하는 습관을 가졌어야 한다는 점이다. 예를 들면 담배를 끊었어야 했고, 과음을 피했어야 했고, 발암물질이 들어간 탄 음식을 먹지 말았어야 했다. 암에 걸리기 전에 암을 예방하는 좋은 습관을 유지하며 건강관리를 했어야 하는데, 사람은 본디 건강을 잃고 나서야 건강의 소중함을 깨닫는 것 같다. 건강할 때 건강을 걱정하는 것은 말처럼 쉽지 않다.

Essay 암을 통해 배우는 인생

"욕망을 다스리지 못하면 파멸에 이른다"

　암세포가 자기 욕심만 채우다가 전체 개체를 무너뜨리듯이 사람도 자기 욕심만 채우다가 사회를 무너뜨리는 일은 동서고금을 막론하고 반복되어 왔다. 100만 원만 있었으면 하다가도 100만 원을 벌면 200만 원 벌고 싶고, 200만 원을 벌면 500만 원 벌고 싶어진다. 처음에는 방 한 칸이어도 좋으니 내 집이 있었으면 하다가도, 막상 내 집을 마련하고 나면 30평대 아파트를 갖고 싶어진다. 그것이 사람의 욕심이고 욕망이다. 인간의 욕망은 끝이 없다. 인간이 존재해 왔던 이래로 인간은 욕망을 잘 다스리지 못하였고, 인간의 역사는 곧 욕망의 역사였다.

　처음부터 살인범이었던 사람은 없다. 바늘 도둑이 소도둑 되고, 소도둑이 강력범이 된다. 욕망을 절제하지 못한 탐욕이 결국에는 파멸에 이르듯이, 처음에 작은 유전자 변화에서 시작한 이상 세포도 주변 조직에 피해를 주면서까지 자기 욕심만 채우고 분열해 나가다가 나중에는 멈출 수 없는 독한 암세포가 된다. 그 욕망은 결국 사람을 죽이고, 암세포도 함께 죽게 만든다. 암은 점점 자라다가 결국에는 암을 갖고 있는 사람을 죽이지만, 사람이 죽게 되면 암세포도 함께 죽을 수밖에 없기 때문이다. 암세포 입장에서는 사람을 죽이지는 말아야 그 속에서 상생할 수 있는 것인데, 탐욕이 지나쳐 어리석음을 범하는 셈이다.

　사람의 몸은 수십 조 개의 세포들로 이루어져 있고 서로 유기적으로 얽혀서 고도의 질서를 이루며 협력을 통해 유지되고 있다. 어찌 보면 우리 몸은 똑같은 유전 정보를 가진 세포들의 민주공화국이고, 민주공화국이 잘 운영되기 위해서는 수많은 규칙과 상호 협력이 필요하다.

개인의 욕구를 앞세우기보다 공동체의 이익과 사회적 욕구에 최선으로 부응하기 위해 서로 조화와 균형을 이루어야 사회의 각 기능이 최상의 상태로 발휘된다는 것은 누구나 안다. 세 살짜리 어린이도 알지만 여든 먹은 노인도 실천하기는 어렵다. 탐욕의 끝은 늘 파멸이다. 암이란 어쩌면 세포들의 비뚤어진 욕망이 분출된 자괴와 분노의 표현인지도 모른다.

1장 핵심 정리   암이란 무엇인가?

1 암이란 세포의 분열과 증식이 조절되지 않고 계속적으로 자라나는 비정상적인 세포들의 집합체이다.

2 암은 기본적으로 유전자 이상으로 생긴다.

3 암세포의 특징
- 암세포는 놔두면 계속해서 자란다.
- 암세포는 자라면서 점점 독해진다.
- 암세포는 주변 조직을 파괴한다.
- 암세포는 전이한다.

4 종양은 크게 양성종양과 악성종양으로 나뉘며, 이중 악성종양을 암이라고 한다.

5 암세포는 '변형된 자기 자신'이라는 특성 때문에 치료가 쉽지 않은 것이다.

6 암은 환자에게 심각한 신체적·정신적·가족적·사회적·만성적 질환의 의미를 갖는다.

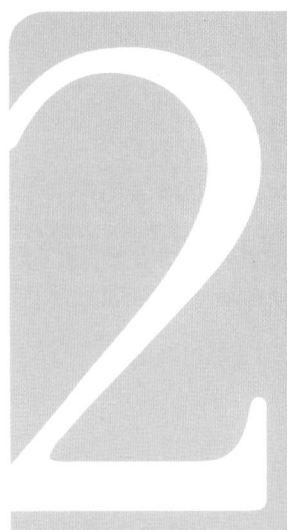

이것이 있으므로 저것이 있고 이것이 생기므로 저것이 생긴다.

이것이 없으면 저것도 없고 이것이 사라지면 저것도 사라진다.

此有故彼有 此生故彼生 此無故彼無 此滅故彼滅

―《잡아함경雜阿含經》,〈제30권 335경 제일의공경第一義空經〉

사람은 왜 암에 걸리는가?

세상일은 숙명적으로 태어날 때부터 미리 결정된 것도 아니고 우연에 의해 결정되는 것도 아니다. 서로가 서로의 원인과 결과가 되어 유기적으로 상호 의존적으로 존재하며, 원인이 없는 결과는 없다.

앞장에서는 암이란 무엇이고 암이 가지고 있는 특징이 어떤 것인지 살펴보았다. 이번 장에서는 암에 걸리는 원인은 무엇이고, 사람은 왜 암에 걸리는지 알아보자. 원인을 알아야 무엇이 잘못되었는지 깊이 있는 통찰이 가능하기 때문이다.

미리 말하지만, 암이 생기는 원인은 간단하지 않다. 몇 가지만 알면 암이 생기는 원인을 이해할 수 있는 그런 법칙은 없다. 의학이 인체와 세포들의 질서를 규정하는 질서, 원리를 규정하는 원리를 다 이해하지 못했기 때문이다. 우리가 신봉하는 기계론적 세계관은 자연의 질서를 규명할 수 있을 것이라고 생각하면서 세상의 모든 질서를 수학 방정식으로 풀어 내려 한다. 하지만 사람의 몸은 자동차 부품처럼 간단하지 않아서 아직도 모르는 것이 여전히 많다.

1. 사람은 왜 암에 걸리는가?

담당 의사에게 '암'이라는 말을 듣고 나면 모든 환자는 심정이 복잡해진다. 처음에는 사망 선고처럼 느껴지다가, 진단이 잘못되었을 거라며 부정하다가, 화를 내다가 우울해지는 일련의 심리적 변화를 겪는 것이다. 앞으로 언제 어떻게 될지 모르는 삶이 불안하고 마음은 답답해진다. 언제 죽을지 모른다는 생각에 눈물이 흐르기도 한다. 내가 죽고 난 뒤 남겨질 가족들에게 미안한 한편 괜한 짜증을 부리게도 된다.

지금껏 살아온 날들이 주마등처럼 스쳐가면서 '내가 무엇을 잘못했기에 이런 병이 걸렸나' 싶어 화도 난다. 후회되는 옛일을 떠올리며 그것 때문에 내가 이런 병에 걸렸나 반성해 보기도 하고, 어느 순간 하느님을 원망한다. 하지만 그럴수록 마음이 후련해지기는커녕 더 답답해지기만 한다. 암을 진단 받고 나서 '도대체 내가 왜 암에 걸린 걸까?' 하는 궁금증을 갖는 것은 당연하다.

"선생님, 제가 왜, 무슨 잘못을 했기에 암에 걸린 건가요?"

환자분들이 이렇게 물어올 때 말 몇 마디로 이해하기 쉽게 설명하기란 참 어렵다.

"암에 걸리는 데는 유전적인 요인도 있고 환경적인 요인도 있는데, 여러 복합적인 원인에 의해 생기는 거예요."
"그런데 저는 왜 암에 걸렸을까요? 술, 담배도 안 하는데요."
"사실 아직 암이 왜 생기는지 분명하지 않아요. 환자분께서 과거에 저지른 잘못 때문에 암에 걸린 것은 아니니 죄책감을 갖지는 마세요."

"저는 잘못한 것이 없는 것 같은데, 제가 무슨 잘못을 해서 이런 병에 걸렸나 싶어요."

"어떻게 하면 열심히 치료받아서 암을 잘 이겨 낼 것인지 그것 하나만 고민해 봅시다. 왜 암에 걸렸는지 생각하며 지나간 과거에 집착해 봐야 현재가 달라질 것은 없습니다."

"그렇긴 하지요. 그런데 선생님, 제가 정말 왜 암에 걸린 걸까요?"

왜 암에 걸렸는지에 대해 설명하다 보면 정작 하고 싶은 말은 정확히 전달되지 않고, 말은 꼬이고, 환자도 답답해하기는 마찬가지다. 앞에서 암은 '유전자의 이상으로 세포에 변화가 생겨, 무한 증식하는 병'이라고 했다. 그렇다면 '왜 암에 걸리는가?'는 결국 '왜 유전자에 이상이 생겨 세포가 계속해서 증식하는가?'의 문제인 것이다.

이 점에 대해서는 선천적으로 타고나는 유전적 요인과 후천적으로 얻어지는 환경적 요인으로 나누어 설명할 수밖에 없다. 몇몇 특별한 경우를 제외하고는 복잡한 유전적 요인과 복잡한 환경적 요인이 함께 복합적으로 서로의 원인과 결과가 되며 작용을 한다.

예를 들어 보자. 피아노를 잘 치려면 어떻게 해야 할까? 우선 선천적으로 재능이 있어야 한다. 하지만 후천적인 노력 없이 재능만 있다고 해서 피아노를 잘 칠 수는 없다. 선천적인 재능과 후천적인 노력이 함께 있어야만 한다. 재능이 있어서 노력을 하다 보면 실력이 늘게 되고, 실력이 늘면 음감이며 재능이 더 좋아진다. 여기에 좋은 선생님을 만나서 지도를 잘 받고, 부모가 잘 후원해 주고, 적절한 시기에 콩쿠르에 나가서 입상이라도 하면 자신감이 붙어 피아노를 더 잘 치게 될 것이다. 처음이 어려워서 그렇지 실력이 어느 정도 궤도에 들어서면 그 다음부터는 가속도가 붙는 것이다.

피아노 실력에 있어서 무엇이 더 중요하냐 하는 것은, 닭이 먼저냐 달걀이 먼저냐 하는 논란과 비슷해서, 선천적인 재능이 중요한 것인지 후천적인 노력이 중요한 것인지 딱 잘라서 말하기는 어렵다. 분명한 것은 여러 요인이 복합적으로 작용한다는 것이며, 적절한 운때도 맞아야 한다는 점이다. 결과적으로 피아노 실력을 뒷받침하는 원인이 무엇인지 딱 한 가지로 설명하는 것은 불가능하다.

암도 마찬가지여서, 암의 발생에 있어서 크게는 선천적으로 타고나는 유전적인 요인과 후천적으로 얻어지는 환경적인 요인이 중요하다고 하지만, 어느 한 가지만으로 전체를 다 설명할 수는 없다. 암의 발생은 장시간 다단계 과정을 거쳐서 일어나는 복합적인 과정이기 때문이다.

선천적으로 타고나는 유전적 요인을 다른 말로는 '유전자 감수성 genetic susceptibility'이라고 표현한다. 이는 유전자가 어떤 외부의 위험 요소에 유난히 취약한 경우를 말한다. 똑같이 담배를 피워도 어떤 사람은 폐암에 걸리고 어떤 사람은 100세까지 천수를 누린다. 똑같이 술을 마셔도 어떤 사람은 40세에 식도암에 걸리고, 어떤 사람은 평생 술 마시며 별 문제 없이 살아간다. 이렇듯 술·담배 같은 외부의 위험 요소가 똑같이 들어오더라도 암에 걸리는 사람이 있고, 걸리지 않는 사람이 있는데, 이를 유전자 감수성으로 설명하는 것이다. 유전자 감수성이 낮은 사람은 담배를 조금만 피워도 바로 폐암에 걸리지만, 그렇지 않은 사람은 아무리 담배를 피워도 폐암에 걸리지 않는다. 한의학에서 사람마다 체질이 다르다고 할 때 말하는 이른바 '체질體質'이 바로 유전자 감수성의 개념이다.

이러한 유전자 감수성은 태어날 때 이미 유전적으로 정해진다. 내가 노력해서 바뀌는 부분이 아니다. 부모가 둘 다 키가 크면 자식도 키가 크듯이 이미 어느 정도 유전적으로 결정이 돼서 태어난다. 하지만 이러한 유전적 성향이 항상 100%인 것은 아니어서, 부모가 키가 커도 자식이

어렸을 때 영양을 충분히 공급 받지 못하면 키가 작을 수도 있다. 유전적인 체질과 주변적인 환경은 항상 상호작용 속에 있기 때문이다.

유전자 감수성을 변화시킬 수 없다고 하더라도 좌절할 필요는 없다. 환경적인 요인을 잘 조절하면 얼마든지 암을 예방할 수 있기 때문이다. 아무리 선천적으로 담배에 대한 유전자 감수성이 낮다 해도 담배를 피우지 않으면 그만인 것이다. 물론 유전자가 몹시 취약한 경우에는 담배를 피우지 않아도 폐암에 걸리는 경우가 드물게 있긴 하다.

후천적으로 얻어지는 환경적 요인은 담배·술·방사선·벤젠·석면·일부 바이러스·헬리코박터균·검게 탄 고기 등 외부에서 우리 몸에 들어오는 이런 것들, 우리가 흔히 발암물질carcinogen이라고 하는 것들이다. 이 발암물질들은 대부분 만성적인 염증을 초래하거나, 세포의 DNA를 손상시켜 세포에 유전자 변화를 초래하는 물질들이다. 발암물질에 의해 유전자가 손상되는데 그 유전자가 하필 암유전자나 종양억제유전자이면 정상 세포가 암세포로 서서히 바뀌게 되는 것이다.

〈표 2-1〉 국제암연구소IARC에서 밝힌 암의 원인

원인	차지하는 비중
흡연	15 ~ 30%
만성 감염	10 ~ 25%
음식	30%
직업	5%
유전	5%
생식 요인 및 호르몬	5%
음주	3%
환경오염	3%
방사선	3%

출처 : International Agency for Research on Cancer. World Cancer Report. WHO. 2003

〈도표 2-1〉 암의 발생에 영향을 주는 선천적 유전 요인과 후천적 환경 요인

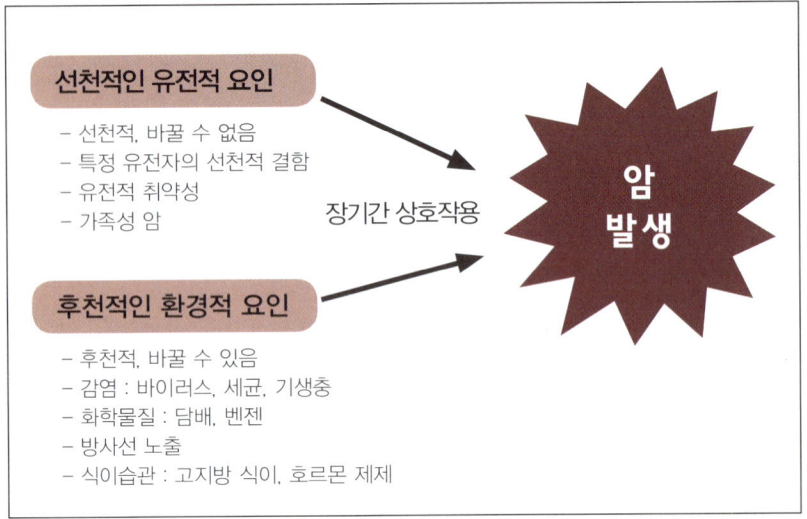

〈표 2-1〉에서 보듯이 암의 70% 정도는 흡연·만성 감염(바이러스, 세균, 기생충)·음식·음주·방사선 및 화학물질 노출 등의 외부 환경 요인이 주된 원인이다. 이는 거꾸로 말하면 위험 요인을 피하고 생활양식의 변화를 통해서 암의 예방이 가능하다는 의미이기도 하다.

암이 발생하는 데는 선천적인 유전 요인과 후천적인 환경 요인이 함께 작용한다. 이 2가지 요인이 오랜 세월에 걸쳐 서로 복합적으로 영향을 주며 여러 단계를 거쳐 서로가 서로의 원인과 결과가 되며 암이 발생하게 된다. 따라서 한 사람에게 생긴 암의 원인에 대해 'ㅇㅇ때문이다'라고 단정하기는 어렵다.

"어떻게 하면 열심히 치료 받아서 암을 잘 이겨 낼 것인지 그것 하나만 고민해 봅시다. 왜 암에 걸렸는지 생각하며 지나간 과거에 집착해 봐야 현재가 달라질 것은 없습니다."

"그렇긴 하지만요, 선생님, 제가 정말 왜 암에 걸린 걸까요?."
"왜 암에 걸렸는지 안다고 해도 달라질 것은 아무것도 없습니다. 아무리 집요하게 생각하더라도 알 수도 없고요."
"그래도 암이라는 것이 믿기지도 않고, 난 잘못한 것이 없는데 암에 걸린 것 같아 어떻게 해야 할지 모르겠습니다."

암이라는 사실을 처음 알게 되면 대부분 암이라는 사실을 부정한다. '오진이었을 거야', '의사가 잘못 판단했을 거야'라고 생각하다가 현실을 부정해도 달라질 것이 없다는 것을 알게 된 뒤에는 담배를 피웠다든지, 술을 많이 마셨다든지 하는 데서 암의 원인을 찾는다. 그것도 잘 안 되면 마음속에 있던 다른 죄책감을 찾아 헤매다가 자기 생각에 가장 적절한 잘못을 찾아내서, 그것 때문에 암에 걸렸다며 자포자기 심정에 빠지기 쉬워진다.

그러나 세상을 살다 보면 누구에게나 어떤 일이든지 일어날 수 있다. 주변을 둘러보면 암 환자는 많다. 우리나라에는 매년 20만 명의 새로운 암 환자가 생기고 있고, 평생 동안 살다 보면 3~4명 중 1명은 암에 걸린다. 나는 20만 명이나 되는, 암을 새로 진단 받은 사람 가운데 1명일 뿐이고 1/3 혹은 1/4의 확률 속에 들었을 뿐이다.

암에 걸린 원인을 다 찾아내는 것은 불가능한 일이고, 의미 있는 일도 아니다. 치료법이 달라지지 않기 때문이다. 적어도 암에 있어서는 우리가 무슨 잘못을 해서 병에 걸린 것이라는 생각으로부터 자유로워질 필요가 있다. 가뜩이나 힘든 암 치료를 시작하는데, 마음의 부담은 덜고 치료에 임했으면 좋겠다는 생각이 든다. 이미 벌어진 일인데, 찾을 수도 없는 원인을 찾는다고 해서 무엇이 달라질 것인가. 후회와 죄책감에 시달리는 것보다 지금부터라도 열심히 치료 받는 것이 더 중요한 노릇 아닐까! 인생은 원래 그렇게 다양한 일이 벌어지는 것이니 말이다.

2. 위험 인자란 무엇인가?

 암이 발생하는 데 있어 유전적 요인과 후천적 요인이 미치는 영향은 어느 정도나 될까? 암에 따라 다르겠지만 일반적으로 유전적 요인이 5~10%, 후천적 요인이 90~95% 정도라고 생각하는 학자들이 많다. 살아가면서 후천적으로 노출되는 위험 인자들이 사실은 암 발생에 더 큰 영향을 끼친다는 말이다. 특히 나이 들면서 발생률이 증가하는 암일수록 후천적 요인이 더 큰 영향을 준다. 이러한 후천적 요인에는 바이러스·세균 감염·기생충 감염·호르몬제의 사용·식생활 습관·방사선에의 노출·화학물질 등이 있다.
 암 발생에 영향을 주는 이런 요인을 의학적 표현으로는 '위험 인자risk factor'라고 한다. 위험 인자는 '특정 요인을 가지고 있으면 그렇지 않은 사람에 비해 암에 걸릴 확률이 높다'라는 의미로 사용한다. 예를 들어 B형 간염 바이러스는 간암의 가장 중요한 위험 인자이다. B형 간염 보유자는 B형 간염이 없는 사람에 비해 간암에 걸릴 가능성이 매우 높다. 물론 모든 간암 환자가 B형 간염 보유자인 것은 아니다. 간암 발생에 대한 유전자가 취약하면 간염 바이러스 없이도 간암에 걸릴 수 있다. 예외인 경우도 있지만, B형 간염 바이러스만 놓고 볼 때 B형 간염 보유자는 그렇지 않은 사람에 비해 간암에 걸릴 가능성이 100배 정도 높다. 여기서 100배라는 것은 '상대 위험도relative risk'를 의미하는데, 이 수치가 높을수록 암에 걸릴 확률이 높다. 유방암의 경우 가족력의 상대 위험도는 4.0이다. 이는 유방암 가족력이 있는 사람은 그렇지 않은 사람에 비해 유방암에 걸릴 확률이 4배 정도 높다는 것을 의미한다.
 이런 위험 인자에 대한 연구는 이미 많이 이루어진 상태이다. 그 이유는 위험 인자를 많이 가지고 있는 고위험군에 속하는 사람들을 적극적으로 관리하기 위해서이다. 고위험군에 속하는 사람들은 다른 사람들에 비해 암에 걸릴 확률이 높기 때문에 정기적으로 건강검진을 받아야 한다. 또 고쳐야 할 생활습관은 암이 발생하기 전에 개선해야 한다. 담배를 피우는 사람은 담배를 끊어야 하고, 가족 중에 대장암 환자가 있다면 저지방 식이를 하여 암 발생을 막아야 하고, 증상이 없더라도 주기적으로 대장 내시경 검사를 통해 암을 일찍 찾아야 한다.

하지만 일단 암에 걸린 사람이라면 이런 위험 인자는 의미가 없어진다. 이미 암에 걸렸는데 예방이 더 이상 무슨 의미가 있겠는가. 아무리 땅을 치고 과거를 후회해 봐야 소용없다. 암에 걸린 이후에는 과거의 위험 인자보다는 앞으로 어떻게 치료받을지 고민하는 편이 현명하다. 이런 말을 하는 이유는 위험 인자의 뜻이 잘못 전달되어 있기 때문이다.

〈표 2-2〉 우리나라에서 가장 많이 발생하는 6대 암의 주요 위험 인자

암	위험 인자
위 암	식생활(짠 음식·탄 음식·질산염 등), 헬리코박터파일로리균
폐 암	흡연, 직업력(비소·석면 등), 대기 오염
간 암	간염 바이러스(B형·C형), 간경화
대 장 암	유전적 요인, 고지방 식이, 저섬유 식이
유 방 암	유전적 요인, 고지방식, 여성호르몬, 비만
자궁경부암	인유두종 바이러스, 성 접촉

암에 걸리고 나면 흔히 '고기가 암에 나쁘다', '○○○이 암에 좋다'라는 식의 정보를 많이 듣게 된다. 고지방 식이인 고기는 많이 먹으면 대장암의 발생 위험이 증가하는 것으로 알려져 있다. 즉 고기는 대장암의 위

험 인자이다. 고기를 많이 먹는 사람이 고기를 적게 먹는 사람에 비해 대장암 발생 위험이 높다는 말이다. 그러나 이것은 어디까지나 대장암에 걸리기 전에 그렇다는 것이지 대장암에 걸리고 나서도 고기가 위험하다는 증거는 없다.

하지만 '고기가 대장암의 위험 인자'라는 말은 '대장암 환자에게는 고기가 위험하다'라는 말로 와전되고, 이 말은 다시 '대장암'이 그냥 '암'으로 바뀌며 '암 환자는 고기를 먹으면 안 된다'라는 말로 와전된다. 그리고 상업적 목적을 가진 사람들에 의해 '암 환자는 고기를 먹으면 안 되니, 대신 ○○○건강 보조 식품을 먹어야 한다'라는 말로 바뀐다. 아무런 근거 없이 누가 그렇다더라 하는 풍문 몇 번만 거치면 대한민국 암 환자는 졸지에 왜 그래야 하는지도 모른 채 채식주의자로 변해 있는 것이 현실이다. 누가 그렇다더라 하는 것에는 묻지도 따지지도 않고 의사의 말보다 더 신뢰한다.

암에 대해 열심히 알아야 하고, 공부를 해야 하는 이유가 이런 데 있다. 자기 병에 대해 정확히 알아야 이런 근거 없는 속설에 흔들리지 않고, 굳건한 마음으로 투병 생활에 임할 수 있기 때문이다. 아는 것은 힘이 된다. 사람은 아는 만큼 보이게 되어 있다. 그래서 사람은 죽을 때까지 공부해야 한다. 고3 때 하는 암기식 입시 공부 말고 인생을 위한 진짜 공부 말이다. 특히 암 환자와 가족은 힘든 투병 생활을 견뎌야 할 힘을 얻어야 하기에 공부를 많이 해야 한다. 인터넷 검색 몇 번 해 보고 누가 좋다더라 하는 귀동냥 몇 번 하고 암에 대해 공부했다고 착각하면 안 된다. 암에 대한 공부가 암 투병하는 나를 지탱해 줄 힘과 용기로 이어지려면 정말 열심히 공부해야 한다. 그러려면 암에 대한 지식뿐만 아니라 인생에 대한 깊이 있는 성찰까지도 필요하다.

3. 암은 유전인가?

"선생님, 암은 유전되나요?"
"뭐 때문에 물으시는 거지요?"
"저에게 딸이 둘 있는데, 제가 암 환자면 나중에 자식들도 암 환자가 되는 것은 아닌가 싶어서요. 아직 시집도 안 갔는데······."

암 발생 원인에 유전적 감수성이 관여한다고 했지만, 암이 유전인지 아닌지를 '예, 아니요'로 대답하라고 한다면 그렇게 간단하지 않다. 유전성이 가장 적고 담배가 큰 주범이라고 잘 알려져 있는 폐암의 경우야 "유전되지 않습니다. 담배 때문에 생긴 겁니다."라고 간단하게 말할 수 있지만 다른 암의 경우에는 그렇지 않기 때문이다. 간암의 예를 들어 보자.

간암은 B형·C형 간염 바이러스가 가장 큰 원인으로, '간염 → 간경화 → 간암'으로 진행된다는 것은 잘 알려져 있다. 그런데 B형 간염이 우리나라에서는 모자감염의 가장 흔한 형태라서 엄마가 B형 간염인 경우 5남매 중 5명 모두가 B형 간염인 경우도 심심찮게 볼 수 있다. 이런 집안은 엄마가 간암으로 치료 중인 가족력이 있고, 자녀들 또한 줄줄이 간암이 생기곤 한다. 이런 가족을 보고 "엄마 때문에 유전되었다."라고 말할 수는 없다. 엄밀히 말해 엄마의 유전자가 자녀들에게 유전되어 암이 생긴 것이 아니라 엄마의 B형 간염이 옮겨져서 간암이 된 것이니 말이다.

가족끼리 생활습관이나 음식 취향이 비슷해서 암에 걸리는 경우도 있다. 즉 유전이 아니라 음식을 함께 먹기 때문에 가족 내에서 암 환자가 생길 수도 있다는 것이다. 맵고 짜고 탄 음식을 가족이 함께 먹은 결과 가족 내에서 위암이 동시에 생기는 일도 있다.

〈도표 2-2〉 유전성 암 환자의 가계도 예시

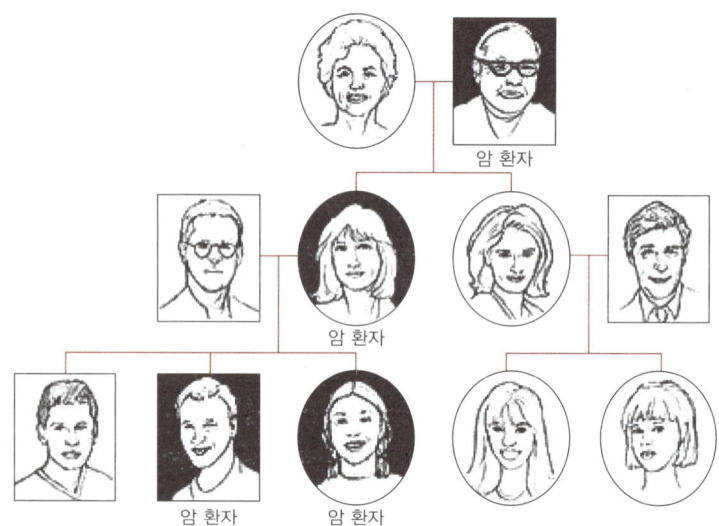

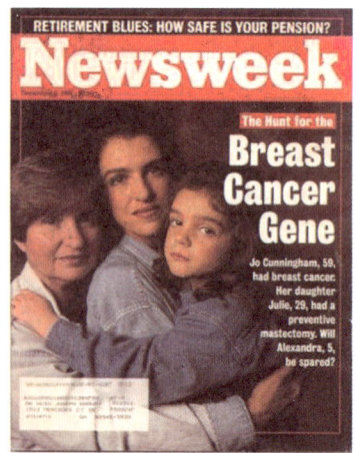
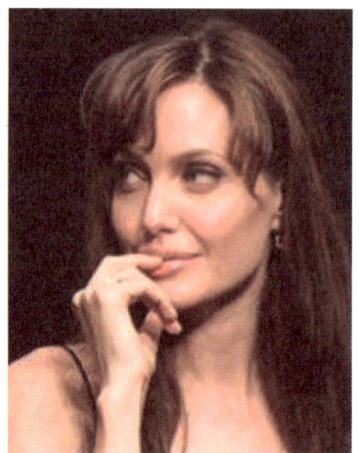

〈그림 2-1〉 유전성 유방암의 유전자에 대해 보도한 〈뉴스위크〉 지의 표지(왼쪽)와 최근 예방적 유방 절제술을 받은 영화배우 안젤리나 졸리(오른쪽)

물론 암 중에는 유전되는 것도 있다. 유전성 대장암과 유전성 유방암이 대표적인 예이다. 이 경우에는 원인 유전자가 어느 정도 알려져 있다. 유전성 유방암의 경우 'BRCA-1'과 'BRCA-2'라는 유전자에 이상이 생겨 발생한다. 엄마와 이모, 언니가 모두 유방암이라고 가정하자. 이 경우 유전자 검사를 통해 BRCA-1, BRCA-2 유전자에 이상이 있다는 사실이 밝혀지면 이 사람은 언젠가 유방암에 걸릴 확률이 매우 높다. 그래서 정기검진을 받거나 암이 생기기 전에 미리 유방을 절제하는 경우도 있다.

얼마 전에 미국의 영화배우 안젤리나 졸리가 양쪽 유방 절제술을 받아 언론에 보도된 경우가 바로 이 경우이다. 안젤리나 졸리는 "10여 년 동안 암 투병 끝에 56세에 돌아가신 어머니와 똑같은 상황을 겪고 싶지 않았다."라며 "유방암에 걸릴 위험을 줄이고자 결정했다."라고 말했다. 안젤리나 졸리는 어머니로부터 유방암 관련 유전자인 BRCA-1을 선천적으로 물려받았는데, 어머니는 난소암으로, 이모는 유방암으로 숨진 상태여서, 이런 경우 유방암에 걸릴 확률이 80~90%에 달하고 난소암에 걸릴 확률도 50%에 달하는 상태였다. 자신에게도 언젠가 암이 생길지도 모른다는 두려움이 컸을 것이다. 그래서 힘든 결정이었지만, 암이 생기기 전에 미리 유방을 절제하는 수술을 받았던 것이었다.

이처럼 유전성이 명백한 암의 경우 담당 의사는 암에 걸리지 않은 가족에게도 유전자 검사를 권한다. 추후 암 발생에 대비하기 위해서이다. 하지만 이런 유전성 암 역시 아직 밝혀지지 않은 부분도 많아서 어떤 검사를 언제, 어떻게 해야 하며, 또 암이 발생하기 전에 어떻게 치료해야 할지에 대해서는 의사마다 조금씩 견해가 다르다. 그리고 대다수의 암은 이런 명백한 유전성보다는 환경적 요인이 더 큰 원인으로 알려져 있다.

암이 유전되는 병이냐는 질문에 일괄적으로 답하기는 어렵다. 일부 암은 유전되지만 매우 드문 경우이고, 대부분의 암은 유전적 요인보다 후천적 요인에 의해 더 많이 발생한다고 이해하면 된다.

4. 암은 전염되는 병인가?

"선생님, 제 집사람하고 식사를 같이 해도 되나요?"
"그럼요. 식사를 같이 하셔도 되지요. 식사를 따로 하시게요?"
"그런 게 아니라, 된장찌개 같은 것을 같이 먹다가 암이 혹시 옮을 수 있지 않나 싶어서요."
"암은 전염되는 병은 아니니 걱정 마세요."
"암세포가 침으로 나와 옆 사람에게 피해 주는 것은 아니지요?"
"그렇지 않습니다. 일상생활 다 하셔도 돼요."

암에 걸리면 별것이 다 걱정되게 마련이다. 간혹 암이 전염되는 병이냐고 묻는 분들이 있다. 암세포가 전이를 잘한다고 하니, 내 몸에 있는 암세포가 일상생활이나 접촉을 통해서 가족에게 옮겨 가면 어떻게 하느냐는 것이다. 결론부터 말하면 암은 전염되는 병은 아니니 걱정하지 않아도 된다. 같이 일상생활을 하는 데 아무런 문제될 것이 없고, 암을 진단 받았다고 해서 격리되거나 사람 사이의 접촉을 피할 이유는 전혀 없다. 다만 생활습관이 비슷해서 생기는 암이나, 바이러스에 의해 전염되어 생기는 암은 오랜 기간 같이 생활하다 보면 상대방에게도 같은 암이 생길 수는 있다. 인유두종 바이러스HPV는 자궁경부암이나 두경부암을 일으키는데, 접촉에 의해 인유두종 바이러스가 전염되면 암의 위험성이 높아진다. 이 경우도 엄밀히는 암 자체가 전염되는 것이 아니라 암을 일으키는 발암물질이 전염되는 것이다. 그리고 암이 생길지 말지는 저마다의 유전적 감수성에 따라 다르다.

5. 옛날에도 암이 있었을까?

요즘은 암이 국민 3~4명 중 1명이 걸릴 만큼 흔한 병이 되었지만, 예전에는 암이 이렇게까지 흔한 병은 아니었다. 생각해 보면 현대 드라마에서는 백혈병이나 뇌종양에 걸려 죽는 주인공이 많이 나오지만, 조선 시대 사극에서 암으로 죽는 주인공은 본 적이 없는 것 같다. 암이라는 병이 최근 들어 증가한 것은 틀림없는데, 그럼 옛날에도 암이라는 병이 있기는 있었을까?

물론 옛날에도 암은 있었다. 진단하기가 어려웠고, 암이라는 개념이 지금과는 다르게 표현되어서 그렇지 옛 문헌을 보면 암에 대한 언급이 나온다. 암에 대한 가장 오래된 기록은 기원전 2600여 년 전 이집트의 파피루스까지 거슬러 올라간다.

당시 유명했던 이집트 의사 임호텝Imhotep의 가르침을 모아 엮은 파피루스 책에 유방에서 나온 딱딱한 덩어리에 대한 언급이 나오는데, 이것이 바로 현대적 의미에서의 유방암이었다. 물론 그 책에는 유방암의 치료법에 대해서는 '없음'이라고 간단히 언급되어 있다. 유방암은 그 당시부터도 있던 병이었다. 이뿐만이 아니라 고대 미라에서 뼈에 전이된 암이나 골육종의 흔적이 발견되는 일도 종종 있었다.

암은 인간이 존재하면서부터 함께 존재해 왔던 역사가 깊은 병이다. 물론 고대 시대의 암은 우리가 지금 암이라고 하는 것과 많이 달랐다. 암이라는 것이 어떤 성질을 가졌는지에 대한 정확한 이해가 부족했고, 진단할 수 있는 기술도 없었다. 고대 기록에 나와 있는 암들은 유방·피부·목 등 주로 표피에 있어서 금방 눈에 띄는 덩어리였다. 폐암이나 위암 혹은 뇌종양처럼 겉으로 드러나지 않는 암은 아마 암이라는 진단도

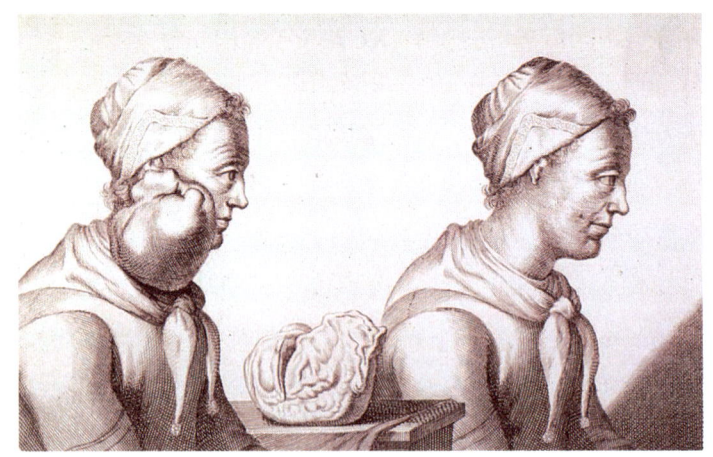

〈그림 2-2〉 목에 생긴 암을 묘사한 그림. (출처 : 위키피디아)

붙이지 못했을 것이다. 게다가 옛날 사람들은 악성과 양성의 차이를 구분하지 못했을 가능성이 높다.

　암에 해당하는 단어가 의학 문헌에 처음 등장한 것은 기원전 400년 경 히포크라테스 시대였다. '게'를 뜻하는 그리스어인 '카르키노스 carcinos'이다. 부푼 혈관들을 움켜쥐듯이 딱딱하게 자리 잡은 종양을 보고 그리스인들은 '게'를 떠올렸다. 즉 암은 그 어원이 '딱딱한 덩어리'라는 뜻이다. 카르키노스라는 단어에서 '캔서 cancer'라는 단어가 만들어졌다.

　예전보다 요즘 암이 늘어난 주된 이유는 평균수명이 길어진 것에서 찾을 수 있다. 예전 평균수명이 20~30세 내외였던 시절에 암이 별로 없었던 이유는 암에 걸리기 전에 다른 이유 즉 굶주림·역병·추위·사고 등으로 죽었기 때문이다. 사실 인류의 평균수명이 40세를 넘긴 것은 20만년 호모사피엔스의 역사상 100년이 채 안 된다. 16세기 유럽인의 평균수명은 20세 내외였고, 조선 시대 평균수명도 30세를 넘지 못했다. 30세가 되기 전에 다 죽은 것이 아니고, 높은 영아 사망률 때문에 평균수명이 짧은 것이었다.

역사상 21세기 현대 인류처럼 이렇게 먹을 것이 풍부한 환경에서 오래오래 살았던 적이 없었다. 그러다 보니 옛날에는 없던 고혈압·당뇨·심근경색·비만 등의 생활습관병(성인병)이 나타나기 시작했고, 옛날 같았으면 굶주림이나 감염병으로 천수를 누리지 못하고 죽었을 사람들이 오래 살기 시작하면서 암이 증가하기 시작했다.

암보다는 감염병·굶주림·외상外傷이 더 심각한 문제였던 조선 시대에는 암이라는 질병의 중요도도 떨어지거니와 조선 시대 의사들은 암에 대해 잘 알지도 못했다. 《동의보감》 같은 조선 시대 의서를 보면 암이라는 단어 자체가 없었고, 고름이 낀 덩어리를 뜻하는 '옹저癰疽'나 현대의 위암을 뜻하는 '반위反胃'라는 단어가 그나마 현대 의학에서 말하는 암에 해당하는 정도였다.

조선 시대 한의학에서는 암이라는 병에 대한 정확한 개념이 없었고, 당연히 암에 대한 치료법도 존재하지 않았다. 최근 한방 암 치료니 한방 면역 암 치료니 하며, 과학적으로 검증되지 않은 치료로 환자들을 현혹하는 경우가 많은데, 신중하게 생각해야 한다.

6. 동물도 암에 걸릴까?

정답부터 말하자면 "그렇다." 동물도 암에 걸린다. 사람도 평균수명이 길어질수록 암에 잘 걸리는 것처럼, 동물도 평균수명이 긴 동물이 암에 잘 걸린다. 개는 림프종과 위암에 잘 걸린다. 개도 암 때문에 수술 받고, 항암 치료도 받는다. 암이라는 것이 기본적으로 '세포에 유전적 변화가 생겨 죽지 않고 무한 증식하는 병'이라고 했는데, 사람 세포에만 이런 변화가 생기는 것은 아니기 때문이다.

주로 고래나 코끼리처럼 오래 살고 덩치가 큰 포유류가 암에 잘 걸린다. 반면에 수명이 짧은 쥐는 암에 잘 안 걸린다. 수명이 길수록 외부의 환경적인 요인이나 발암물질에 오래 노출되고, 유전자 돌연변이가 누적되면서, 암세포로 돌변할 확률이 높아지기 때문이다.

동물도 암에 걸리기 때문에, 많은 과학자들이 암 치료제를 개발하기 위해 동물들을 실험용으로 사용하고 있다. 일부 동물 애호가들은 실험용으로 동물을 사용하는 것에 대해 많은 비판을 하지만, 그래도 이들 실험용 동물들의 숭고한 희생이 있었기에 많은 암 환자들의 목숨을 구할 수 있었던 것은 사실이다.

7. 암은 예방할 수 있을까?

암은 예방 가능한 병이다. 100% 예방할 수 있는 비법이 있는 것은 아니지만 암의 발생 확률을 상당 부분 낮출 수 있는 방법들은 있다. 몇 %까지 낮출 수 있는지는 전문가들마다 계산법이 조금씩 다른데, 30~50% 이상을 낮출 수 있다는 견해가 많다. 즉 생활습관만 바꾸어도 암의 1/3 혹은 1/2 정도는 예방이 가능하다는 것이다. 문제는 알면서도 실천하기가 어렵다는 점이다. 국가암정보센터에서 발표한 〈10가지 국민 암 예방 수칙〉의 내용 또한 사람들이 다 알고 있는 건강 상식으로, 전혀 새로운 것이 아니다.

① 담배를 피우지 말고, 남이 피우는 담배 연기도 피하기
② 채소, 과일을 충분히 먹고, 다채로운 식단으로 균형 잡힌 식사하기
③ 음식을 짜지 않게 먹고, 탄 음식을 먹지 않기
④ 술은 하루 두 잔 이내로 마시기
⑤ 주 5회 이상, 하루 30분 이상, 땀이 날 정도로 걷거나 운동하기
⑥ 자신의 체격에 맞는 건강 체중 유지하기
⑦ 예방접종 지침에 따라 B형 간염 예방접종 받기
⑧ 성 매개 감염병에 걸리지 않도록 안전한 성생활하기
⑨ 발암성 물질에 노출되지 않도록 작업장에서 안전 보건 수칙 지키기
⑩ 암 조기 검진 지침에 따라 빠짐없이 검진하기

암을 예방하는 가장 중요한 원칙이 겨우 '담배 피우지 마라', '과음하지 마라', '운동해라', '정기검진 받아라' 이런 내용들인데, 이 10가지 습

관을 잘 지키면 암뿐만 아니라 비만·당뇨·고혈압·심근경색 같은 다른 생활습관병까지도 예방이 가능하다. 이런 것들을 몰라서 실천하지 못하는 사람은 아마 없을 것이다. 알지만 실천하기 어려운 것, 하지만 실천해야 하는 것이 바로 암 예방법이다.

매년 새해를 맞이하며 올해에는 '운동을 해야지', '담배를 끊어야지' 하면서도 늘 작심삼일에 그친다. '회사에서 스트레스를 많이 받아서 오늘만', '회사 일이 바쁘니 다음 달부터' 등등 이런저런 이유로 자기 합리화를 하며 좋은 습관이 내 몸에 자리 잡는 것을 나쁜 습관들이 방해한다.

이는 변화에 대한 부정 때문에 생기는 현상이다. 사람은 나이 들면 늙고 언젠가는 죽는다. 여기에는 단 한 명의 예외도 없다. 이 글을 쓰고 있는 필자도, 이 글을 읽고 있는 독자도 언젠가는 죽는다. 다만 우리는 우리가 죽을 것이라고 생각하지 못한 채 건강이 영원히 지속될 것처럼 살아가고 있을 뿐이다. 산다는 것은 하루하루 죽음을 향해 가고 있다는 것과 동의어이다. 하루하루 세포가 노화되고 몸에 변화가 일어난다. 세상에 영원한 것은 없고 변하지 않는 것 또한 없다.

내 몸이 지금 건강하다고 해서 영원히 건강한 것은 아니다. 사람의 몸은 시기별로 급격한 변화를 겪게 되며, 보통은 30대 중반에 한 번, 갱년기와 맞물려 50대 초반에 한 번, 본격적인 노화가 시작되는 60대 중반쯤 한 번 더 느끼게 된다. 큰 변화의 시기가 아니어도 내 몸은 '몸이 예전 같지 않다'는 신호를 계속 보낸다.

내 몸이 나에게 보내는 변화의 신호들을 잘 알아채야 한다. 조금만 자기 몸에 신경을 쓰면 몸이 보내는 신호를 알 수 있다. 몸에서 일어나는 변화의 흐름을 읽지 못하고, 내 몸이 언제까지나 영원히 건강할 것이라는 착각 속에서 현재의 흐름만 믿고, 변화를 반영하지 못한다면 지친 내 몸속의 세포들이 반기를 들지 모른다. 만성적이라는 것은 그래서 무서운 것이다. 오늘 하루 담배를 더 피운다고 해서 내일 당장 달라질 것은 없지만, 수십 년 반복되다 보면 내 몸은 신호를 보내게 되고, 그 작은 신호를 모른 채 지나치다가, 돌이킬 수 없는 상태에서 큰 병을 진단 받게 된다. 그래서 만성적인 작은 변화가 더 무섭다.

좀 잔인한 이야기지만, 살아 있는 개구리를 삶을 때, 갑자기 뜨거운 물에 개구리를 넣으면 개구리가 놀라서 뛰쳐나간다. 미지근한 물에 개구리를 넣고 서서히 아주 서서히 물의 온도를 올려가며 삶아야 한다. 그러다가 어느 순간이 되면 개구리는 자기 몸이 죽어 간다는 사실도 모른 채 죽게 된다. 만성적이라는 것은 그런 것이고, 암을 일으키는 습관 역시 그런 것이다.

예전에 '시나브로'라는 담배가 있었다. '시나브로'는 '모르는 사이에 조금씩 조금씩'이라는 뜻인데, 담배 이름 중에서 가장 잘 어울리는 이름이 아닐까 싶다. 모르는 사이에 조금씩 조금씩 사람을 죽음으로 이끄는 것이 바로 담배니까.

거듭 말하지만 암은 예방 가능한 병이다. 예방하는 방법이 거창한 묘책들도 아니다. 우리의 생활습관 중에서 작은 부분을 바꾸어서 건강한 생활습관을 실천하는 일만으로도 암의 발생 확률을 상당 부분 낮출 수 있다.

FAQ 자주 하는 질문과 대답
스트레스는 암의 원인이 되는가?

"선생님, 제가 최근에 일 때문에 스트레스를 많이 받았는데, 그런 것도 암의 원인이 됩니까?"

환자분에들게서 이런 질문을 많이 받지만 대답하기는 쉽지 않다. 그런데 대화를 좀 더 나누어 보면, 스트레스가 정말로 암의 원인인지 궁금한 것이 아니라, 힘들었던 직장 생활에 대한 원망, 미련하게 참고 지내 왔던 자기 자신에 대한 책망의 의미가 더 크다는 느낌이 든다.

스트레스는 여러 가지로 정의할 수 있겠지만, 일반적으로는 적응하기 어려운 환경에 처할 때 느끼는 심리적·신체적 긴장 상태를 의미한다. 스트레스는 엄밀히 '스트레스 요인 stressor'과 '스트레스 반응 stress response'으로 나뉘는데, 일반적으로 이 2가지를 통틀어 '스트레스'라고 부른다.

외부로부터 감내하기 어려운 압력을 받으면 우리 몸은 긴장·흥분·불안·각성과 같은 반응을 보이는데, 외부로부터의 압력이 바로 스트레스 요인이고, 이로 인한 우리 몸의 반응이 스트레스 반응이다.

외부 혹은 내부의 스트레스 요인이 장기간 쌓이고, 이를 잘 풀어 내지 못해 스트레스 반응이 지속되면 우리 몸은 이상 반응을 보인다. 심장병·위궤양·고혈압·긴장성 두통·과민성 장증후군 등의 신체적 질환을 일으키기도 하고, 불면증·신경증·우울증·불안 장애·적응 장애·식이 장애·성기능 장애·수면 장애·신체형 장애·알코올 및 물질 사용 장애 등의 심리적 부적응이 생기게 된다.

또한 장기간 스트레스를 받으면 면역 기능이 떨어져 질병에 걸리기 쉬운 상태가 된다는 것도 잘 알려져 있다. 암 역시 다른 질병과 마찬가지로 면역 기능이 떨어질 때 발생 확률이 높아지므로 스트레스가 암의 원인이라고 생각하는 경향이 있다. 하지만 과도한 스트레스가 암 발생의 직접적인 원인이라고 할 만한 확실한 증거가 있는 것도 아니다. 암은 여러 요인이 함께 작용하면서 발생하는 복합 질병인 데다가, 스트레스 역시 혈압이나 혈당처럼 숫자로 계측 가능한 것이 아닌 주관적인 상태다 보니 스트레스로 인해 암이 생긴다는 직접적인 연구 결과도 별로 없다. 그래서 스트레스가 암의 직접적인 요인이냐는 질문에 대답하기가 쉽지 않다.

"선생님, 제가 최근에 일 때문에 스트레스를 많이 받았는데, 그런 것도 암의 원인이 됩니까?"

"글쎄요."

"제가 회사 일 때문에 스트레스를 많이 받아 건강을 망친 것 아닌가 그런 생각이 자꾸 듭니다."

"지금 스트레스가 암의 원인이냐 아니냐는 중요하지 않습니다. 살면서 스트레스 한번 안 받고 사는 사람이 세상에 있나요? 스트레스를 많이 받았다고 해서 과거로 돌아갈 수 있나요? 과도한 스트레스가 몸에 좋지 않다는 것을 그동안 전혀 모르셨나요?"

"그런 건 아니지요."

"스트레스가 암의 원인이었는지 아니었는지를 밝히는 것보다 스트레스를 잘 푸는 것이 중요해요. 지금 암을 진단 받았다는 사실 자체가 또 스트레스로 작용할 수 있거든요."

적절한 스트레스와 긴장감은 생산성과 창의성을 높여 주는 긍정적인 효과도 있다. 스트레스 요인이 전혀 없이 매일 무료하고 지루한 상태로 지내는 것도 건강을 위해 반드시 좋은 것은 아니고, 무엇이든 지나쳐서 좋은 것은 없다.

암을 진단 받은 상태에서는 내가 암을 진단 받았다는 사실 자체가 또 스트레스 요인이 되어 내 몸에 스트레스 반응이 나타난다. 이럴수록 스트레스를 관리하고 푸는 자기만의 방식을 가져야 한다. 규칙적인 생활습관을 유지하고, 스트레스의 실체를 정확히 알아 적극적으로 해결해 나가며, 명상이나 이완 요법을 통하여 스트레스를 관리해야 한다.

결론적으로 스트레스가 암의 원인이냐 아니냐 하는 것은 질문 자체가 무의미하며, 스트레스를 적당한 수준으로 유지하는 자기만의 관리법을 찾아 나가는 것이 중요하다. 거듭 말하지만 스트레스를 잘 푸는 것이 중요하다.

Essay 암을 통해 배우는 인생

"싸우지 말고 이겨라"

"백 번 싸워 백 번 이기는 것보다, 싸우지 않고 적의 군대를 굴복시키는 것이 가장 잘된 방법이다."

《손자병법》에 나오는 말이다. 《손자병법》은 의외로 전쟁에 대한 세세한 기술을 가르쳐 주지 않는다. 《손자병법》 곳곳에는 싸우지 않고 이기는 것이 중요하다는 말이 여러 번 나온다. '전쟁은 신중해야 하며 싸우지 않고 이기는 것이 상책이다. 하지만 싸우기 시작하면 반드시 이겨야 한다'라는 것이 《손자병법》의 주된 요지이다.

암과의 싸움도 마찬가지라고 생각한다. 암에 걸렸을 때 암을 도려내고 재발되지 않도록 잘 관리하는 일은 하수이다. 고수는 암에 걸리지 않도록 관리하고 예방한다.

앞에서 나온 〈10대 국민 암 예방 수칙〉을 다시 살펴보자.

① 담배를 피우지 말고, 남이 피우는 담배 연기도 피하라. → 간접흡연도 폐암 발생 위험 30% 증가
② 주 5회 이상, 하루 30분 이상 땀 날 정도로 운동하라. → 운동을 하면 대장암 위험 40~70% 감소
③ 음식을 짜게 먹지 말고, 탄 음식을 먹지 마라. → 짠 음식과 탄 음식은 위암 발생 유발
④ 발암물질에 노출되지 않도록 작업장 안전수칙을 지켜라. → 유독 물질을 다루거나 밀폐 공간 작업 때 보호구 착용
⑤ B형 간염 예방주사를 맞아라. → 간세포암 환자의 74%가 B형 간

염 양성 환자

⑥ 채소와 과일을 충분히 먹고 균형 잡힌 식사를 하라. → 과일과 채소를 많이 먹으면 암 발생률 512% 감소

⑦ 안전한 성생활을 하라. → 문란한 성생활은 자궁경부암이나 인후두암 등 유발

⑧ 술은 하루 2잔(순한 소주 반 병) 이내로 마셔라. → 음주는 식도암 · 간암 · 후두암의 원인

⑨ 자신의 체격에 맞는 건강 체중을 꾸준히 유지하라. → 여성은 암의 51%, 남성은 14%가 비만과 연관

⑩ 암 검진을 빠짐 없이 받아라. → 위암은 검진 받으면 사망률 32% 감소

    이 10가지 습관을 지키는 데는 돈도 들지 않는다. 운동도 걷기 정도로 충분하고, 싱겁게 먹는 데 돈이 더 드는 것도 아니다. 오히려 술 · 담배를 안 하면 술 · 담뱃값이 절약된다. 암 검진은 요즘 국가에서 무료로 해 준다. 40세가 넘으면 암 검진을 받으라고 보험공단에서 암 검진 안내장을 보내 주니 이것만 잘 받아도 된다.
    암에 걸리고 나서 후회하며 그제야 담배 끊고, 비싼 돈 들여서 좋다더라 하는 것을 찾아다니는 것보다, 건강한 생활습관을 평소에 꾸준히 실천하여 암에 걸리지 않는 것이 중요하다.

2장 핵심 정리 사람은 왜 암에 걸리는가?

1 암이 발생하는 데는 유전적 요인과 후천적 요인이 있다.

- 유전적 요인 : 선천적으로 가지고 태어나서 바꿀 수 없는 유전적 감수성
- 후천적 요인 : 환경적 요인·감염·화학물질·흡연 등 바꿀 수 있는 요인

2 살아가면서 후천적으로 노출되는 위험 인자들이 사실은 암 발생에 더 큰 영향을 미친다.

3 일부 암은 유전되지만 이런 경우는 매우 드물고, 대부분의 암은 유전적 요인보다 후천적 요인에 의해 더 많이 발생한다.

4 암을 예방하는 건강한 생활습관을 유지하는 것이 중요하다.

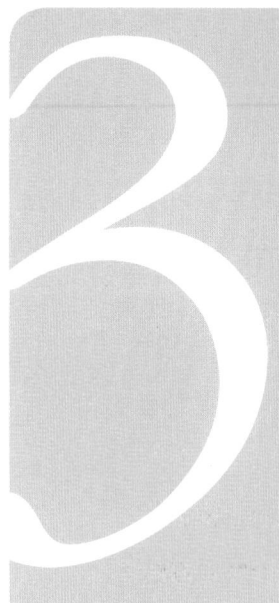

정확한 진단이 있어야 정확한 치료가 가능하다.

— 해리슨, 내과학

암은 어떻게 진단하는가?

암을 진단하는 일은 간단한 일이 아니다. 정확히 진단하고 암 상태에 대해 평가하는 일은 치료 계획을 세우는 데 있어서 매우 중요하다. 진단이 틀리면 그 이후의 치료 방법도 잘못 택하게 되기 때문이다. 이번 장에서는 암은 어떻게 진단하고 진단을 위해서 시행하는 검사에는 어떤 검사가 있는지 살펴보자.

1. 암을 의심하게 만드는 증상들

"지금 제일 불편하신 증상은 어떤 것이 있으신가요?"
"저는 지금 불편한 증상이 아무것도 없어요. 제가 암이 맞나요?"
"증상이 있는 것보다 없는 것이 좋지요."
"암에 걸리면 많이 아프다던데 저는 왜 안 아프지요?"

암으로 인해 나타나는 증상은 암의 종류, 크기와 위치에 따라 다양하다. 암으로 인한 증상은 주로 암 조직 자체가 영향을 주거나 혹은 주위의 장기와 구조물에 영향을 줄 때 생긴다. 또한 암이 몸의 다른 부위로 전이가 된다면 증상은 매우 다양하게 나타날 수 있다.

암의 초기 단계에는 특별한 증상이 없는 경우가 많다. 또한 증상이 비특이적非特異的이기 때문에 다른 질환과의 구분도 어렵다. 위암의 초기 증상은 위궤양의 증상과 구분이 어렵고, 폐암 초기 증상도 폐렴 증상과 구분이 어렵다. 그러나 암이 자라면서 주위의 기관·구조물·혈관·신경을 압박하게 되면 여러 증상이 생긴다.

1) 암으로 인한 국소 증상

암이 커지면서 나타나는 국소 증상으로는 '멍울이 만져지는 증상'과 암으로 인해 '정상 구조물이 막히는 증상'이 있다. 암 덩어리가 자라면서 정상적인 장기를 막아 삼킴 곤란·장폐색·변비 같은 증상이 생기기도 한다. 췌장암과 담도암에서는 담관膽管을 막아 황달이 생기기도 한다. 폐암에서는 기관지를 눌러서 호흡곤란이나 기침을 유발하기도 한다.

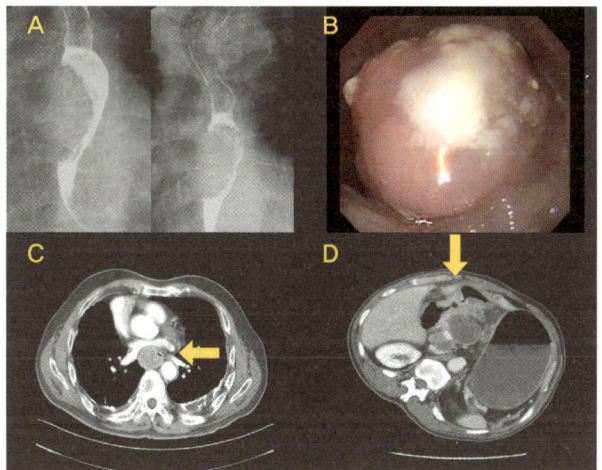

〈그림 3-1〉 식도 폐색과 위 폐색 증상이 생긴 환자의 사진. 투시경(A)에서 식도를 누르고 있는 덩어리가 보이고, 내시경(B)에서 식도에 암이 보인다. 이를 CT(C)로 확인하니 암이 눌러서 정상적인 식도 통로가 잘 보이지 않는다. D에서는 위암이 위와 십이지장 사이를 막아서 위가 늘어나 있는 모습이 보인다.

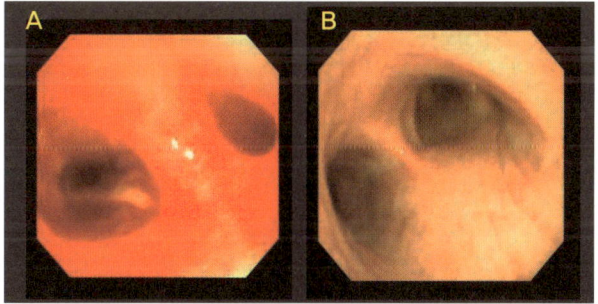

〈그림 3-2〉 출혈을 동반하고 있는 폐암의 기관지 내시경 사진. 정상적인 기관지(B)에서는 출혈이 없으나 폐암이 있는 기관지(A)에서는 출혈이 되고 있다.

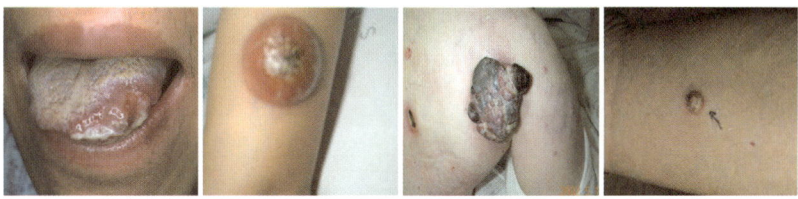

〈그림 3-3〉 피부 바깥으로 튀어나와 있어 육안으로 보이는 암 덩어리

또 암이 신경과 혈관을 누르거나 뼈 등으로 전이가 생긴 경우에는 통증을 일으킬 수도 있다. 위암과 대장암처럼 암 조직에서 출혈을 하는 경우에는 혈변이나 철결핍성빈혈 증상이 나타나기도 한다. 출혈로 인하여 폐암은 객혈(피가래), 방광암은 혈뇨가 생기기도 한다.

좁은 공간에 있으면서 주위에 복잡한 기관이 많은 뇌종양의 경우에는 암의 크기가 작아도 증상이 빨리 나타나지만, 주위에 복잡한 장기나 기관이 없는 넓은 공간에서 생긴 암은 상당히 큰 크기로 자랄 때까지 특별한 증상이 나타나지 않는다. 췌장암 같은 경우가 대표적인데, 일정 크기로 자랄 때까지 특별한 증상이 없다가, 증상이 나타나서 진단을 받을 무렵에는 이미 상당히 진행된 상태가 된다. 암이 피부 가까이에서 커지거나 피하의 림프절로 전이가 된다면 덩어리로 만져지기도 한다.

2) 암으로 인한 전신 증상

암은 체중 감소·발열·피로·전신 쇠약·식욕 저하 등의 전신 증상을 만든다. 암세포가 만들어 내는 물질이 전신으로 퍼지며 신진대사에 영향을 주기 때문이다. 림프종이나 백혈병 같은 경우에 이런 전신증상이 흔히 나타난다. 6개월 이내에 10% 이상 체중 감소, 러닝셔츠를 흠뻑 적실 정도로 밤에 땀이 나는 것, 다른 원인으로 설명되지 않는 38℃ 이상의 발열을 B증상 B symptom이라고 하는데, B증상이 있으면 예후가 나쁜 것으로 알려져 있다. 또한 암은 여러 면역 기능에도 영향을 주게 되어 감염에 취약해지고, 감염으로 인하여 검사를 하다가 암이 진단되기도 한다.

암에 의한 증상은 매우 다양하므로, 증상만으로 암이 있다 없다를 판단하기가 무척 어렵다. 증상과 임상 양상, 신체 검진 등을 종합적으로 판단하여 정밀 검사 여부를 정하게 되고, 검사 결과에 따라서 단계적으로 진단을 위한 접근을 한다.

2. 암 검진으로 암을 찾아낼 수 있을까?

"선생님, 우리 집사람이 암에 걸려 투병하다 보니 저도 암에 걸리면 어떻게 하나 걱정이 됩니다."
"암은 나와는 관련 없는 남의 일인 줄 알고 지내셨겠지만, 암 환자 가족이 되니 생각이 달라지시지요?"
"네, 그래요. 그런데 선생님, 이번에 건강보험공단에서 암 검진 받으라고 쪽지가 왔던데 해야 하나요?"

암은 예방이 가장 중요하다. 그 다음으로 중요한 것은 정기검진이다. 증상이 없을 때 암을 일찍 발견해서 치료하면 완치율과 생존율을 높일 수 있다. 위암의 경우 조기 진단만 되면 95% 이상이 완치되고, 대장암과 자궁경부암은 암으로 가기 전 단계에서 발견하여 치료함으로써 암 발생 자체를 막을 수 있으며, 유방암도 조기 진단만 되면 유방 모양을 그대로 유지하며 암을 완치할 수 있다. 예후가 좋지 않다고 알려진 폐암이나 간암도 초기에 발견하여 치료하면 완치율이 80~90%에 이른다.

일반적으로 위암·유방암·폐암 등은 40세 성인 기준으로 1년에 1회, 대장암은 최근 급증하고 있어 1~2년에 1회 검진이 권장된다. 만약 암의 가족력이 있다면 40세 전부터 검진하는 것이 좋다. 가족력이 있는 경우 통상 호발 연령보다 더 이른 나이에 암이 생기는 경향이 있기 때문이다. 보건복지부는 2006년부터 위암·유방암·자궁경부암·간암·대장암 등 발생 빈도가 높은 5대 암을 중심으로 암 조기 검진 사업을 시행하고 있다. 40세 이상이 되면 국가에서 무료 혹은 아주 저렴한 가격으로 암 검진하라고 안내장을 보내 주는데 이를 잘 활용하는 것이 중요하다.

〈표 3-1〉 우리나라 5대 암 조기 검진 권고안(출처 : 국가암정보센터)

	검진 대상	검진 방법	검진 주기
위 암	40세 이상 남녀	위장 조영 검사 또는 위내시경 검사	2년
간 암	30세 이상 남성, 40세 이상 여성으로, 간경변증이나 B형 간염바이러스 항원 또는 C형 간염바이러스 항체 양성으로 확인된 자	복부 초음파 검사 + 혈청 알파태아단백 검사	6개월
대장암	50세 이상 남녀	대장 내시경 검사 또는 대장 이중 조영 검사 + 에스결장경 검사	5~10년
유방암	30세 이상 여성	유방 자가 검진	매월
	35세 이상 여성	유방 임상 진찰	2년
	40세 이상 여성	유방 촬영 + 유방 임상 진찰	2년
자궁 경부암	20세 이상 여성이면서 성경험이 있는 여성	자궁 경부 세포 검사	1년

위에 소개한 암종별 검진 권고안은 우리나라 국민이면 받아야 하는 최소한의 보편적인 암 검진 프로그램이다. 건강보험 납입액이 하위 50% 이하이거나 의료 급여 대상자는 검진 비용이 전액 무료이며, 건강보험 납입액이 상위 50% 이상인 경우에도 총비용의 10%만 내면 되기 때문에 몇만 원 수준으로 검진을 받을 수 있다. 국가에서 이렇게 무료 혹은 아주 저렴한 가격으로 조기 암 검진을 해 주는 이유는 국가에서 좋은 일을 해 준다는 의미도 있지만, 암을 일찍 찾아내어 완치하는 데 드는 비용이 늦게 진단되어 고액의 치료비를 사용하는 것보다 훨씬 경제적이기 때문이다.

정기적인 건강검진을 통한 암 조기 발견의 중요성은 아무리 강조해도 지나치지 않다. 그 어떤 암 치료법보다 효과적이고 간단한 방법이다.

3. 암 확진은 어떻게 하는가?

"그쪽 병원에서는 뭐라고 하던가요?"

"X-레이 찍었는데 좀 안 좋은 것 같다고 해서 CT 검사를 했더니 폐암이라고 큰 병원으로 빨리 가라고 하던데요. 제가 폐암이면 이제 어떻게 해야 하나요?"

"CT 모양을 보면 폐암이 강력하게 의심됩니다. 조직 검사를 해 봅시다."

"폐암이면 빨리 치료를 해야지, 또 무슨 검사를 해요? 선생님, 그냥 빨리 치료해 주세요."

암에 대한 검사는 검사 목적에 따라 증상이 없을 때 조기 검진을 위한 '선별 검사'가 있고, 암이 의심될 때 하는 '진단적 검사'가 있다. 또한 암이 진단된 후에는 '진행 단계'를 결정하기 위해 검사를 하며, 치료 효과를 판정하거나 치료 후 재발 여부를 판명하기 위한 '추적 검사'를 한다.

암의 확진과 진행 단계 결정은 여러 가지 검사를 종합하여 판단하게 된다. 시행하는 검사에는 의사의 문진·신체 검진·조직 검사·세포 검사·내시경 검사·암표지자 검사·영상의학 검사·핵의학 검사 등이 있다. 이러한 여러 검사를 복합적으로 실시한 결과를 종합하여 의학적 판단을 내리게 된다.

요즘은 전산화 단층촬영^{CT} 검사, 자기공명영상^{MRI} 검사 등이 굉장히 좋아져서 그것만으로도 암임에는 의심의 여지가 없는 경우가 많다. 하지만 CT나 MRI는 우리 몸에서 얻어지는 영상을 보는 검사이기 때문에, 어디까지나 그림자에 해당한다. 그림자만으로도 형체를 미루어 짐작할 수 있고 많은 정보를 얻을 수 있지만, 확실하게 하기 위해서는 직접 실체를 보는 것이 필요한 것처럼, 암을 확진하기 위해서는 조직 검사가 필수적이다. 조직 검사는 우리 몸의 암 조직을 채취해서 현미경으로 들여다보는 검사이다. 조직 검사에서 암세포가 나와야 암이라고 확진을 내릴 수 있다.

암보험을 들어 놓은 환자분들은 아마 알 것이다. 막상 암을 진단 받아서 보험회사에 보험금을 청구하면, 보험회사에서는 조직 검사 결과지를 가져오라고 한다. CT나 MRI 결과가 아니라 조직 검사 결과지에 암이라고 적혀 있어야 암을 확진 받은 것으로 되어서 보험금을 지급해 준다. 그만큼 조직 검사가 중요하다는 말이다.

물론 예외가 없는 것은 아니다. 간암의 경우 만성간질환 유무와 알파태아단백이라는 암 수치와 CT 소견을 종합해서 조직 검사 없이도 간암을 확진하기도 하고, 일부 뇌종양은 위치가 매우 깊어서 조직 검사를 못하고 치료에 들어가는 경우도 있다. 하지만 이는 예외적인 경우이고, 암을 확진하기 위해서는 조직 검사가 필수적이다.

4. 조직 검사란 무엇인가?

조직 검사는 암 조직을 일부 채취해서 현미경으로 들여다보는 검사를 말한다. 조직 검사는 암 조직을 쉽게 얻을 수 있는 곳에서 하는 것이 원칙이어서, 겉에서 쉽게 만져지는 림프절이나 멍울이 있으면 림프절이나 멍울에서 시행한다. 주사기로 세침흡인細針吸引하여 검사하거나, 굵은 바늘을 이용하여 최대한 많이 얻어 조직 검사를 시행한다.

피부에서 잘 만져지지 않거나 접근하기 힘든 장기를 검사할 때는 초음파·CT 검사·투시 검사 등을 시도한다. 위암은 위내시경, 대장암은 대장 내시경, 폐암은 기관지 내시경을 통해 조직을 얻어 검사한다. 혈액암은 골수 검사를 하여 암세포를 검사하고, 자궁경부암은 작은 솔을 이용하여 자궁경부의 세포를 채취하여 검사한다. 그 밖에도 소변·가래·뇌척수액·흉수·복수 등 체액을 직접 검사하여 암세포를 확인할 수 있다.

하나의 기관에서도 암은 여러 종류의 세포에서 생길 수 있기 때문에 반드시 조직 검사를 통해 암세포의 종류를 확인해야 한다. 가령 폐암도 조직학적 소견에 따라서 소세포 폐암과 비소세포 폐암으로 나뉘며, 비소세포 폐암은 또다시 선암·편평 세포암·대세포암으로 나뉜다. 이렇게 나누는 이유는 조직학적 유형에 따라서 치료 방법과 항암제가 다르기 때문이다. 이러한 구분은 CT나 MRI 검사로는 할 수 없으며, 오직 조직 검사를 통해서만 할 수 있다.

암 조직을 현미경으로 들여다보고 암을 확진하는 것은 병리과 의사들의 몫이다. 보통 환자들이 병리과 의사를 직접 만날 일은 없는데, 병리과 의사는 보이지 않는 곳에서 암 진단을 위한 가장 중요한 역할을 수행한

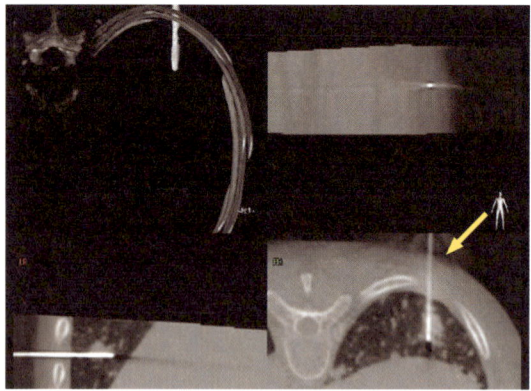

〈그림 3-4〉 CT와 투시경을 이용하여 폐암을 진단하는 조직 검사 과정. 바늘로 암세포를 찔러서 암 조직을 얻고 있다.

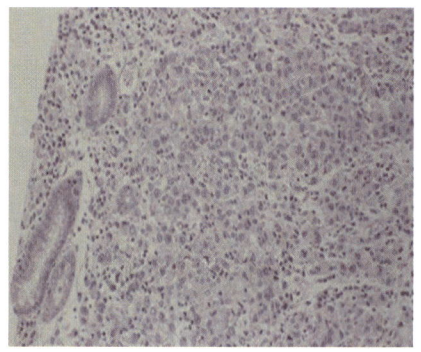

〈그림 3-5〉 조직 검사를 통해 얻은 암세포를 현미경으로 들여다본 사진. 분비샘을 만드는 선암 모양의 암세포들이 보인다. 이렇게 조직 검사를 통해 암세포가 나와야 암을 확진할 수 있다.

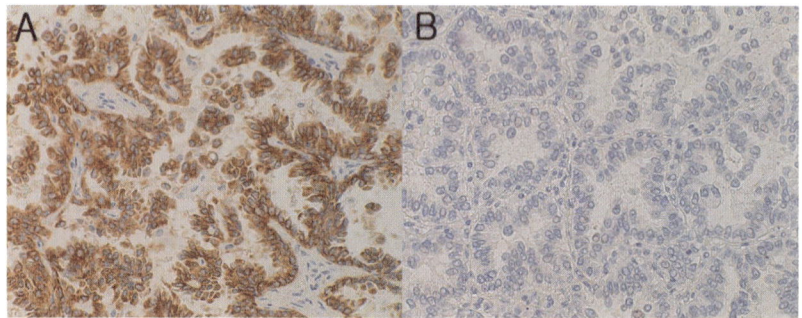

〈그림 3-6〉 면역 조직 화학 염색이라는 특수 염색을 한 암세포 사진. 일반 염색으로는 똑같아 보이는 암세포도 분자생물학적인 특수 염색을 하면 양성(A)과 음성(B)이 나뉘게 되어 정확한 진단에 도움이 된다. 이러한 특수 염색 결과를 보고 표적 항암제 치료 여부를 결정하기도 한다.

다. 병리과 의사가 조직 검사를 해서 병리 진단을 내려 주지 않으면, 임상 의사 입장에서는 어떠한 치료도 할 수가 없다. 병명을 모르니 치료 계획을 세우지 못하는 것이다. 우리나라에서는 병리조직검사 판독 수가가 굉장히 낮게 책정되어 있어서 판독료가 겨우 몇 천 원이지만, 몇 천 원짜리 판독 결과가 수십만 원짜리 고가 검사보다 훨씬 더 중요하다.

전통적으로는 현미경으로 세포의 모양을 살펴본 후에 암세포인지 아닌지를 정했다. 하지만 최근에는 분자 병리 기술이 좋아지면서 '면역 조직화학 검사IHC, immunohistochemistry'라는 특수 염색이 발전하게 되었고, 진단의 정확도가 매우 높아졌다. 때로는 정확한 확진을 위해서 유전자 검사를 한다. 특수 염색 검사 없이도 확진하기에 문제없을 정도의 전형적인 암세포이면 조직 검사 결과가 2~3일 정도로 빨리 나오지만, 암세포의 모양이 비전형적이거나 애매할 때는 특수 염색 검사를 추가하기 때문에 최종 병리조직검사 결과가 나오는 데 1주일씩 소요되기도 한다.

이때가 환자들로서는 견디기 힘든 순간이다. 암이 의심된다고 해서 조직 검사를 했는데 결과가 늦어지면 늦어지는 만큼 치료가 늦어지고, 그 사이에 암세포가 번져 가는 것 같아 하루하루 피가 마르는 심정인 것이다. 하지만 병리과 의사들에게도 시간을 주어야 한다. 하루 이틀이 급하다고 해서 대충 진단할 수는 없다. 병리조직검사 결과가 잘못 나오면 그 이후의 치료는 잘못된 치료가 될 수밖에 없기 때문에, 병리과 의사 입장에서는 진단이 애매하면 특수 염색을 하고, 필요하면 유전자 검사까지 추가하고 그 결과를 종합하여 신중하게 판단해야 하므로 시간이 걸린다. 조직 검사 결과가 늦어질 때에는 정확하게 진단을 하기 위해 시간이 지연되는 것으로 이해해 주면 좋겠다.

5. CT 검사(전산화 단층촬영)

CT 검사 즉 전산화 단층촬영은 X-선을 이용하여 몸을 단층으로 여러 번 찍어 컴퓨터로 영상화하는 검사법이다. CT는 단순 X-선 촬영에 비해 구조물 및 병변을 좀 더 명확히 볼 수 있다. 대부분의 장기 및 질환에서 병변이 의심되고 정밀 검사를 할 필요가 있을 때 기본이 되는 검사법이다. 일반적으로 중추신경계·머리·목·폐·복부의 장기를 평가할 때 사용한다. 동그란 통 안에 들어가서 시행하며 10~20분 정도 소요된다. 잠시 숨을 참으라고 방사선사가 안내 방송을 하는데 이때 숨을 잘 참아야 CT 검사 결과가 잘 나온다.

CT를 보는 부위에 따라 '조영제'라는 것을 혈관으로 주사 맞으며 검사를 받는 경우가 있는데, 이러한 경우 간혹 구토가 생길 수 있다. 조영

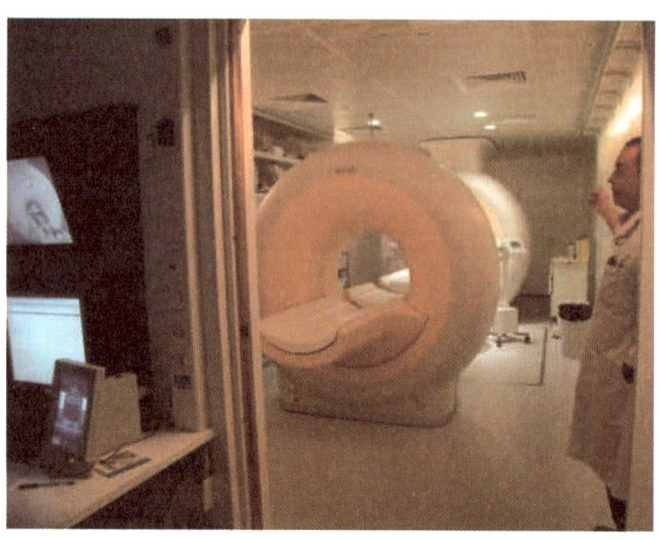

〈그림 3-7〉 CT 검사실 사진

제를 사용하는 경우에는 구토를 하면서 음식물이 폐로 넘어가는 것을 방지하기 위해 검사 전 6~8시간 동안 금식해야 한다. 조영제가 들어갈 때에 술에 취한 것처럼 화끈거리는 느낌이 들 수 있다.

조영제는 때로 가려움증이나 두드러기 등 과민반응을 일으킬 수 있다. 가려움증이나 두드러기가 발생하면 담당 의사나 방사선사에게 말해서 적절한 조치를 받아야 한다. 또한 이전 검사 시에 과민반응이 발생한 적이 있다면 이에 대해서도 검사 전에 담당 의사에게 알려야 한다. 이런 경우 과민반응에 대해 전 처치를 하고 나서 찍으면 부작용을 줄일 수 있다.

조영제는 콩팥 기능을 악화시킬 수 있으므로 만성 신질환이 있는 경우에는 의사에게 미리 알려야 하고, CT 검사 전후로 물을 많이 먹어서 소변으로 조영제가 빠져나가게 하면 콩팥 기능을 보호할 수 있다. 임산부 혹은 임신 가능성이 있는 경우에는 담당 의사에게 꼭 말해야 한다. CT 촬영 시 노출되는 방사선이 태아에게 좋지 않은 영향을 줄 수 있기 때문이다.

6. MRI 검사(자기 공명 영상)

MRI 즉 자기공명영상은 자기장이 발생하는 커다란 자석통 속에서 고주파를 발생시켜 여러 방향으로 인체 속 구조물 영상을 얻는 검사법으로, 암과 장기 등 조직의 형태를 인식하여 정상·양성종양·악성종양을 구분하기에 좋고, 병기나 전이 여부를 확인하는 데 알맞다. 뇌·척수·유방·근골격계·복부 장기 등을 검사하기에 유용하지만, 폐·위·대장 등과 같이 움직이는 장기를 보기에는 적절하지 않다.

장비의 특성상 검사할 때 '뚜뚜뚜뚜' 하는 소음이 나는 것 말고는 검사로 인한 통증이나 부작용이 거의 없다. CT에 비해 방사선 노출이 없다는 점도 장점이다. 하지만 검사 시간이 30분~1시간으로 길고, 폐소공포증이 있는 경우에는 검사가 어려울 수 있으므로 의사와 상의해야 한다.

인체에 금속 물질이 있어도 검사가 어렵다. 보청기·틀니·머리핀·

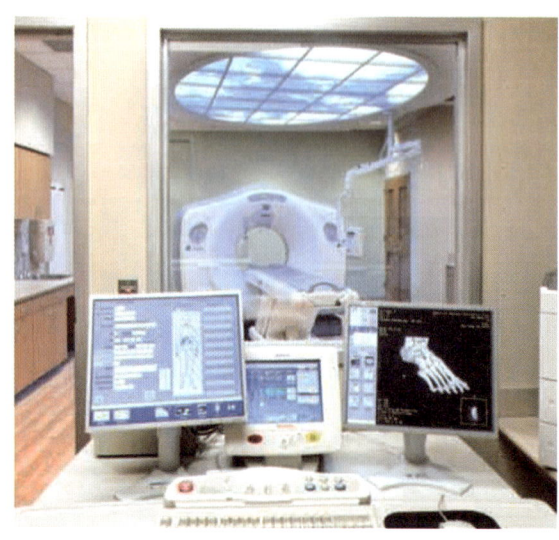

〈그림 3-8〉 MRI 검사실

벨트·시계·열쇠·지갑·신용카드·휴대전화는 검사에 방해되므로 반드시 별도의 장소에 보관해야 한다. 신용카드가 든 지갑을 소지하고 MRI 검사를 받으면 마그네틱선이 지워져 버리고, 시계나 전화기는 고장이 날 수 있다. 고정된 인공 치아나 보철은 MRI 검사를 하는 데 문제가 없다.

아래의 경우에 해당하면 MRI 검사를 받기 어려우므로 MRI 검사를 시행하기 전에 의료진에게 반드시 알려야 한다.

① 심장 박동기 시술을 받은 경우
② 동맥류 클립 시술을 받은 경우
③ 신경 자극기 시술을 받은 경우
④ 달팽이관 이식 시술을 받은 경우
⑤ 폐소공포증이 있는 경우

7. 내시경 검사

내시경은 가늘고 긴 튜브 끝에 카메라를 달아 우리 몸속 깊은 곳을 들여다보는 의료 기구이다. 정확한 진단 혹은 치료를 목적으로 시행한다. 검사하는 부위에 따라 위내시경 · 대장 내시경 · 기관지 내시경 · 방광경 · 복강경 등이 있다.

1) 위내시경

입을 통해 식도로 내시경을 삽입하여 위, 십이지장까지 관찰하는 검사이다. 식도 · 위 · 십이지장에 발생하는 여러 종류의 질환을 진단하는 데 필수적인 검사로, 이상 소견이 발견되면 조직 검사를 시행한다.

위 속에 음식물이 남아 있으면 검사가 어려우므로 검사 전 8시간 이상 금식이 필요하다. 내시경 삽입에 따른 통증 경감을 위해 검사 직전에 마취제를 목에 머금어서 목을 국소마취한 후 시행한다. 검사를 쉽게 하기 위해 정상적인 위 운동에 따른 움직임을 줄이는 진경제(위장관 운동 억제제)나 가스 제거제를 사용하기도 한다. 수면 내시경은 졸리거나 얕은 수면 상태에서 내시경을 시행하는 것으로, 수면제를 주사로 투여한 후 시행하며, 검사가 끝나면 검사 시행 상황을 기억하지 못한다.

내시경 검사 시 조직 검사가 필요한 경우가 있는데 아스피린 · 와파린 등 항응고제를 복용 중인 경우에는 담당 의사에게 말해야 한다.

2) 대장 내시경

　대장 내시경 검사는 내시경을 이용하여 대장을 직접 살펴보는 검사이다. 조직 검사를 함으로써 정확한 진단을 할 수 있고, 용종이 있는 경우에는 용종 절제술을 하여 치료까지 시행할 수 있다.
　대장 속에 대변이 남아 있으면 내시경으로 살펴보기 어렵기 때문에, 대장 내시경을 하기 위해서는 반드시 관장액을 먹고 장 청소를 해야 한다. 관장액은 양이 많아서 관장액을 복용하고 수차례 이상 배변하는 장 청소 과정이 좀 힘들 수 있다.

3) 기관지 내시경

　기관지 내시경 검사는 각종 호흡기 질환의 진단을 위해 폐로 통하는 기관지를 직접 관찰하는 검사이다. 기관지 내시경 검사를 통해 폐암을 진단하기 위해 조직 검사를 시행하거나 세균 배양을 위한 기관지 세척,

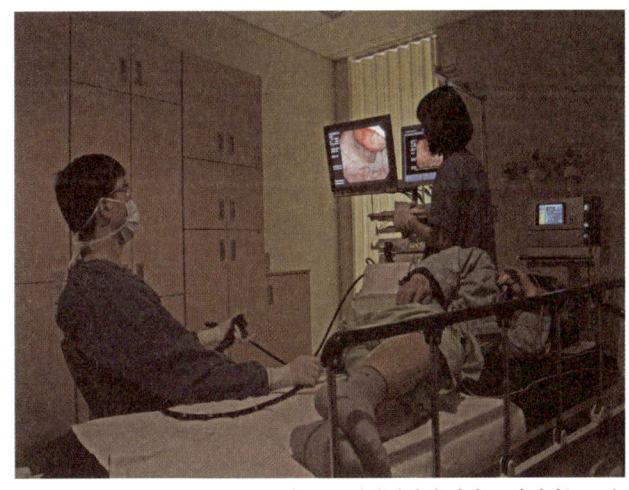

〈그림 3-9〉 대장내시경 검사를 시행하는 모습

기도로 들어간 이물질 제거 등을 시행할 수 있다. 기관지 내시경 검사는 국소마취 또는 수면 마취를 하고, 기관지 내시경을 입이나 코를 통해서 기도로 삽입한 뒤, 기관지 및 폐에 대한 검사 및 치료를 시행하게 된다.

폐암의 종격동 림프절 침범 여부를 정확히 보기 위해 기관지 내시경에 초음파를 이용하여 '경기관지 초음파 기관지 내시경Endobronchial ultrasound bronchoscope, EBUS'을 시행하기도 한다. 간혹 기관지가 좁아져 있거나 출혈이 될 경우에는 특수 치료 기관지 내시경을 이용하여 치료할 수 있다. 출혈이 있는 경우에는 '전기 소작술Electrosurgery'을 할 수 있고, 기관지가 좁아진 경우에는 '기관지 풍선 확장술Balloon dilatation therapy', '기관지 스텐트 삽입술Bronchial stent insertion therapy' 등 다양한 전문 특수 치료 내시경 시술을 받을 수 있다.

8. PET(양전자 단층촬영 검사)

PET 즉 양전자 단층촬영은 양전자를 방출하는 방사성 의약품을 이용하여 인체에 대한 생리·화학적·기능적 영상을 보여 주는 핵의학 검사 방법이다. 현재 각종 암을 진단하는 데 주로 활용되고 있으며 암에 대한 감별 진단·병기 설정·재발 평가·치료 효과 판정 등에 유용한 검사로 알려져 있다. 이 밖에도 PET를 이용해 심장 질환·뇌 질환 및 뇌 기능 평가를 위한 수용체 영상이나 대사 영상도 얻을 수 있다.

우리 몸은 포도당glucose을 에너지원으로 이용하는데, 암세포는 정상세포에 비해서 신진대사가 활발하여 포도당의 섭취가 높다. 이러한 원리를 이용하여 포도당에 F-18 등의 방사성 동위원소를 붙여서 우리 몸 어디에 퍼지는지, 얼마나 강하게 섭취되는지를 보면, 암세포의 해부학적인 위치뿐만 아니라 암세포의 활동도도 알 수 있기 때문에, PET 검사는 CT

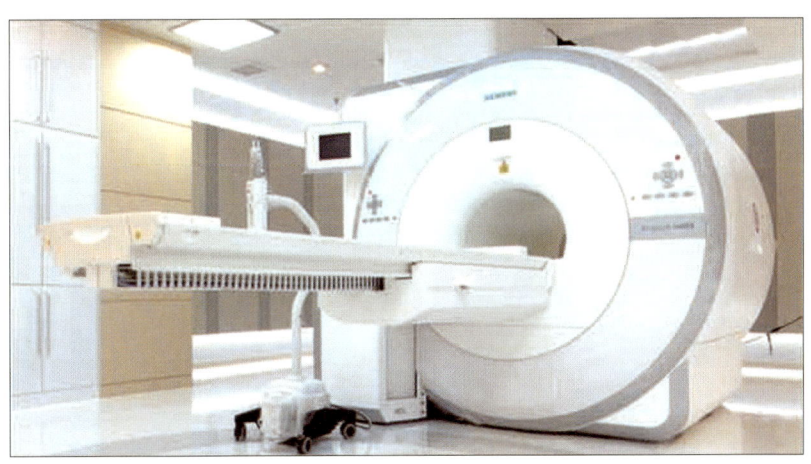

〈그림 3-10〉 PET/MRI 기계 사진

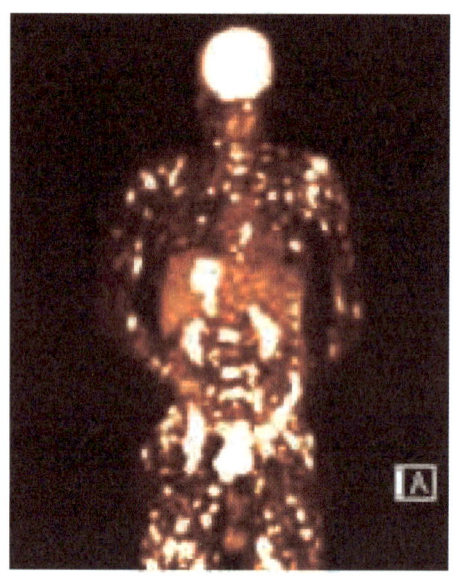

〈그림 3-11〉 전신 PET/CT 검사 사진. 밝게 빛나는 부분이 암이 있는 위치이다.

나 MRI에 비하여 암세포가 얼마나 에너지 요구량이 많은지 활동도를 함께 평가할 수 있다는 장점이 있다.

최근에는 PET 검사기와 CT 기계를 하나로 결합한 PET/CT^{양전자/컴퓨터 단층촬영} 스캐너 기계가 널리 보급되어 있다. PET 검사를 할 때는 검사 전에 8시간의 금식이 필요하다.

9. 초음파 검사

초음파 검사는 초음파를 이용하여 쉽게 할 수 있는 비침습적非侵襲的 검사로 종양이 낭성종괴인지 고형종물인지 구별하는 등 종양 내부의 구조를 확인할 때 사용된다. 또한 암이 주변 장기를 침범했는지 림프절 혹은 다른 장기로 전이되었는지 검사할 때 유용하다. 복부 장기와 갑상선·유방·골반 내의 난소·자궁·전립선·심장 등을 검사할 때 사용한다. 임신 등의 이유로 CT 검사하기 어려울 때 시행된다.

10. 종양표지자 검사 tumor marker

"선생님, 제 암 수치는 어떤가요?"
"암 수치요?"
"네, 피검사하면 암 수치가 어떤지 다 나온다고 하던데요."
"CEA라고 암일 때 올라가는 수치가 올라가 있긴 합니다. 그래도 항암 치료 전에는 150이었는데 이번에 치료하고 나서는 50까지 줄어들어서 제가 별로 걱정은 하지 않고 있었습니다."
"암 수치가 150에서 50으로 줄어들었으면 많이 좋아진 거네요. 그렇지요? 암이 1/3 정도로 줄어들었다는 것 아닌가요?"
"그게 꼭 그런 것은 아닙니다."

체내에 암이 생기면 건강할 때에는 거의 없는 특정 단백질이나 효소, 호르몬 등이 증가해 암 존재 여부를 파악하는 단서가 된다. 이런 특수한 물질을 '종양표지자'라고 한다. 즉, 종양표지자는 체내에 암세포의 존재를 나타내는 물질이다. 우리가 흔히 '암 수치'라고 말하는 것이 바로 종양표지자 검사이다.

종양표지자 검사는 혈액을 이용하여 시행하는 경우가 대부분이고, 경우에 따라서 흉수·복수·뇌척수·소변 등으로 검사하기도 한다. 종양표지자의 종류는 암의 종류에 따라 매우 다양하다. 또한 하나의 검사로 사람에게 생기는 암을 모두 찾아 낼 수 있는 완벽한 종양표지자는 없다. 상당수의 종양표지자는 암이 없어도 증가하거나 검출되는 경우가 있으므로 이것만으로 암을 확진하지는 않는다. 암의 확진은 조직 검사를 통해서 이루어진다. 종양표지자는 임상적 해석이 무척 어렵다.

종양표지자 검사를 이용해서 ① 암을 조기에 찾아내고[스크리닝] ② 암세포가 얼마나 많이 있는지를 보고[disease burden] ③ 얼마나 오래 살지를 예측해 보고[예후 예측] ④ 치료 반응을 살펴보고[치료 반응 예측] ⑤ 수술 후 재발을 예측하는[surveillance] 일을 할 수 있다. 하지만 종양표지자가 특정 암에 대해서 이러한 역할을 다 수행할 수 있는지는 명확히 입증되지 않은 경우가 많다. 대부분의 병원에서 운영하는 건강검진 프로그램에 종양표지자 검사 항목이 포함되어 있지만, 실제로는 암을 일찍 찾아내는 데 역할이 입증되지 않은 그런 종양표지자 검사도 마구잡이로 이루어지고 있다. 그러다 보니 해석이 어려운 경우가 많다.

우선 대부분의 종양표지자들은 암세포에서만 생성되는 물질이 아니기 때문에 종양이 없는데도 주변의 여러 조건에 의해 종양표지자 농도가 증가할 수도 있다. 또 사람마다 종양의 발생 및 진행 과정에 차이가 나기 때문에 종양이 있는데도 종양표지자의 농도가 높지 않은 환자들도 있다. 가장 흔히 사용되는 종양표지자인 CEA는 암이 없어도 흡연자나 만성 콩팥 질환자에서는 증가되어 있을 수 있다. 전립선암의 종양표지자인 PSA는 전립선염이나 전립선비대증일 때도 증가할 수 있어 해석에 주의가 필요하다.

현재 CEA · CA19-9 · PSA · NSE · AFP · HCG · CA15-3 등이 가장 흔히 사용되지만, 아직까지 이러한 종양표지자 검사에는 많은 한계점이 존재하기 때문에 단독으로 암을 진단할 수 있는 검사는 아니며, 다른 임상적인 정황과 영상 검사와 더불어 참고 자료로만 이용되고 있다. 하지만 앞으로 유전자 검사나 단백질 분석 기법이 더 좋아진다면 앞으로는 더 효율적이고 정확한 종양표지자가 등장할 것으로 전망된다.

11. 그 밖의 검사

1) 골수 검사

'골수bone marrow'는 우리 몸의 피를 만들어 내는 조혈 공간이다. 성인의 경우, 골수는 골반·척추·늑골 등에 분포하며, 골반에 가장 많이 위치한다.

골수 검사는 우리 몸에서 골수를 채취하여 혈액 질환을 진단하는 검사이다. 대개는 골반 뒤인 뒤엉덩뼈 능선posterior iliac crest에서 골수 검사를 시행하는데, 골수 흡인吸引과 생검生檢을 시행하여 골수의 세포 충실성을 평가하고 골수 내 세포의 형태학적·수적 이상을 평가하며 암세포가 있는지 등을 평가한다. 골수 검사는 엎드려 누운 상태에서 시행하며, 검사 후에는 똑바로 누워서 4시간 정도 지혈하게 된다.

2) 뇌척수액검사

뇌척수액검사는 허리뼈 부위에 바늘을 삽입하여 뇌척수액을 빼내는 검사로, 뇌척수액을 분석하여 염증의 유무나 암의 침범 여부를 확인하기 위해 시행한다. 치료 목적으로 뇌척수 압을 측정하고 배액하거나 뇌척수강 내로 항암제 등의 약물을 주입하기 위해서도 시행한다. 침대에 옆으로 누워 몸을 새우등처럼 굽힌 뒤 검사를 하게 된다. 검사 후에는 4~6시간 정도 똑바로 누워 있어야 한다.

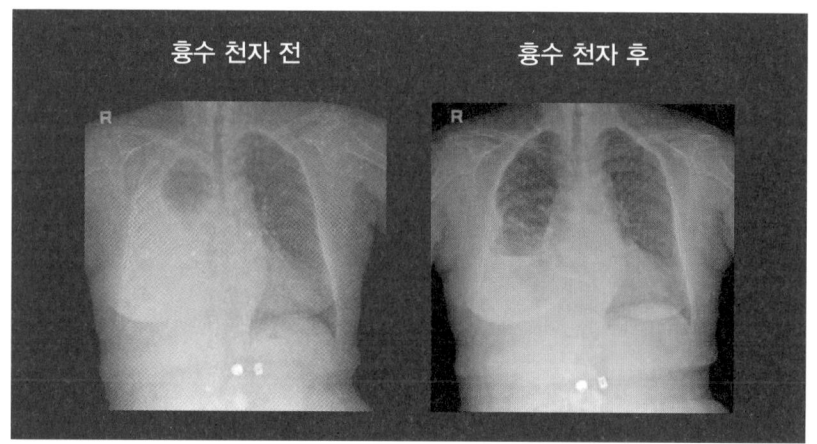

〈그림 3-12〉 흉수를 천자한 전(왼쪽), 후(오른쪽)의 사진. 흉수를 빼고 나서 흉수가 줄어들었다.

3) 흉수 검사, 복수 검사

정상적인 상황이라면 우리 몸에는 흉수와 복수가 고이지 않는다. 하지만 암이 흉막으로 번지면 흉수가 차고, 복막으로 번지면 복수가 찰 수 있다.

흉수 검사와 복수 검사는 흉강과 복강에 바늘을 찔러서 흉수와 복수를 살펴보는 검사법이다. 바늘로 찌르기 때문에 통증이 있을 수 있고, 흉수의 경우에는 '기흉氣胸'이라는 부작용이 생길 수 있다. 흉수와 복수를 뽑아서 암세포가 있는지, 염증이 있는지, 세균은 있는지 등을 살펴보게 된다.

FAQ 자주 하는 질문과 대답

CT 많이 찍으면 좋지 않다고 하던데, 괜찮나요?

"이번에 항암 치료하고 다음에 CT를 찍어서 암이 얼마나 좋아졌는지 확인해 봅시다."
"선생님, CT는 나중에 찍으면 안 되나요?"
"무엇 때문에 그러시지요?"
"신문 보니까 CT 찍으면 몸에 안 좋다고 하던데요."

2011년 3월 일본에서 지진이 나고 후쿠시마 원자력 발전소 사고가 난 이후 언론사에서는 일제히 방사선 노출의 위험성에 대해 보도했다. 방사선에 노출되면 우리 몸에 심각한 피해가 나타난다는 내용과 함께 등장한 것이 CT로 인한 방사선 피폭이 심각하다는 내용이었다. 사람들은 일본산 수산물은 무조건 먹지 않으려 했고, CT도 찍지 않으려 했다. 방사능에 대한 공포는 '의료용 방사선'에 대한 거부감까지 불러 왔다. 의료진이 CT 검사나 방사선치료를 권할 때에 정작 환자들은 '원전 사고로 유출된 방사

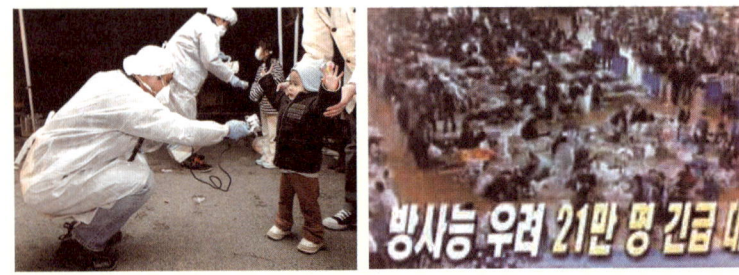

〈그림 3-13〉 일본 대지진으로 방사능이 유출되어 공포감에 휩싸인 모습. (출처 : MBC 방송 화면 캡쳐)

능'과 '하얀 밀폐복'을 입은 사람들을 먼저 떠올리고 치료를 망설였다.

'방사선 radioactive rays'은 방사능을 가진 원자에서 발생하는 빛 또는 물질이다. 방사선은 몸을 투과하면 분자와 공명하여 이온화되며 몸속 구조물을 살펴볼 수 있게 된다. X-레이 검사나 CT 검사가 이러한 원리를 이용하여 몸속을 살펴보는 검사이다. 하지만 방사선은 세포나 유전자를 파괴하거나 변형시킨다.

방사선이 몸에 들어오면 방사선으로 인한 과산화물이 세포의 단백질·효소·DNA 등에 작용해 이들을 산화시키거나 활성을 잃게 만든다. 세포에 가해진 손상의 정도가 심하지 않다면 스스로 복구 가능하지만, 일정 한계량을 넘어서면 유전자에 손상이 오고 세포가 죽기도 한다. 일반적인 노출은 이렇게 인체에 해가 되지만, 이를 잘 조절하고 집중하여 쬐면 암세포를 죽이는 데 이용할 수 있다. 이것이 방사선치료이다.

방사선은 X-레이 검사나 CT 검사를 할 때만 노출되는 것이 아니다. 일상생활을 할 때도 우주로부터 오는 '우주선 cosmic radiation'이나 자연에 존재하는 방사성 물질에 의해 우리는 항상 방사선에 노출된다. 자연 상황에서 노출되는 방사선량은 일반적으로 연간 약 2~5mSv 정도이다.

CT 검사의 경우는 촬영 기법에 따라 8~15mSv 정도 피폭되며, 약 8개월에서 3년간 일상에서 노출되는 정도의 방사선량이다. 최근에는 저선량 CT로 흉부 촬영 시의 방사선량을 1mSv 정도까지 낮췄다. CT 검사로 인한 방사선 노출의 위험과 CT 검사를 시행함으로써 얻게 되는 이득을 따져 보았을 때, 큰 해를 유발하지 않는 정도의 양이다. CT가 기존 X-레이 촬영보다 방사선량이 100배 이상 높지만 방사선이 무서워서 CT 검사를 하지 않으면 질병을 정확히 진단하지 못하고 이로 인한 피해가 더 커진다.

방사선치료의 경우도 마찬가지다. 암 치료를 위한 방사선의 경우 암 조직에 조사되는 방사선량은 7,000~7만mSv에 이르는 고용량이다. 고용량을 쪼여야 암세포가 죽고 암이 치료될 수 있기 때문이다. 방사선치

〈도표 3-1〉 방사선량의 의미

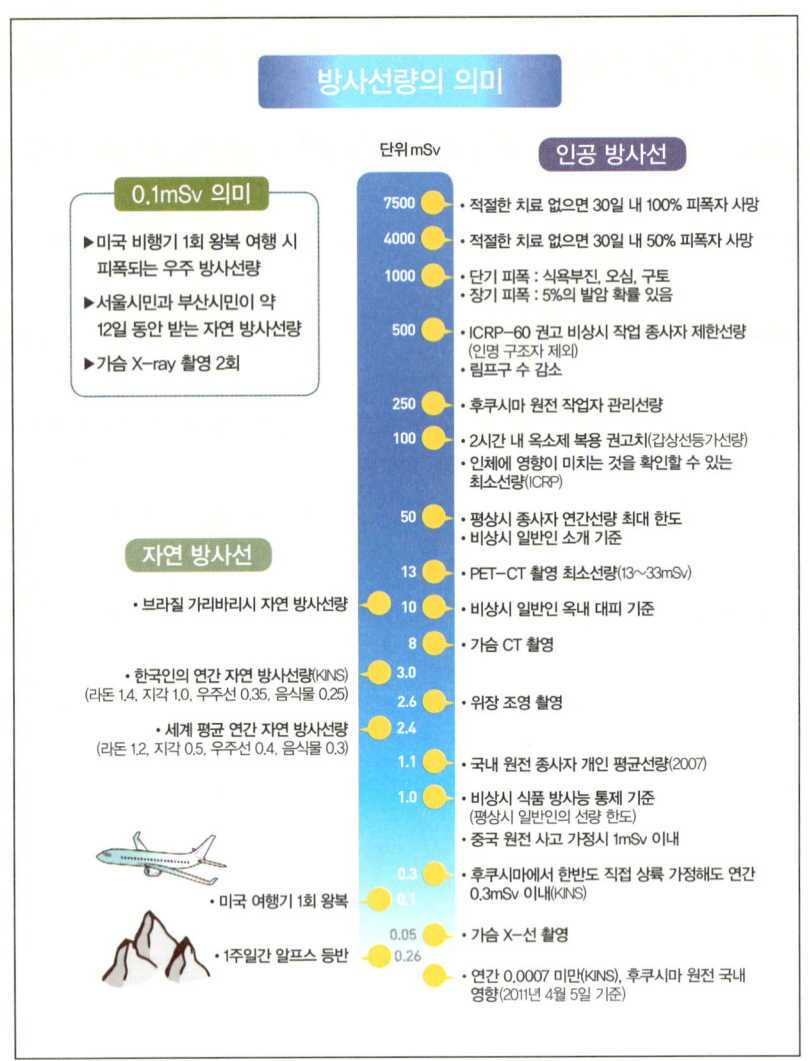

료로 인해 정상 장기에 대한 손상도 발생하지만, 최근에는 '세기 조절 방사선치료IMRT'가 도입되면서 암세포의 모양에 따라 방사선량을 조절함으로써 정상 장기는 피하는 식으로 더욱 정밀한 치료가 가능해졌다. 방

〈표 3-2〉 의료기기 촬영을 했을 때 받는 방사선량

구분	종류	유효선량 평균값(괄호 안은 범위)
검사	X선	두부 촬영 0.1(0.03~0.22) 흉부 촬영 0.02(0.007~0.050) 복부 단순 촬영 0.7(0.04~1.1)
	CT	두부 2(0.9~4.0) 흉부 7(4.0~18.0) 복부 8(3.5~25)
	핵의학 검사	뇌 PET 14.1 전신 PET 14.1
	유방 촬영술 4장	0.4(0.10~0.60)
	투시 촬영	위장 조영술 6(1.5~12) 대장 조영술 8(2.0~18.0)
	조영술	뇌혈관 5(0.8~19.6) 심장 7(2.0~15.8)
시술	심장 스텐스 시술	15(6.9~57)
치료	방사선치료	30~70Gy(3~7만mSv에 해당)
	갑상샘암 옥소 치료	30~150mC(3~15mSv)

출처 ; 동아일보 2011년 4월4일자 http://news.donga.com/3/all/20110404/36128009/1

사선치료 역시 부작용으로 인한 피해보다 방사선치료를 통해 얻어지는 효용이 크므로 겁낼 필요는 없다.

간혹 방사선치료로 인해 2차암이 생길 수도 있는데, 2차암은 발생 가능성이 매우 낮고, 실제 나타나더라도 10~20년이 걸린다. 즉 방사선치료로 암을 완치한 다음에 10~20년 뒤에 나타나는 현상이다. 2차암 발생이 두려워서 방사선치료를 하지 않으면 암 치료 자체를 제대로 받을 수 없게 된다. 2차암이 무서워서 방사선치료를 받지 않고 당장의 암세포를 방치하겠다는 것은 말이 안 된다.

결론적으로 방사선이 우리 몸에 좋을 리는 없지만, 암 환자가 CT 찍는 것을 겁내는 것은 지나친 걱정이다. 모든 검사와 치료는 이득과 손해를 따져서 시행 여부를 정하게 되는 것이고, 의료진은 환자의 이득이 손해보다 크기 때문에 권하는 것이다.

대한암협회에서 암 환자와 가족에게 권하는 14가지 수칙

자료 제공 : 대한암협회

암을 진단 받았을 때

1. 암 진단이 죽음을 의미하지는 않습니다.

안타깝게도 아직까지 대부분의 사람들은 암을 사형 선고로 받아들이고 있습니다. 물론 예전보다 많은 사람들이 암을 진단 받고 있지만, 많은 환자가 치료를 통해 암을 이겨 내고 있습니다. 암을 치료하는 새로운 방법들도 계속 개발되고 있습니다. 현대 의학에서 암은 난치병이긴 하지만 더 이상 불치병은 아닙니다. 암 진단 후 가장 먼저 해야 할 일은 '절망이 아닌 희망을 선택하는 것'입니다. 말기암 환자라도 100% 사망하는 경우는 없습니다. 아무리 비관적인 경우라도 살아남는 사람이 있습니다. 이것은 매우 중요한 희망의 증거입니다. 내가 생존자에 포함되기 위해 최선을 다하겠다는 각오를 다지십시오.

2. 암은 전염되지 않습니다.

암은 수두나 독감과 달리 전염되지 않습니다. 즉 암 환자가 쓰는 컵을 함께 이용한다고 해서 암에 걸리는 것은 아니라는 말입니다. 하지만 암이 전염되지 않는다는 사실을 알면서도 가족 중 누군가 암에 걸리면 나도 암에 걸릴 것이라고 생각하거나 걱정할 수 있습니다. 하지만 걱정하는 대신 이러한 불안감에 대해 의료진과 이야기해 보십시오. 의료진은 암이 가족 간에 전염되는 일은 없다는 사실을 설명해 줄 것이며, 나 또한 내가 느끼는 두려움에 대해 솔직하게 말할 수 있을 것입니다.

3 암 진단 직후 환자가 겪는 심리를 이해하십시오.

암을 진단 받은 대부분의 환자는 다음과 같은 심리 상태를 겪게 됩니다.

① **부정** 오진일 것이라 생각하며 이 병원 저 병원 찾아다닌다.
② **분노** "왜 하필 나에게 이런 병이 생겼지?" 하며 분노한다.
③ **타협** "내 자식이 결혼할 때까지만……."이라고 제한적으로나마 수용하게 된다.
④ **우울** 슬픔과 침묵에 젖어 누구와도 말을 하지 않는 상태가 된다.
⑤ **수용** 상황을 받아들이고 치료를 시작하게 된다.

중요한 것은, 환자가 자신의 상황을 받아들인 뒤에야 진정한 치료가 시작된다는 점입니다. 따라서 이 5단계의 과정을 거치는 시간이 짧으면 짧을수록 치료를 빨리 시작할 수 있고, 예후도 좋다는 사실을 기억하십시오. 가족은 환자의 심리를 충분히 이해하려고 노력하고 적극적으로 도와주어야 합니다.

4 나의 행동이 가족을 암에 걸리게 한 것은 아닙니다.

가족 중 누군가 암 진단을 받게 되면 사람들은 예전에 잘못했던 여러 가지 일들을 떠올리며 자신의 잘못으로 인해 가족이 암에 걸린 것은 아닌가 하는 죄책감을 갖게 됩니다. 그러나 나의 행동으로 인해 우리 가족이 암에 걸리지는 않습니다. 또한 가족이 암에 걸리는 것을 내가 막을 수도 없습니다. 자기 자신을 책망하는 태도는 환자에게나, 환자를 돌봐야 할 가족에게나 전혀 도움이 되지 않습니다. 죄책감을 느끼는 대신 환자의 가장 든든한 후원자가 되어 주십시오.

5 중요한 질문은 담당 의료진에게 하십시오.

처음 암 진단을 받았을 때 나와 가족이 느끼는 혼란과 궁금한 점에 대해 가장 많은 답을 알고 있는 사람은 담당 의료진입니다. 암의 상태나

치료 방침 및 전망 등에 대해서는 담당 의료진만이 정확한 대답을 해 줄 수 있습니다. 환자가 의료진을 신뢰하지 못하면 좋은 치료 효과를 기대하기 어렵습니다. 질문을 통해 의견을 충분히 교환하는 것이 의료진과 신뢰를 쌓는 첫걸음입니다.

6 암에 대한 올바른 지식을 갖도록 노력하십시오.

암에 대해 자세히 알고 있으면서 암 진단을 받는 사람은 거의 없습니다. 암에 대해 열심히 공부하십시오. 암의 정체와 치료법에 대해 정확히 알고 있으면 나와 가족이 느끼는 두려움은 훨씬 가벼워집니다. 또 잘못된 정보에도 쉽게 현혹되지 않습니다. 암에 대한 기사나 책을 읽을 때는 반드시 가장 최근에 나온 내용을 선택하십시오. 암 치료법은 빠르게 발전하고 있기 때문에 몇 해 전 내용은 이미 과거의 것일 수 있습니다.

지금은 인터넷의 발달로 정보가 넘쳐나고 있습니다. 하지만 이중에는 과학적으로 증명되지 않거나 상업적 목적의 잘못된 정보들까지 섞여 있어 환자와 가족들에게 신체적·경제적으로 손실을 입히는 경우도 많습니다. 우선은 외과적·내과적 방법 등의 교과서적인 암 치료법을 알아보는 것이 중요합니다. 많은 환자들이 수술이 불가능하다는 말에 어찌할 바를 몰라 합니다. 하지만 이런 말을 듣더라도 절대로 절망하지 마십시오. 수술이 불가능하다는 것이 치료 자체가 불가능하다는 것을 의미하지는 않습니다. 항암 화학요법이나 방사선요법을 결정하기 전에 의료진과 치료 효과에 대해 충분히 논의하십시오.

7 가족 가운데 선장을 정하십시오.

암과 싸우는 여정은 매번 중요한 선택 앞에서 크고 작은 망설임의 연속입니다. 그러니 가족 가운데 선장을 정하십시오.

암을 진단 받으면 주변 사람들이 많은 정보를 가져다주고, 또 온갖 사람들이 몰려들어 훈수를 둘 것입니다. 투병 기간 또한 짧지 않습니다. 이럴 때 엄정하고 현명한 판단을 내리며 방향을 잡아갈 선장이 필요합니다. 중요한 결정을 하기 전에는 충분한 시간을 갖고 깊이 고민하십시오. 주변에서 아무리 결정을 재촉한다 해도 서두르지 마십시오. 그러나 선장이 따로 있다고 해도 건강과 관련하여 가장 중요한 사람은 바로 나 자신임을 잊지 마십시오. 암에 걸린 사람은 바로 나이며, 건강을 되찾기 위해 노력해야 할 사람도 나입니다.

암 치료를 시작할 때

1 나을 수 있다는 '확신'이 정말로 낫게 합니다.

치료를 통해 나을 수 있다고 확신하면 치료 효과가 극대화됩니다. 이러한 현상을 현대 과학으로 완벽하게 설명할 수는 없지만 신념과 치료 효과의 상관관계는 실제 치료 현장에서 어렵지 않게 확인할 수 있습니다. 신중하게 치료 방법을 선택했다면, 그 치료를 통해 나을 수 있다고 굳게 믿고 조금씩 건강해지는 자신의 모습을 상상하십시오. 머릿속에 그리는 모습대로 변해 가는 자신의 모습을 발견할 수 있을 것입니다.

2 부작용을 두려워하지 마십시오.

항암제는 빠르게 성장하는 특성을 가진 암세포를 공격합니다. 그래서 암 세포뿐만 아니라 빨리 자라는 세포, 즉 머리카락 세포·구강 점막 세포·식도 점막 세포·장 점막 세포·골수의 조혈모세포 등도 항암제의 공격을 받습니다. 그리고 이로 인해 탈모·점막염·설사·골수 기능 저하 등의 부작용이 나타납니다. 부작용을 줄이기 위해 다른 약을 함께 처방할 수도 있습니다. 의료진은 부작용을 줄이기 위한 방법을 강구할 것입니다. 부작용은 환자의 몸이 암과 열심히 싸우고 있다는 증거이기도 합니다. 빠진 머리는 6개월이 지나면 다시 자라납니다. 변한 피부색도 시간이 지나면 원상태로 돌아옵니다. 많이 힘들 때는 주변 사람들에게 도움을 청하십시오. 건강을 회복한 뒤에 2배로 갚으면 됩니다.

3 치료 중에는 '열심히' 먹는 것이 중요합니다.

암세포는 우리 몸의 많은 영양분을 빼앗습니다. 또한 항암 치료는 체력이 많이 소모되는 과정입니다. 체중이 감소하면 치료를 중단해야 할 수도 있습니다. 어떤 환자들은 '암세포를 굶겨 죽이겠다'라는 생각으로 식사량을 줄이기도 하는데, 이는 빈대를 잡기 위해 초가삼간을 태우는 꼴과 같습니다. 항암 치료는 우리 몸의 정상 세포를 손상시키기도 하는데 손상된 세포를 스스로 복구하기 위해서는 영양분의 충분한 지원이 필요합니다. 비록 항암 치료로 인해 식욕이 떨어져도 많이 먹으려고 노력해야 합니다.

첫째, 정상 체중을 유지하십시오. 칼로리가 충분한 식사를 하십시오. 치료를 시작하기 전에 몸무게를 2~4kg 정도 늘리기 위해 노력하십시오. 그래야 치료 후 정상 체중을 유지할 수 있습니다.

둘째, 양질의 단백질을 섭취하십시오. 단백질이 풍부한 음식을 많이 먹어야 합니다. 가장 좋은 단백질 공급원은 살코기·생선·두부·계란·콩류 등입니다.

셋째, 비타민과 무기질을 충분히 섭취하십시오. 비타민과 무기질은 신선한 과일과 채소에 많이 들어 있습니다. 다양한 색깔의 과일과 채소를 끼니마다 섭취하는 것이 좋습니다.

4 새로운 삶의 방식을 설계하십시오.

지금 나에게 가장 중요한 일은 건강을 되찾는 일입니다. 불필요한 일에 에너지를 낭비하지 말고, 회복을 위해 모든 에너지를 집중해야 합니다.

암은 어느 날 갑자기 발생한 것이 아니라 오랜 시간에 걸쳐 이루어진 것입니다. 병을 가져온 나쁜 습관을 버리고 식생활과 규칙적인 운동 등 좋은 습관을 들이는 일부터 시작하십시오. 스트레스를 유발하는 행동은 최대한 줄이고, 흡연자라면 당장 담배를 끊으십시오. 담배 연기에는 수많은 발암물질이 들어 있습니다. 누군가가 옆에서 담배를 피우면 자신이 암 환자임을 밝히고 정중하게 꺼 줄 것을 요청하십시오.

5 의료진을 만날 때는 항상 질문 목록을 준비하십시오.

환자는 자신의 병이 진행되는 과정에 대한 정보를 지속적으로 알아야 합니다. 의료진이 알려 줄 때까지 기다리지 말고 먼저 요청하십시오. 지혜로운 환자와 가족들은 진료를 받으러 갈 때 항상 질문 목록을 준비합니다. 이를 위해서는 환자에게 계속해서 나타나는 증상과 새롭게 나타난 증상, 책을 통해 얻은 정보나 다른 환자들과의 대화를 통해서 알게 된 것들을 꼼꼼히 기록해 두어야 합니다. 그리고 상담이 끝나면, 의료진에게 감사의 마음을 표현하십시오. 의료진에게 그 따뜻한 마음이 그대로 전달될 것입니다.

6 경험자의 체험담을 귀담아 듣고, 담당 의료진과 상의하십시오.

치료 중인 환자나 치료를 도와주는 환자 가족의 체험담을 많이 들어 두면 투병 의지를 북돋는 데 큰 도움이 됩니다. 그들은 나보다 암을 먼저 경험한 선배들로, 도움이 될 만한 많은 것들을 알려 줄 것입니다. 하지만 그들 중 누구도 나의 미래에 대해서는 정확히 말해 줄 수 없다는 점을 기억하십시오. 담당 의료진만이 현재 나에게 무슨 일이 일어나고 있는지를 알려 줄 수 있습니다. 암 치료에 실패한 사람들의 이야기도 귀담아 들으십시오. 최선의 치료 방법을 선택하는 데 있어 매우 소중한 자료가 될 것입니다.

7 소중한 '지금 이 순간'을 낭비하지 마십시오.

힘겨운 투병 과정을 통해 삶이 더 행복해졌다고 말하는 사람도 있습니다. 씩씩하게 병과 싸우고 있는 자신이 자랑스러워 행복하고, 그동안 미처 알지 못했던 가족의 사랑을 확인해서 행복하다고 말하기도 합니다. 이처럼 암과의 투병은 정신세계를 한 차원 높은 단계로 끌어올리는 일이 되기도 합니다. 과거에 대한 후회나 미래에 대한 막연한 불안감에 사로잡혀 소중한 '지금 이 순간'을 낭비하지 마십시오. 비록 암에 걸리긴 했지만 바로 지금, 내가 사랑하는 사람들과 함께 할 수 있는 이 순간이 있다는 사실에 감사하십시오. 살아 있지만 후회와 불안감으로 이 세상과 단절하는 것이야말로 죽은 삶입니다.

3장 핵심 정리 암은 어떻게 진단하는가?

1. 암으로 인해 나타나는 증상은 암의 종류·크기·위치에 따라 다양하며, 초기 단계에는 특별한 증상이 없는 경우도 많다.

2. 증상이 없을 때 정기적인 건강검진을 하여 암을 조기에 발견해서 치료하는 것이 중요하다.

3. 임상 양상·신체 검진 등을 통해 암이 의심되면 CT·MRI·PET 등 정밀 검사를 하게 되고, 검사 결과에 따라서 단계적으로 진단을 위한 접근을 한다.

4. 암을 확진하기 위해서는 조직 검사가 필수적이다.

5. 최근에는 분자 병리 기술이 발전하여 면역 조직 화학 검사라는 특수 염색을 통해 암 진단의 정확도가 높아졌다.

4

원하는 만큼의 치료 성과를 거두기 위해서는, 자기 몸을 잘 관리하고 공부하는 현명한 환자, 근거 중심의 치료 전략을 구사하며 환자를 헤아릴 줄 아는 지혜로운 의료진, 환자를 위해 헌신적으로 지지하는 보호자가 서로 협력 관계를 맺으며 신뢰하는 것이 절대적으로 필요하다.

— 이수현·박경희, 《한쪽 가슴으로 살아가기》(2010)

암 치료법은 어떻게 정하는가?

암을 진단 받고 난 이후에는 암을 어떻게 치료할지 치료 계획을 세우게 된다. 이를 위해 조직학적 유형은 어떠한지, 암은 몇 기에 해당하는지, 환자 개개인의 운동 수행 능력은 어떠한지, 다른 동반 질환은 없는지 검토한다. 그 후에 암 치료의 3가지 근간인 수술 · 방사선치료 · 항암 치료 중 어떤 방법을 사용할지 정한다. 모든 치료에는 환자에게 도움이 되는 '이득'과 건강에 안 좋은 영향을 주는 '손해'가 있다. 암에 대한 치료를 선택할 때는 환자에게 이득이 되는 점과 손해가 되는 점을 종합적으로 고려한다. 모든 치료법에는 부작용이 있지만, 그럼에도 불구하고 치료를 통해 얻는 이득이 손해보다 더 크기 때문에 치료를 권하게 된다. 이번 장에서는 암을 진단 받고 난 이후에 어떻게 치료 방법을 정하게 되는지 살펴보자.

1. 치료 방침의 결정

"선생님, 제가 정말 암에 걸린 건가요?"

"위내시경으로 했던 조직 검사 결과에서 선암 종류의 암세포가 나와서 위암이 진단된 것입니다."

"그럼 이제 어떻게 해야 하나요?"

"우선 CT 검사를 해서 암이 다른 장기로 전이되어 있는지 보고, 다른 전신 상태를 평가한 후에 어떻게 할지 정합시다."

처음 암을 진단 받은 환자에게 어떤 치료를 할지 정하기 위해 담당 의사는 치료 계획을 수립한다. 암에 대한 치료법은 크게 ① 수술 ② 방사선 치료 ③ 항암 치료로 나눌 수 있는데, 이 치료법을 어떻게 활용할지 정하기 위해서 ① 조직학적 유형 ② 병기 stage ③ 운동 수행 능력, 이 3가지를 검토한다.

1) 조직학적 유형

앞서 말했듯이 일부 간암과 뇌종양을 제외하고는 원칙적으로 모든 암은 조직 검사를 통해서만 확진할 수 있다. 조직 검사는 암을 확진하는 목적뿐 아니라 치료 방침을 세우는 데 있어서도 중요하다. 예를 들어 폐암의 경우 소세포 폐암·대세포 폐암·선암·편평 세포암 등 조직학적인 종류가 4가지이고, 조직학적으로 어떤 유형이냐에 따라 치료 방침이 다 달라지기 때문이다.

소세포 폐암은 수술이 아니라 항암 치료를 해야 하고, 편평 세포암인

〈도표 4-1〉 암에 대한 치료 방침 결정

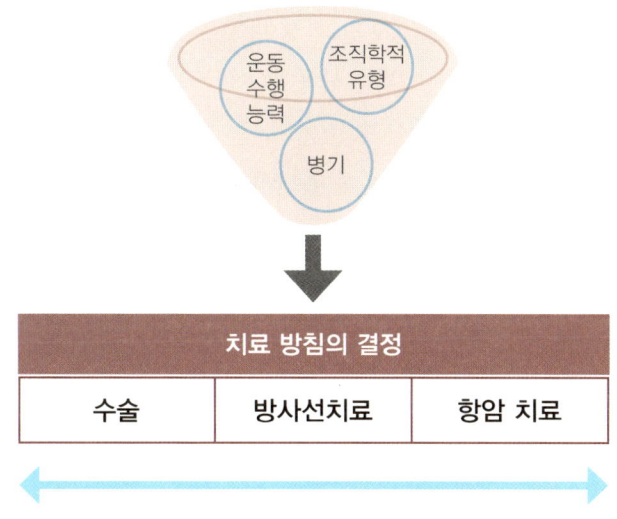

조직학적 유형, 병기, 운동 수행 능력을 종합하여 암에 대한 치료 방침을 정한다.

경우에는 선암과 달리 '알림타alimta'라는 항암제가 잘 듣지 않는다. 신장암도 투명 세포암과 비투명 세포암으로 나뉘는데, 사용하는 표적 항암제가 다르다. 물론 위암이나 대장암처럼 조직학적 유형이 대부분 선암이라서 조직학적 유형에 따라 치료법이 크게 다르지 않은 암도 있다.

2) 병기 stage

병기는 병이 어느 정도 진행되었는가 하는 척도를 의미한다. 암을 처음 진단할 때에 암세포가 퍼진 정도에 따라 암의 진행 단계를 결정한다. 암의 진행 단계에 따라 치료 방법이 결정되므로, 암의 진행 단계를 평가하는 일은 매우 중요하다.

암은 원발 장기에서 생겨서 혈관과 림프절을 따라 퍼지는데 원발 부위에는 얼마나 퍼져 있는지, 림프절에는 얼마나 퍼져 있는지, 원격 전이는 있는지 여부를 여러 검사를 통하여 평가한다.

암의 진행 단계를 표시하는 병기 설정 방법은 암의 종류에 따라 다양하지만 TNM 병기법을 가장 많이 사용한다. 암에 따라서는 첫 진단 시 CT · MRI · PET를 보고 '임상적 병기clinical stage'를 판단하기도 하고, 수술 후에 '병리학적 병기pathologic stage'를 판단하기도 한다. TNM 병기의 각각이 무엇을 보는지는 다음과 같다.

〈표 4-1〉 TNM 병기

이름	부위	내용
T병기	종양	암의 크기나 침윤 정도(파먹은 정도)에 따라서 결정된다.
N병기	림프절	암세포가 림프절까지 있는지, 있다면 얼마나 있는지를 반영한다.
M병기	전이	멀리 떨어져 있는 장기에 전이되었는지를 보는 항목이다.

① T병기 : Tumor, 종양

T병기는 암세포 즉 종양Tumor의 상태이다. 다시 말해서 처음 생긴 종양의 크기가 얼마나 큰지, 주변의 세포들을 얼마나 파고들어서 단단히 뿌리내렸는지 살피는 것이다. 정도에 따라 T1에서 T4까지 나뉜다.

② N병기 : Node, 림프절

N병기는 주변 림프절Node로의 전이 정도이다. 우리 몸의 면역 기관인 림프절은 림프구와 백혈구 등 우리 몸속의 이물질을 제거하는 면역 세포를 만들어 내고 훈련시키는 곳이다. 면역 기관은 말하자면 우리 몸을 지키는 경찰 혹은 군대에 해당한다. 외부에서 적이 침입하면 면역 세포가 활성화되며 적을 몰아낸다. 떠돌아다니는 암세포를 잡아먹는 일도 면역 세포의 일이다.

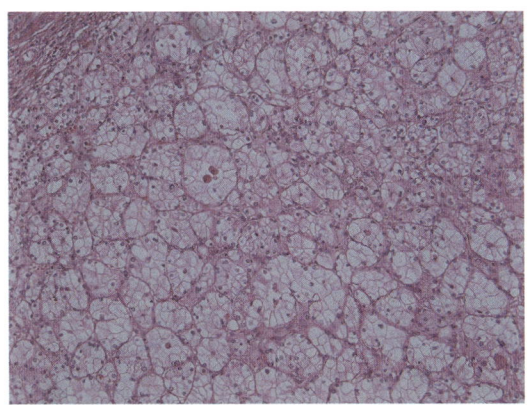

〈그림 4-1〉 현미경으로 들여다본 조직 검사 사진. 투명 세포 신장암의 암세포들이 보인다. 조직 검사 결과 소견이 어떻게 나오느냐에 따라서 치료법이 달라진다.

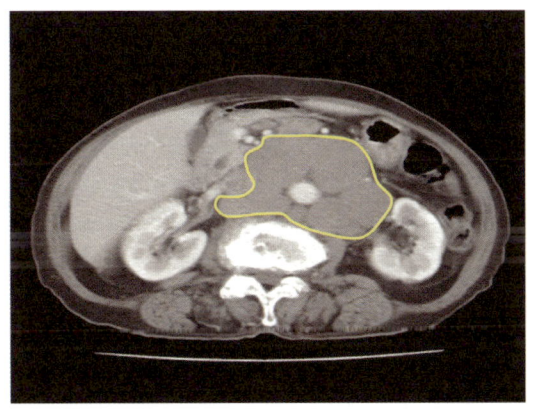

〈그림 4-2〉 림프종 환자의 복부 CT 사진. 노란색 선 안에 있는 부분이 커져 있는 림프절이다. CT 사진을 통해 N병기를 결정한다.

 면역 세포가 경찰관에 해당한다면, 림프절은 경찰서에 해당한다. 림프절은 특정 부위에 있는 것이 아니라 모든 장기 곁에 두루 퍼져 있고 담당 구역이 정해져 있다. 주변 장기에서 이상이 발생하면 평소보다 많은 면역 세포들을 만들어 내서 담당 구역으로 면역 세포를 내보낸다. 림프절은 암세포를 감지했을 때도 마찬가지로 면역 세포를 만들어서 암세포를 공격한다. 하지만 암세포는 경찰의 감시망을 빠져나가는 방법을 알고 있어서, 면역 세포의 공격에도 살아남는가 하면, 오히려 림프절까지 침범하여 증식하기도 한다. 면역 세포의 공격에서도 살아남은 암세포는 슬금슬금 림프절을 장악하고, 시간이 지나면 림프절에 연결된 림프관을 타고 다른 장기로 이동한다. 도둑들이 경찰서를 점령하고 경찰의 통신망을 이용해서 다른 곳으로 돌아다니는 것이다. 림프절에 전이되었다는 것은 암세포가 몸속을 돌아다니는 것을 의미하므로 주의 깊게 살펴야 한다.

③ M병기 : Metastasis, 전이

M병기는 암세포가 다른 장기로 전이되었는가 하는 것이다. 암세포는 시간이 지나면서 유전자 변이가 누적되고 점점 세포가 독해지며 혈관이나 림프관을 타고 몸속을 돌아다닌다. 그러다가 다른 장기에 눌어붙어 정착하게 되면 그것을 '원격 전이'라고 하는데, 다른 장기에 전이되었다는 것은 암세포가 몸속에 퍼져 다른 곳에서도 자라나고 있다는 의미가 된다. 이렇게 되면 '국소 질환 local disease'이 아닌 '전신 질환 systemic disease'이 되며, 전이되지 않고 한곳에 국한되었을 때보다 치료가 어려워진다.

여러 검사의 결과로 TNM법에 의한 암의 상태가 결정되면 1·2·3·4기로 진행 단계를 간단히 요약한다. 암종에 따라 TNM이 아닌, 다른 독립적인 분류법에 의해 진행 단계를 결정하는 경우도 있다.

예를 들어 보자. 폐암의 경우 조직 검사를 했더니 편평 세포암이 나왔고, CT 검사를 했더니 암 덩어리가 4cm이고, 커져 있는 림프절은 없었고, 간이나 뼈 등의 다른 장기로 전이가 없었다면 T2N0M0로 2기에 해당한다. 이 경우 수술을 할 수 있을 정도로 병이 국한되어 있는 시기이고, 수술 후 재발 방지를 위해 보조 항암 치료를 하면 도움이 될 수 있다.

이렇게 병기를 정하는 이유는 우리가 암에 대해 가지고 있는 무기 가운데 어떤 것을 사용할지를 정하기 위해서이다. 우리가 암에 대항할 수 있는 무기는 크게 수술·방사선치료·항암 치료 3가지이다. 이중 수술과 방사선치료는 '국소 부위에만 작용하는 치료 locoregional treatment' 방법이다. 반면 항암 치료는 주사를 통해 몸 전체에 투여되는 것이므로 '전신에 작용하는 치료 systemic treatment'라고 한다.

폐암이 폐의 한 부분에만 국한되어 조그맣게 있는 상태라면 국소 치료인 수술을 통해 제거하는 것이 최선이다. 하지만 이미 간과 뼈에 전이되어 있는 상태라면 수술은 의미가 없다. 수술을 통해 폐에 있는 암을 제거해 봤자 간과 뼈에 전이된 암이 자라나기 때문이다. 이렇게 전이가 있을 때는 암세포가 전신에 다 퍼져 있기 때문에 항암 치료를 통해 전신을 치료해야 한다. 결국 국소 치료를 할지 전신 치료를 할지를 정하기 위해 병기를 정하는 것이다.

또한 치료 결과의 개념을 포함하여 조기암·진행암·말기암이란 분류도 사용한다. 일반적으로 조기암은 1기에 해당하는 것으로, 원발 장기에만 암 조직이 존재하며 림프절이나 다른 장기로 퍼지지 않은 상태여서 수술을 비롯한 치료 후에 완치가 되는 등 예후가 좋다. 진행암은 2·3·4기에 해당하는 것으로, 암의 여러 치료법을 병합하여 암의 진행을 억제하고 정지시킬 수 있는 단계이다. 말기암은 여러 치료에도 불구하고 암이 계속 진행하고 악화되어 더 이상 암에 대한 적극적인 치료가 의미 없는 상태를 말한다.

3) 운동 수행 능력

운동 수행 능력 performance은 전신 상태가 얼마나 좋은지, 쉽게 말해 기력이 얼마나 좋은지의 척도이다. 같은 암 환자라도 평소 건강했던 20대 암 환자와 당뇨, 심장병을 앓고 있던 70대 암 환자의 치료가 같을 수는 없다. 환자마다 개인차가 있고, 동반 질환이 다르고, 체력 상태가 다 다르다. 운동 수행 능력은 ECOG 0~4까지 5단계로 평가된다.

- ECOG 0 – 정상인과 같음
- ECOG 1 – 가벼운 일을 할 수 있는 정도
- ECOG 2 – 깨어 있는 시간의 50% 미만을 쉬면 일상생활이 가능한 정도
- ECOG 3 – 깨어 있는 시간의 50% 이상을 쉬어야 일상생활이 가능한 정도
- ECOG 4 – 거의 하루 종일 누워 있어야 하는 정도

일반적으로 ECOG 3이 넘어가면 항암 치료를 견디기 힘들기 때문에 의사들도 항암 치료를 고민하게 된다. 얼마나 기력이 좋은지에 따라 항암 치료를 잘 견뎌 낼지, 또 얼마나 오래 살 수 있을지가 달라진다.

같은 위암이라고 해도 한창 체력이 좋은 20대 환자와 거동을 제대로 못하는 80대 환자를 똑같이 취급할 수는 없다. 운동 수행 능력이 뛰어난 젊은 위암 환자는 상대적으로 항암 치료를 잘 견뎌 낼 것이고, 80대 환자는 견디기 힘들 것이다. 실제로 연세가 많은 분들은 젊은 환자에 비해 항암 치료를 힘들어 하고 잘 견디지 못한다. 그래서 젊은 사람들에 비해 항암제의 용량을 줄여서 맞는다.

엄밀히 말해 나이가 문제가 아니라 나이가 들어 운동 수행 능력이 떨어지는 것이 문제이다. 나이가 같아도 평생 운동하며 자기 관리를 하던 분들은 상대적으로 잘 견디지만, 평생 사무직으로만 근무하며 운동을 하지 않은 분들은 잘 견디지 못한다. 나이가 많더라도 기력이 좋고 운동 수행 능력이 괜찮으면 치료를 잘 이겨 낸다.

의사들은 환자 개개인의 운동 수행 능력을 평가하고, 항암제 치료를 어떻게 할지 결정한다. 의사가 암에 대한 치료 계획을 세울 때는 조직학적 유형·병기·운동 수행 능력 이 3가지를 고려한다.

2. 암 치료 목적의 설정

"선생님, 제 상태는 어떤가요?"
"좋지 않습니다. CT 검사에서 위암이 간과 뼈에 전이된 것으로 나왔습니다."
"그럼 어떻게 되는 건가요?"
"전이가 있는 상태여서 4기에 해당하고, 암이 수술할 수 있는 범위를 넘어서 전신에 퍼져 있는 상태입니다. 항암 치료를 해 봅시다."
"항암 치료를요? 안 하면 안 되나요?"
"항암 치료를 통해서 제가 얻고자 하는 것은 두 가지입니다. 암을 줄이거나 혹은 커지지 않도록 유지해서 조금이라도 더 오래 살게 해 드리고 암으로 인해서 불편한 것이 없도록 하는 것입니다."

암 치료의 목적은 크게 2가지이다. 첫 번째는 완치이고, 두 번째는 생명 연장 및 삶의 질 향상이다.

1) 완치

일반적으로 '완치cure'란 암을 치료하여 암이 완전히 없어지고 5년 이상 생존하는 것을 말한다. 수술이나 방사선치료, 항암 치료를 통해 암의 증거 없이 5년 이상 생존하면 일반적으로 암이 완치되어 완전히 암이 사라졌다고 생각한다.

여기서 '암이 완전히 없어진다'라는 말과 '암의 증거가 없다'라는 말을 잘 이해할 필요가 있다. 암이 완전히 없어진다는 것은 암세포가 하나도 남지 않고 전부 제거되었다는 의미이다. 기본적으로 암세포는 1개라도 몸속에 남아 있으면 무한히 증식하는 능력을 갖고 있다. 그렇기 때문에 완치하기 위해서는 1개의 암세포도 남김없이 모조리 뿌리 뽑아야 한다. 그렇다면 암세포가 1개도 없이 제거되었다는 것을 어떻게 알 수 있을까? 현실적으로는 알 수 없다.

  암세포는 워낙 크기가 작기 때문에 현미경으로 수백 배를 확대해야 겨우 볼 수 있다. 반면 CT나 MRI를 통해 찾아낼 수 있는 최소한의 크기는 1cm 정도이다. 그 정도가 되면 이미 10억 개의 암세포가 모여 있는 것이다. 그러다 보니 CT나 MRI에서 암이 보이지 않는다고 해도 암세포가 하나도 없다고 말할 수는 없다. CT나 MRI에서 암이 보이면 암이 확실하지만, 보이지 않는다고 해서 암이 없다는 단정은 할 수 없다. CT나 MRI에서는 없었는데 눈에 보이지 않던 한두 개의 암세포가 남아 있다가 자라서 나중에 암이 재발할 수도 있다. 그래서 '암이 없다'라는 표현 대신 '암의 증거가 없다'라는 표현을 쓴다. 수술이나 항암 치료 후 암이 보이지 않는 상태를 암의 증거가 없다는 의미인 'NED no evidence of disease'라고 한다. NED라는 말은 단순히 CT나 MRI에서 암을 찾을 수 없었다는 의미일 뿐 그것을 완치라고 생각해서는 안 된다. 실제로 NED 상태라고 해도 눈에 보이지 않는 암세포 1,2개가 남아 나중에 재발하는 경우도 많다.

  그렇다면 암이 완치되었는지의 여부는 어떻게 알 수 있을까? 바로 시간을 통해 알 수 있다. 즉 NED 상태로 5년이 지나면 완치되었다고 간주하는 것이다. 반대로 말해, 암을 치료하는 의사들은 수술이나 항암 치료로 암이 보이지 않는 상태가 되어도 5년이 지나기 전에는 완치 판정을 내리지 않는다. 5년이라는 충분한 시간이 지나고, 그 기간 동안 암이 재발하지 않아야만 그때서야 완치 판정을 내리고 암이 박멸되었다고 판단한다.

  그렇다면 '어떤 이유에서 5년이라는 기간을 기준으로 할까?'라는 의

〈도표 4-2〉 시기에 따른 암 치료의 목적

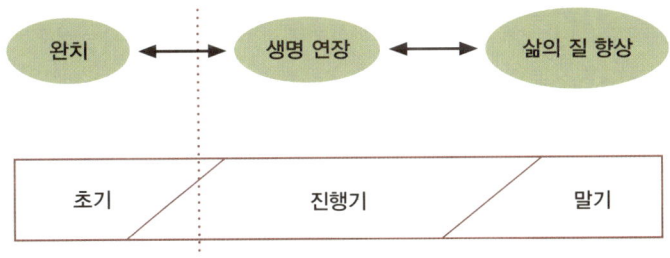

문이 생길 것이다. 3년이나 7년이 아니고 왜 5년을 기준으로 할까? 그 답은 간단하다. 경험적으로 암세포가 숨어 있다가 재발하는 경우는 대부분 5년 이내이기 때문이다. 암세포가 5년 넘게 아무 문제를 일으키지 않고 몸속에 미세하게 숨어 지내다가 5년 뒤에 재발하는 경우는 많지 않다.

물론 5년이 지나고 나서 재발하는 암도 있다. 유방암의 경우 천천히 자라는 특성이 있어서 5년 후에 재발하는 경우도 있다. 그래서 유방암은 5년 만에 완치 판정을 내리기가 힘들고, 7년은 지나야 완치 판정을 내릴 수 있다고 생각하는 의사들도 있다. 그런 몇몇 암을 제외하고는 일반적으로 NED 상태로 5년이 지나면 완치되었다고 판단한다.

2) 생명 연장과 삶의 질 향상

완치를 목적으로 하는 시기가 지나고 더 진행된 상태에서 암이 진단되면 현실적으로 암 치료의 목적은 '생명 연장과 삶의 질 향상'이 된다. '생명 연장'이란 말 그대로 조금이라도 더 오래 살게 하는 것이며, '삶의 질 향상'이란 암으로 인한 고통을 줄여서 환자를 편안하게 해 준다는 의미이다.

암을 진단 받았는데 현실적으로 완치가 어렵다고 하면, 대부분의 환자와 가족들은 실망한다. 이렇게 살면서 생명을 연장하는 것이 무슨 의미가 있겠느냐며 치료를 포기하고 환자를 고향으로 모시는 경우도 많다. 어차피 생명이 얼마 남지 않았다면 항암 치료로 인한 고통을 주고 싶지 않다는 것이다. 그렇다면 의사들은 그것을 몰라서 무작정 치료를 권한다는 말인가? 그렇지 않다. 진행된 시기라고 해도 분명 치료를 통해 얻을 수 있는 것이 많이 있다.

① 항암 치료를 통한 생명 연장

우선 항암 치료를 통해 생명을 연장할 수 있다. 항암 치료를 하여 3개월 동안 암세포가 더 이상 커지지 않고 잠잠히 있으면 정해진 시간보다 3개월을 더 사는 것이고, 6개월 동안 암세포가 조절된다면 6개월을 더 사는 것이다. 항암 치료를 통해 다만 몇 개월이라도 생명을 연장할 수 있는 것이다. 그 '몇 개월'이라는 숫자를 현대 의학이 보여 주는 한계라고 생각하면서 의미 없이 보는 사람들도 있지만 절대 그렇지 않다. 단 한 달이 연장된다고 해도 일반인의 1개월과 암 환자의 1개월은 결코 같지 않다. 삶이 수십 년 남은 일반인의 한 달과, 남은 삶이 몇 개월밖에 남지 않은 암 환자의 한 달이 어떻게 같겠는가! 암 환자의 몇 달은 일반인의 수십 년만큼이나 소중한 시간이다.

또한 암에 따라서는 몇 개월이 아닌 몇 년씩 생명이 연장되기도 한다. 유방암이나 대장암의 경우 여기저기로 전이된 4기에 진단되더라도 항암 치료를 통해 평균 2~3년 정도 생명을 연장할 수 있다.

② 항암 치료를 통한 삶의 질 향상

항암 치료를 통해 삶의 질을 높일 수 있다. '삶의 질'이라는 것은 환자를 편안하게 해 주는 일이다. 암 덩어리가 커지면 통증은 기본이고, 암 덩어리가 기도를 눌러 숨이 차고, 식도를 막아 먹지 못하게 되고, 암에서 피가 나면서 출혈이 일어나는 등 다양한 증상이 나타난다. 항암 치료를 통해 암 덩어리를 완전히 뿌리 뽑지는 못해도 암 덩어리가 더 이상 자라지 않게 하는 것만으로도 암으로 인한 증상을 막을 수 있다. 물론 언젠가는 조금씩 암이 더 나빠지고 증상이 악화되겠지만, 항암 치료를 통해 일정 기간이라도 암으로 인한 불편함 없이 환자를 편안하게 해 줄 수 있다.

물론 췌장암이나 간암처럼 항암 치료가 잘 듣지 않는 암은 환자 상황에 따라 항암 치료를 적극적으로 권하지 않기도 한다. 임종이 가깝고 운동 수행 능력이 떨어지는 시점에서도 항암 치료를 통해 얻는 것보다 잃는 것이 많기 때문에 적극적으로 권하지 않는다. 그러나 이런 경우가 아니라면 항암 치료를 통해 생명 연장과 삶의 질 향상이라는 두 마리 토끼를 모두 잡아 볼 수 있다. 뒤에서 다루겠지만 이런 목적으로 시행하는 항암 치료를 '고식적 항암 치료'라고 한다. 이런 경우 의사는 완치를 목적으로 하지 않는데, 환자와 보호자는 상황을 잘 받아들이지 못하여 항암 치료를 완치를 목적으로 여기는 경우가 종종 발생하기도 한다. 항암 치료를 하면 좋아질 것이라는 의미를 의사와 환자가 서로 다르게 받아들이기 때문이다. 항암 치료의 목적이 완치인지 아니면 생명 연장과 삶의 질 향상에 있는지를 분명히 알아야 한다.

〈표 4-2〉 항암 치료의 목적에 대한 용어

완치	• 암을 치료하여 암이 완전히 없어지고 5년 이상 생존하는 것
조절	• 완치되지 않더라도 암이 더 커지지 않도록 유지하며 전이를 막는 것
생명 연장	• 조금이라도 더 오래 살게 해 주는 것
삶의 질 향상	• 편안하게 해 주는 것 • 암으로 인한 증상 때문에 고통받지 않게 해 주는 것

3) 상황에 따라 달라지는 치료 목표

암을 어떻게 치료할지 정하는 데 있어 '치료 목표'를 세우는 일이 중요하다. 치료를 시작하기 전에 목표를 세워야 한다. 모든 담당 의사는 암 치료를 할 때 치료 목표를 세운다. 환자에게 이해시키기가 쉽지 않아서 그렇지 나름대로 목표를 정한다. 물론 치료 목표를 달성할 수 있을지 없을지는 치료하면서 경과를 봐야 안다. 좋은 결과가 있기를 기대하고 치료하지만 100% 좋아진다고 장담할 수는 없기 때문이다.

그런데 이 목표라는 것은 상황에 따라 달라질 수 있다. 환자마다 처해 있는 상황이 다르기 때문이다. 환자마다 암의 종류도 다르고 병기도 다르고 체력 상태도 다른데 어떻게 일괄적으로 말할 수 있겠는가. 다음에 나오는 대표적인 5가지 사례를 통해 치료 목표에 대해 생각해 보자.

⟨사례 ①⟩ 초기에 진단 받아 수술만으로 완치된 경우

A씨는 5년 전 건강검진 때 시행한 위내시경 검사를 통해 3cm짜리 작은 위암이 있다는 것을 알게 되었다. 아무 증상 없이 건강했지만 조직 검사 결과 분명히 위암이었다. 조기 위암을 진단 받고 수술에 들어갔다. 수술 후 조직 검사 결과 림프절 전이도 없고, 초기였던 까닭에 완치되어 5년이 넘게 재발의 증거 없이 아무 문제없이 잘 지내고 있다.

⟨사례 ②⟩ 수술과 보조 항암 요법을 시행 받은 경우

담배를 많이 피우던 B씨는 6개월 전 가래에서 피가 섞여 나왔다. 기관지 내시경 검사 결과 폐암이었다. 담당 의사는 CT 검사 소견을 볼 때 수술이 가능할 것이라고 했다. B씨는 폐 절제술을 받았고, 조직 검사 결과 2기라는 진단이 나왔다. 담당 의사는 나중에 재발할 가능성을 줄이고 완치율을 높이기 위해 보조 항암 치료를 하자고 권유했고, 4차례의 항암 치료를 받은 뒤 치료를 끝냈다. 수술 후 2년이 지난 현재 시점에서 재발의 증거 없이 잘 지내고 있다. 담당 의사는 5년이 될 때까지는 경과를 계속 지켜봐야 한다며 3~6개월에 1회씩 정기적으로 검진을 잘 받으라고 말했다.

〈사례 ③〉 선행 화학요법과 수술을 시행 받은 경우

3개월 전부터 유방에 멍울이 만져지기 시작하더니 점점 크기가 커져 병원을 찾은 C씨는 유방암 진단을 받았다. 담당 의사는 CT 검사 결과 겨드랑이 림프절에 전이가 있고, 암 덩어리의 크기가 크니 항암 치료를 먼저 한 뒤 수술을 하자고 권유했다. 유방을 전부 도려내는 것이 걱정이었던 C씨는 항암 치료를 먼저 받으면 유방 보존 수술을 받을 수 있다는 말에 항암 치료를 먼저 받기로 결정했다. C씨는 6회의 선행 항암 치료를 받고 암 덩어리가 줄어들어 원하던 대로 유방 보존 수술을 받았다.

〈사례 ④〉 암이 재발한 경우

D씨는 2년 전 변에 피가 섞여 나와 대장 내시경 검사를 한 결과 직장암이라는 진단을 받았다. 직장암을 제거하는 수술을 한 뒤 재발 방지를 위해 방사선치료를 받았다. 이후 별다른 문제없이 지내다 수술한 지 2년 만인 최근 배가 아파서 시행한 CT 검사에서 간에 새로운 암 덩어리가 있다는 진단을 받았다. 암이 재발한 것이었다. 담당 의사는 간에 전이되었는데, 여러 군데 있으니 고식적 항암 치료를 시작하자고 했다. D씨는 현재 항암 치료를 하면서 외래 통원 치료를 받고 있다.

〈사례 ⑤〉 처음부터 전이된 채로 진단된 경우

E씨는 최근 속이 쓰려서 내시경 검사를 받은 결과 진행성 위암이라는 소견을 들었다. 서둘러 시행한 CT 검사 결과, 안타깝게도 간과 폐에도

전이가 되어 있었다. 수술 시기는 이미 놓쳤으며 4기라고 했다. E씨는 담당 의사의 권유에 따라 고식적 항암 치료를 시작했다.

이 5가지 사례는 임상에서 가장 흔히 접하는 암 환자의 유형이다. 당신은 위의 5가지 사례 가운데 어디에 해당하는가? 자신이 어떤 경우에 해당하는지 알아야 하는 이유는 사례에 따라서 치료 목표가 달라지기 때문이다.

앞서 이야기했듯이 암 치료의 목표는 크게 2가지이다. 첫 번째는 완치이고, 두 번째는 생명 연장 및 삶의 질 향상이다. 완치라는 것은 일반적으로 암이 없어지고 5년이 경과하는 것을 의미한다. 즉 암세포를 완전히 뿌리 뽑는 것이다. 반면 암이 온몸에 퍼진 뒤에 발견했다면 암세포 하나하나를 완전히 뿌리 뽑기가 어렵다. 사실상 완치가 어렵다고 보게 되는 것이다.

이 2가지 목적이 칼로 두부 자르듯이 명확하게 구분되는 것은 아니다. 어떤 때에는 2가지 목적을 구분하기 힘든 경우도 있다.

암 치료의 목표는 환자가 어떤 상황에 처해 있느냐에 따라서도 달라진다. 사례 ①·②·③의 경우 완치를 바라볼 수 있지만 ④·⑤의 경우에는 완치를 바라보기 힘들다. 물론 사람 일에는 항상 기적이라는 것이 있고 예외가 있다. 실제로 암을 극복한 사람들을 보면 ④·⑤의 상황에서도 완치된 경우가 있고, 불가능할 것이라고 생각했는데 기적처럼 좋아지는 경우도 있다. 하지만 확률적으로 놓고 볼 때 이런 기적 같은 일들은 마치 로또에 당첨되는 것처럼 매우 드물다는 것을 염두에 두어야 한다.

앞의 5가지 사례 가운데 내가 어떤 경우에 해당하는지 알아야 하는 또 다른 이유는 불필요한 비교를 막기 위해서이다. 외래 진료를 기다리면서 옆에 앉아 있는 환자와 이야기를 나누다 보면 은연중에 옆 환자와 자신의 처지를 비교하게 된다. 마음 한구석에 알게 모르게 다른 사람과 자신을 비교하려는 경향이 있기 때문이다.

다른 암 환자와 이야기를 나누다 보면 동료 의식을 느끼게 되고 정신적으로 위안을 얻을 수도 있고 유용한 정보를 얻을 수도 있다. 하지만 옆 환자와 내 처지를 무턱대고 비교하다 보면 오히려 더 불행해질 수 있다. 사람 마음은 본디 간사해서, 나보다 상황이 좋지 않은 사람보다 상황이 좋은 사람과 비교하게 되어 있기 때문이다. 사람은 남과 비교할 때 불행해진다.

'옆 환자는 이번 4번째 항암 치료가 마지막이라는데, 똑같이 4번째 항암 치료를 받는 나는 언제 치료를 끝내나?' 하며 우울해 할 이유가 전혀 없다. 암의 종류가 다르고 항암 치료 종류가 다른 만큼 일방적으로 비교를 해서는 안 된다. 비교는 비교 가능할 때 의미가 있는 법이다. 그러니 비교 불가능한 것을 비교하면서 슬퍼하지 말자.

특히 사례 ②처럼 수술 후 재발 방지를 위해 완치 목적으로 하는 보조 항암 치료와 ④·⑤처럼 생명 연장과 삶의 질 향상을 목적으로 하는 고식적 항암 치료를 비교해서는 안 된다. 항암 치료라고 하니 다 같은 항암 치료라고 생각하여 이 둘을 혼동하는 경우가 많은데, 이는 비교할 수 있는 대상이 아니라는 것을 기억하자.

3. 국소적인 암 치료법 ① - 수술

"선생님, 검사 결과는 어때요?"

"다행히 다른 데 번져 있는 것은 없어서 수술할 수 있을 것 같습니다. 외과 선생님께 의뢰 드릴 테니 수술 날짜를 잡아 봅시다."

"수술하면 나을까요?"

"수술한다고 100% 완치된다는 보장은 누구도 못합니다만, 기본적으로 완치를 목적으로 수술을 받는 것입니다."

현재까지 암에 대해 나와 있는 치료법 중에서 가장 좋은 방법은 암을 일찍 찾아내어 원발 부위에 국한되어 있을 때 수술로써 확실히 제거하는 것이다. 일반적으로 고형암에서는 수술을 통해 암을 광범위하게 제거하는 것이 가장 확실한 치료법으로 알려져 있다. 수술이 가능하다는 것은 암이 다른 곳으로 퍼져 있지 않고 원발 부위와 그 인접 부위에 국한되어 있어서 비교적 초기이고 수술적 절제가 가능하다는 의미이다.

1) 수술의 원칙은 광범위하게

수술은 암 치료법의 역사 중 가장 오랜 역사를 자랑하고 있다. 《삼국지》에 이미, 명의 화타華佗가 관우의 상처를 째고 뼈에서 독을 긁어냈다는 이야기가 있을 정도로, 환자의 환부를 열어 제거하는 외과적 수술은 꽤 오래 전부터 존재해 왔다. 로마 시대, 중세 시대의 의학 서적에도 몸 밖으로 튀어나온 종괴(덩이)를 수술로 제거했다는 기록이 나오는 것으로 보아 암 수술의 역사는 상당히 오래 되었다. 하지만 오랜 역사에 비해 발전이 무척 더뎠던 외과 수술은 19세기 중반에 일어난 2가지 획기적인 사건을 계기로 하여 본격적으로 발전하게 되었다. 그 2가지 사건은 1846년 치과 의사 모턴Morton에 의한 '에테르 흡입 마취법'과 1867년 리스터Lister에 의한 '무균법'이 확립된 것이다. 안전하게 마취할 수 있고, 감염 걱정 없이 수술을 할 수 있게 되면서 외과 수술은 비약적인 발전의 시대로 접어든 것이다.

암 수술도 마찬가지여서, 안전하게 마취할 수 있게 되고 감염 걱정 없이 수술을 하게 되면서 암 덩어리를 수술로 제거하려는 시도가 19세기 후반부터 본격적으로 이루어졌다. 하지만 문제는 높은 재발률이었다. 암 덩어리를 완전하게 도려낸다고 하더라도, 그 옆자리에서 암 덩어리가 다시 자라나거나 다른 장기로 전이하는 일이 흔히 있었다. 수술을 해도 암이 재발하고 결국에는 암으로 사망하니 수술이 소용없는 것 아니냐는 회의적인 시각도 있었다.

20세기 초 외과 의학의 거장 홀스테드Halstead는 이러한 문제를 해결하기 위해 최초의 근대적인 유방암 수술법인 '근치적 유방 절제술radical mastectomy'을 도입했다. 그는 '유방암이 발생하여 어느 정도 진행하면 주변의 림프절로 먼저 전이를 하고, 림프절에 자리를 잡은 암세포가 계속 성장하여 어느 시점을 지나면 다른 장기로 전이한다'라고 믿었다. 암이 전이되는 길목까지 함께 제거해야 완벽하게 암을 정복할 수 있다고 믿었던 그는 신체적인 손상을 무릅쓰고 유방과 림프절 근육을 통째로 제거하는 광범위한 수술을 했고, 실제로 그에게서 수술을 받고 완치된 유방암 환자가 나오기 시작했다.

이런 믿음은 이후 '암세포가 퍼질 수 있는 부위를 가능한 많이, 광범위하게 제거할수록 완치 가능성이 높아진다'라는 수술 치료 방침의 근거가 되었고, 그의 제자들이 이 원리를 다양한 암종에 적용함으로써 암을 수술로 제거하여 완치시킬 수 있는 시대가 열리게 되었다. 하지만 홀스

〈도표 4-3〉 근치적 수술의 개념도

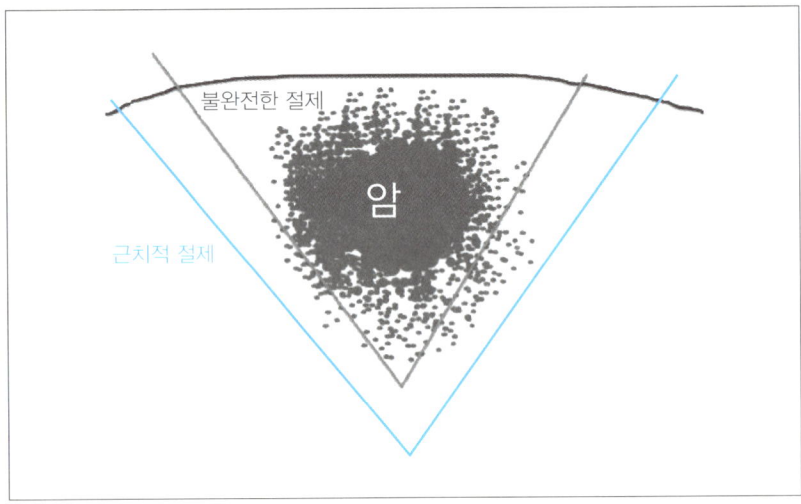

회색선처럼 암 덩어리만 제거하는 것이 아니라 파란색 선처럼 암을 포함한 주변 부위를 광범위하게 제거해야만 미세한 암세포까지 완전하게 제거된다. 만일 주변 부위에 미세한 암세포를 남겨둔 채 수술을 끝내면 나중에 미세한 암세포들이 다시 자라나서 재발하게 된다.

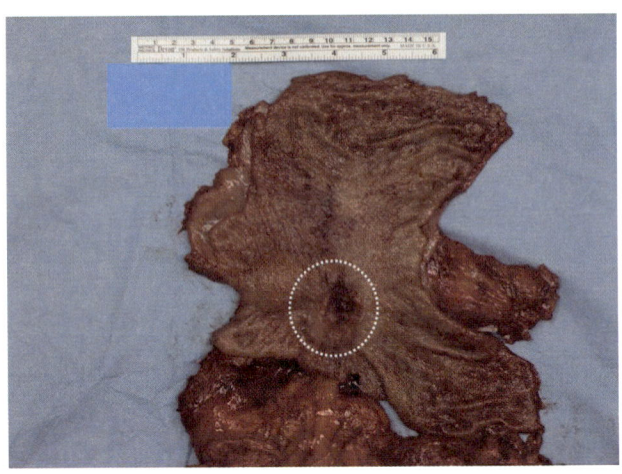

〈그림 4-3〉 위암을 근치적으로 수술한 사진. 동그라미 표시를 한 부분이 실제 위암 부위지만 위암 부위를 포함하여 충분한 절제연resection margin을 확보하고 광범위하게 수술을 시행했다.

테드에게서 광범위한 수술을 받았던 환자들 중에는 재발한 경우도 많았다. 홀스테드의 생각에 회의를 품은 다른 의사들은 '유방암은 발생한 시점에서 미세한 암세포들이 온몸에 퍼져 있을 것이다. 때문에 완치를 위해서는 수술만으로 부족하며, 보조적인 전신 항암 화학요법이 필요하다'라고 생각하기 시작했다. 물론 이 생각도 완벽하게 옳은 것은 아니었지만, 이런 사고의 전환은 수술을 뒷받침할 새로운 암 치료법을 도입하는데 큰 도움을 주었다. 수술 후에 항암 화학요법과 방사선요법 등 수술을 보조할 방법들을 이용하여 재발률을 줄이게 된 것이다.

21세기에 접어든 요즘까지도 완치 목적의 암 치료에 있어서 가장 중요하고 확실한 치료법은 수술이다. 암 수술을 할 때에는 '암 덩어리를 제거하면서 주변의 정상 조직과 배액 림프절을 함께 광범위하게 제거한다'라는 수술 원칙을 지키게 된다. 암이 전이될 가능성이 높은 부위를 함께 제거하여 암의 진행 정도를 정확하게 판단하고 동시에 암의 재발을 막으려는 것이다. 그러나 일부 초기 암을 제외하면 대부분 수술뿐만 아니라 항암제나 표적치료암제, 방사선치료 등을 추가로 병행해야 완치 가능성을 높일 수 있다. 즉 수술만으로 암을 완치하고자 했던 것에서 벗어나 20세기 이후 적극적으로 다른 보조 치료법을 찾으려던 노력이 현재의 암 치료 방침을 완성시켰다고 볼 수 있다.

2) 암 수술의 목적과 종류

암 환자에게 하는 수술은 그 목적에 따라 진단적 수술, 근치적 수술, 예방적 수술, 완화적 수술의 4가지 종류로 나눌 수 있다.

① **진단적 수술** diagnostic surgery
치료가 아니라 진단을 목적으로 하는 수술이다. 암의 위치가 몸속 깊

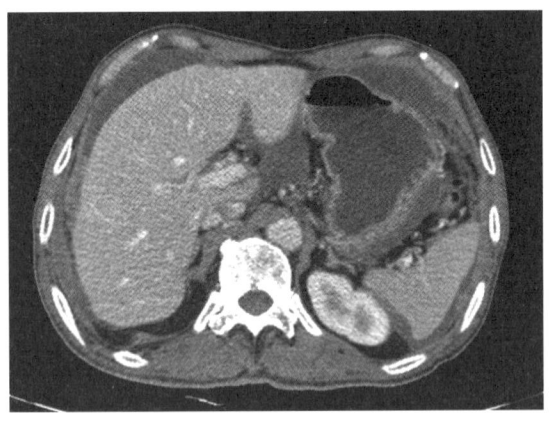

〈그림 4-4〉 악성중피종의 CT 소견. CT에서 복막이 두꺼워진 소견이 있으나 이 소견만 놓고 암을 확진하기는 어려워 진단 목적의 수술을 하고 악성 중피종을 확진했다.

이 있거나 몸 밖에서 생검을 하여 조직 검사를 하기 어려운 경우에 진단적 수술을 하게 된다. 수술을 통해 조직을 충분히 얻어야 종양의 분류와 유형을 알게 되고 확진할 수 있기 때문이다.

대표적인 예가 복막에 생긴 악성 중피종惡性中皮腫이다. 복막에 생긴 악성 중피종은 복막을 조직 검사하기 어렵기 때문에 진단이 쉽지 않다. 수술을 하지 않고 피부 바깥에서 가느다란 바늘로 복막의 조직을 얻었다고 하더라도 조직이 너무 적게 나오기 때문에 암인지 염증인지 구분도 어렵다. 게다가 악성 중피종은 복막성 결핵이나 다른 암의 복강 내 전이와 CT 소견만으로는 구분이 어렵다. 이런 이유로 진단을 위한 목적으로 개복수술을 해서 육안으로 암세포의 모양을 살펴보고, 조직을 얻어 확실하게 진단한다. 최근에는 개복수술 대신 흉터를 줄이는 복강경 수술도 가능해졌다.

② **근치적 수술** radical surgery

완치를 목적으로 암과 주변 조직을 완전히 제거하는 수술로, 초기 단계의 암을 치료하는 데 특히 유용하다. 암이 전신에 퍼져 있지 않고 국소적으로 자리 잡고 있을 때 근치적 수술을 한다. 일반적으로 이용되는 근치적 수술은 종양을 둘러싼 림프절과 원발 병소 모두를 제거하는 것이다. 수술 전에 CT·PET·MRI 검사 등을 종합적으로 보고 수술 범위를 정하게 되며, 수술장에 들어가서는 눈에 보이는 암세포를 모두 제거하고, 보이는 림프절은 모두 제거하는 것이 원칙이다.

③ **예방적 수술** prophylactic surgery

전암성 병변(암으로 가기 전 단계인 병변)으로 알려진 일부 폴립 등을 치료하지 않은 채 남겨 놓았다가 암으로 진전되는 것을 볼 수가 있다. 이럴 경우 해롭지 않은 전암 상태의 병변을 제거하는 것이 암 예방에 도움을 주기도 한다. 최근에 영화배우 안젤리나 졸리가 받은 예방적 유방 절제술도 마찬가지다. 안젤리나 졸리는 유방암의 가족력이 있고 유방암 유전자가 있어 유방암이 걸릴 가능성이 높았기 때문에, 유방암에 걸리기 전에 미리 유방을 절제함으로써 유방암을 예방했다.

④ **완화적 수술** palliative surgery

종양의 크기를 감소시켜서 종양의 성장을 지연시키고 그로 인해 암의 증상을 완화하고 환자의 삶의 질을 높이고자 하는 데 그 목적이 있다. 가령 대장암으로 인하여 장폐색 증상이 있는 경우 장루腸瘻, ostomy를 만들어 줌으로써 장폐색 증상을 완화시킬 수 있는데, 이런 수술이 완화적 수술에 해당한다.

⑤ **전이 부위 제거 수술** metastatectomy

과거에는 암이 원래 발생한 부위를 떠나 다른 장기에 전이되면 4기가 되므로 수술하는 것이 의미 없고, 항암 치료만 하는 것으로 인식되어 왔다. 하지만 일부 암은 4기라고 하더라도 전이된 부위를 수술로 제거하면 그렇지 않은 경우보다 더 오래 살 수 있다는 연구 결과들이 나오면서, 전이 부위 제거 수술이 발전했다. 물론 모든 암에서 다 효과적인 것은 아니고, 간이나 폐로 전이된 대장암·신장암·육종 정도에서 효과가 있다. 개수가 많아도 안 되고, 일반적으로는 3개 미만일 때에 추천된다.

"이번에 CT 검사를 보니 경과가 좋지 못합니다. 간에 조그마한 전이가 하나 생겼습니다."
"간에 암이 있다고요? 암이 퍼진 건가요?"
"3년 전에 대장암 수술과 보조 항암 치료를 받고 그간 별 문제없이 지내셨는데, 이번에 CT를 보니 간에 4cm짜리 전이가 발견되었습니다."
"그럼 이제 어떻게 해야 하나요?"
"수술을 한번 해 봅시다."

대장암으로 대장 절제술을 시행 받고 재발 증거 없이 잘 지내다가도 간이나 폐에 국소적으로 재발되면 수술을 해 볼 수 있다. 전이된 부위를 수술로 제거하고 항암 치료를 하면 생존 기간이 상당 기간 연장된다. 물론 전이가 되고 나서 완전히 암을 뿌리 뽑기는 현실적으로 어렵다. 하지만 수술을 통해 눈에 보이는 암세포를 제거하면 그렇지 않은 경우보다 오래 산다는 연구 결과들이 나와 있다. 일부 육종의 경우에도 폐에만 국한되어 재발했다면 폐를 절제하고 항암 치료를 함께 병행하는 것으로 상당 기간 문제없이 잘 지낼 수 있다.

전이 부위 제거 수술로 효과를 보려면 기본적으로 암 자체가 천천히 자라는 암이어야 한다. 원격 전이가 있다고 하더라도 한두 군데 국한되어 있어야 하며, 환자의 전신 상태가 좋고 수술을 견딜 수 있어야 한다. 또한 효과적인 항암제가 있어서 전이 부위 제거 수술 이후 항암 치료도 함께 병행할 수 있어야 한다. 암이 빨리 자라거나 여러 군데 퍼져 있거나 환자의 전신 상태가 좋지 못하거나 효과적인 항암제가 없다면 전이 부위를 제거하는 수술은 큰 의미가 없다.

3) 종양 축소 수술

앞에서 암 수술의 가장 중요한 원칙은 '암 덩어리를 제거하면서 주변의 정상 조직과 배액 림프절을 함께 제거하는 것'이라고 했다. 이 수술 원칙에는 여전히 변함이 없다.

그러나 최근에는 항암 화학요법이나 방사선치료 기술이 좋아지면서, 가능한 한 수술로 절제하는 부위를 줄여서 합병증과 후유증을 줄이고, 대신 수술 후에 보조적으로 항암 화학요법이나 방사선치료를 하는 경향이 활발해졌다. 즉 '생존율에 차이가 없다면, 가능한 한 수술 관련 합병증을 줄이고, 장기의 손상도 최소화하자'라는 경향이 대두되고 있다. 어쩌면 소극적이라 볼 수 있는 이런 수술법이 효과를 얻을 수 있었던 것은 방사선치료와 항암 화학요법이 발달하여, 수술의 부족한 부분을 보충할 수 있기 때문이다.

예를 들어 유방암의 경우 유방을 전부 제거하는 유방 절제술을 하는 것보다 '유방 보존 수술 + 방사선치료'를 하면 치료 성적은 비슷하면서 부작용을 줄일 수 있어서 최근에는 유방 보존 수술을 많이 하는 추세이다. 물론 이렇게 축소 수술을 하는 것이 모든 암에서 다 적용 가능한 것은 아니고, 일부에서만 가능하다.

4) 최소 침습 수술

종양 축소 수술과 더불어 최근에는 '최소 침습 시술Minimally invasive

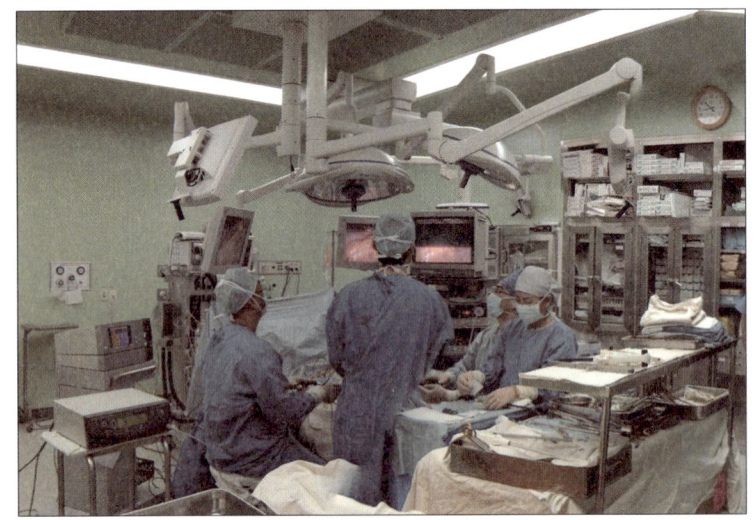

〈그림 4-5〉 복강경을 이용하여 수술하는 모습

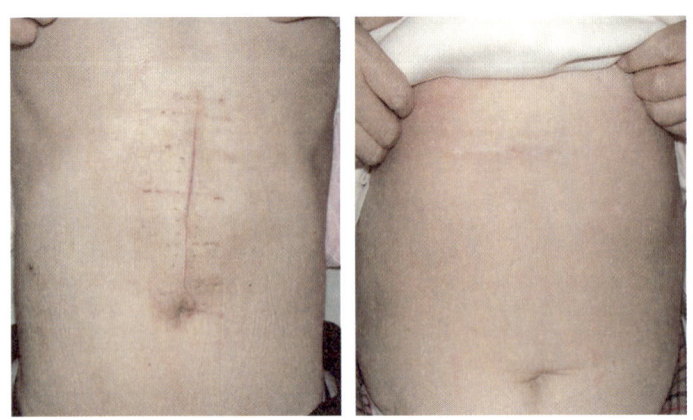

〈그림 4-6〉 일반적인 방식으로 위암 수술을 받은 환자의 복부 흉터(왼쪽)와 복강경 수술을 받은 환자의 복부 흉터(오른쪽) 사진. 복강경 수술 후에는 수술 자국이 개복수술에 비해서 작다.

procedure'이라는 새로운 흐름이 하나 더 생겨났다. 최소 침습 시술이란 수술할 때 몸에 내는 상처를 최소로 줄인다는 의미이다. 예전에는 수술용 메스로 피부를 크게 절개해서 수술 부위를 드러낸 뒤 눈으로 보면서 수술하는 것이 일반적이었다. 그러나 최근에는 내시경 기술과 로봇 기술의 발달로 손가락 한두 마디 정도의 작은 구멍만 내고서도 암 종양을 제거하는 수술이 가능해졌다. 손가락이 들어갈 정도의 작은 상처를 낸 뒤 기구를 밀어 넣어 암세포를 제거하는 방식이다. 복강경·흉강경·내시경 등의 기구를 이용한 수술이 바로 최소 침습 시술의 대표적인 사례다.

5) 로봇 수술

첨단 수술 기구인 로봇을 환자에게 장착하고 수술자가 원격으로 조종하여 시행하는 복강경/내시경 수술 방법이다. 로봇 수술은 기존의 복강경 수술과 같이 환자의 환부에 여러 개의 구멍을 뚫은 뒤 복강경 수술 기구 대신 3차원 확대 영상의 수술용 카메라와 로봇 팔을 삽입하고 몇 미터 떨어진 콘솔에서 의사가 원격 조정으로 수술을 진행한다.

원래 로봇 수술은 전쟁 상황이나 산간벽지처럼 의사가 직접 가서 수술하기 어려운 경우에 원격으로 수술하기 위해 개발되었는데, 최근에는 로봇 기계가 좋아지면서 다양한 분야에서 활발히 이용되고 있다. 로봇 수술은 정교함이나 세밀함이 특별히 요구되는 수술에 적합하다. 대표적인 경우가 전립선암 수술이다. 전립선은 의사의 손이 접근하기 비교적 어려운 부위인 좁은 골반강 내에 위치하고, 전립선 자체가 작아서 수술이 어렵다. 성공적으로 이루어졌다 하더라도 주변 신경 손상이 흔히 있을 수 있는데, 로봇 수술로 이러한 단점을 극복하려는 시도가 많이 이루어지고 있다. 하지만 시술하는 의사의 숙련도에 따라 치료 결과가 크게 달라지고, 출혈 같은 응급 상황에 대한 대처가 어렵고, 비용이 매우 비싸

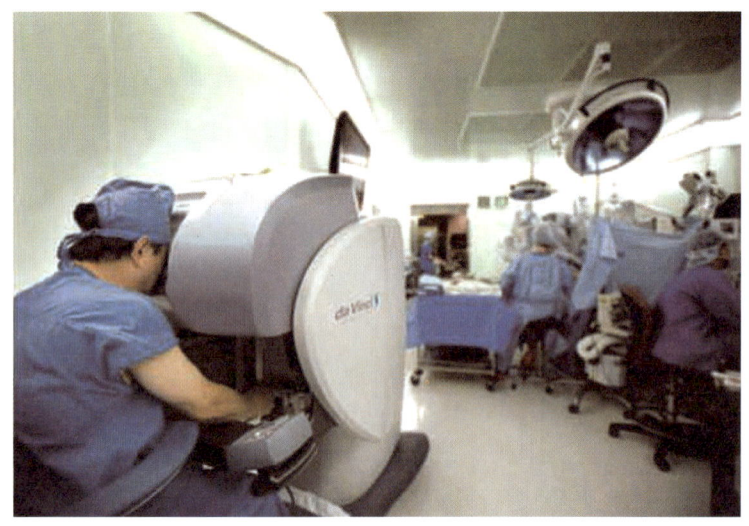

〈그림 4-7〉 로봇 수술 장면. 의사가 원격조종장치를 이용하여 수술을 집도하고 있고, 실제 환자의 몸에서는 로봇이 수술을 하고 있다.

다는 단점이 있다. 게다가 회복 속도나 수술 성적이 기존에 사람이 하던 수술에 비해서 장점이 있느냐에 대해서는 논란이 많다. 오히려 로봇 수술이 사람이 하는 수술만 못하다는 의견을 가진 의사들도 많이 있다.

6) 수술의 부작용

세상에 부작용이 없는 치료란 없다. 수술도 마찬가지다. 가장 간단하다는 맹장염 수술조차 부작용이 있다.

수술로 인한 부작용은 발현 시기에 따라 급성과 만성으로 나눌 수 있다. 급성 부작용은 수술 직후에 일어나는 출혈·장폐색·혈관 손상·요관 손상·직장 파열·폐렴·폐색전증 등이며, 만성 합병증으로는 장기의 기능 장애가 있을 수 있다. 이러한 합병증이 생기는 원인은 암을 완전히 제거하기 위해 광범위한 주변 조직을 포함하여 장기를 제거하고 림프절 절제술을 하기 때문이다. 수술의 주요 부작용은 다음과 같다.

- **출혈** : 수술로 인해 출혈이 심하면 수혈을 받게 될 수 있다.
- **수술 상처 치유 지연** : 수술 부위가 잘 아물지 않을 수 있다. 상처에 염증이 생기면 잘 아물지 않는데, 경우에 따라서는 상처가 깨끗해질 때까지 기다렸다가 봉합한다.
- **감염** : 수술 상처 부위를 통해 세균이 들어와서 감염이 생길 수 있고, 세균이 피를 따라 몸 전체에 퍼지는 패혈증이 오기도 한다. 상처가 곪아 배 안에 농양(고름 주머니)이 생기면 관을 넣어 고름을 바깥으로 빼 주고, 항생제 치료를 한다.
- **섬망** : 고령 환자에서 주로 생기는데, 수술 후 일시적으로 대뇌 기능이 억제되어 환각 현상이 생기거나, 사람과 장소를 잘 알아보지 못하며, 헛소리를 하거나 심한 흥분 상태에 빠지기도 한다. 이때 침대에서 떨어져 낙상하는 경우가 생길 수 있으므로 주의가 필요하다.
- **무기폐와 폐렴** : 무기폐는 수술 후의 통증으로 인해 숨을 크게 쉬기 어려워 폐가 짜부라지는 현상이다. 무기폐가 되면 열이 나고 폐렴이 생기기 쉽다. 수술 전후로 숨을 크게 쉬는 연습을 하면 예방할 수 있다.
- **장 유착 및 장폐색** : 장 유착은 복부 수술을 한 경우 수술한 부위로 장이 눌어붙는 현상이다. 심한 경우 장이 꼬여서 장 마비증이 올 수 있다. 배가 아프거나 불러 오고, 토하거나, 방귀가 나오지 않는 증상이 생기게 되고, X-레이 검사와 장음 청진을 통해 진단할 수 있다. 심하지 않을 때에는 보통 코에 비위관을 꼽아 장내 압력을 떨어뜨리고, 금식을 하고, 수액 주사를 맞으면서 많이 걸으면 장 마비증이 호전된다. 심한 경우에는 수술을 하여 유착된 부위를 풀어 주고, 필요하면 장을 절제하기도 한다. 수술 후 가능한 많이 걷는 것이 중요한 예방법이다.

4. 국소적인 암 치료법 ② - 방사선치료

1) 방사선치료란?

방사선치료란, 파장이 매우 짧고 높은 에너지를 가지는 방사선을 이용하여 암을 치료하는 방법이다. 방사선에는 감마선·X-선·자외선·가시광선·적외선·전자선·양성자선·중성자선·중전하 입자 등이 있는데, 이중에서 감마선·X-선·전자선·양성자선·중성자선이 암 치료에 많이 사용된다.

방사선을 암세포에 쪼이면, 방사선이 암세포의 DNA와 세포막에 작용하여 세포를 죽인다. 방사선 조사를 받으면 정상 조직과 암 조직에서 모두 방사선으로 인한 장애를 일으키게 된다. 정상 조직은 어느 정도의 시간이 지나면 장애로부터 회복되지만, 종양 조직은 같은 기간 동안 충분한 회복이 불가능하다. 이를 고려해 하루에 일정량의 방사선을 암 부위

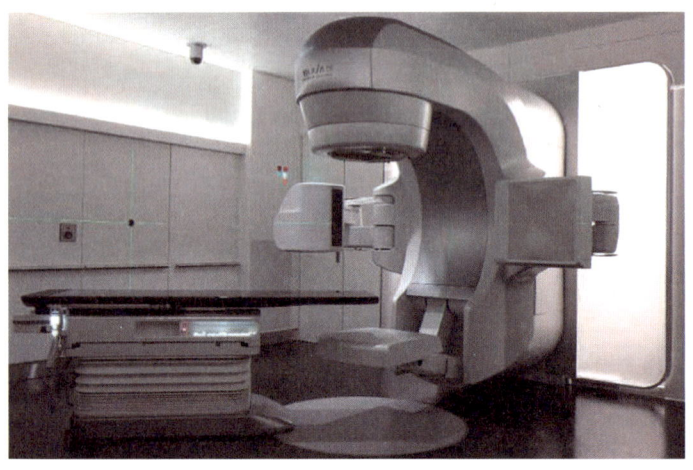

〈그림 4-8〉 방사선치료 기기

에 국소적으로 쪼여 치료를 하면, 정상 조직의 손상은 줄이면서 종양 조직의 파괴는 높여 효율적인 치료가 가능해진다.

방사선치료는 완치 목적으로도 하고, 완화 목적으로도 한다. 국소적으로 국한된 순한 림프종의 경우 방사선치료만으로 완치되는 경우도 있다. 해부학적 위치나 기타의 이유 때문에 수술로 종양의 완전 절제가 불가능하거나 전이가 의심스러울 때는 수술 후에 방사선치료를 해서 완치율을 높이기도 한다. 하지만 완치가 가능하지 않은 경우라도 국소 증상을 완화시키기 위해 한다. 가령 폐암이 뇌에 전이되어 이로 인한 증상이 심한 경우 머리에 방사선치료를 하여 암을 줄임으로써 암으로 인한 증상을 개선할 수 있다. 병리적 골절이나 뇌·척추·상대정맥 등 주요 기관에서 나타나는 압박이나 혈관 폐쇄 같은 증상을 예방하거나 완화시키기 위한 목적으로 방사선치료를 할 수 있다.

2) 방사선치료의 종류

방사선 조사기의 위치에 따라서 외부 방사선치료와 근접 치료로 나눌 수 있다. 외부 방사선치료는 몸 외부에서 각종 장비를 이용하여 방사선을 조사하는 치료 방법이다. 방사선의 종류에 따라서 다양한 방사선 발생 장치가 사용될 수 있다. 근접 치료는 방사선 발생 장치나 동위원소를 몸 안이나 표면에 위치시켜서 방사선을 한정된 부위에 조사하는 방법으로, 삽입되는 공간이나 방법에 따라서 강내 치료·관내 치료·조직 내 치료·접촉 치료 등으로 구분할 수 있다.

① 3차원 입체 조형 방사선치료

최근에는 컴퓨터와 방사선치료 기기의 발달로 환자로부터 얻은 CT나 MRI의 진단 영상들을 첨단 전산화된 소프트웨어를 이용하여 입체적으로 분석하는 것이 가능하게 되었고, '3차원 입체 조형 방사선치료 3D confirmal radiation therapy'라는 새로운 방사선치료법이 도입되었다. 3차원 입체 조형 방사선치료는 CT나 MRI의 소견을 컴퓨터로 합성하여 암이 있는 부위와 정상 장기들을 입체적으로 정확하게 재구성하고, 방사선을 쏘는 위치와 방향을 역시 입체적으로 조절한다. 그렇게 함으로써 주변의 정상 조직을 최대한 보호하면서 종양 부위에만 집중적으로 방사선을 쏠 수 있게 되어 효과를 높인다. 3차원 입체 조형 치료에서 가장 진보된 형태를 따로 '세기 조절 방사선치료 intensity modulated radiation therapy, IMRT'라고도 한다.

② 정위적 방사선 수술

CT나 MRI로 암의 위치를 3차원으로 표현하면 암세포의 위치에 대한 3차원적인 좌표를 알게 된다. 이렇게 얻어진 암세포의 좌표를 이용하여 방사선치료의 회전 중심과 암세포의 중심을 일치시킨 후, 병소 주변의 정상 조직을 최대한 보호하기 위한 컴퓨터 치료를 설계하고, 이에 따라서 대량의 고선량을 여러 방향에서 일시에 집중적으로 조사하는데, 이를 '정위적 방사선 수술 stereotactic radiosurgery'이라고 한다. '방사선치료'라는 단어 대신 '방사선 수술'이라는 단어가 들어가니 외과적 수술과 혼동되는 경우가 있으나 실제 칼을 들고 수술하는 것이 아니다. 1회에 원하는 만큼 많은 방사선량을 모두 조사하기 때문에 수술하는 것과 같은 효과를 낼 수 있다 하여 붙여진 이름일 뿐이다. 정위적 방사선 수술의 대표적인 예가 '감마 나이프'와 '사이버 나이프'이다.

감마 나이프 gammaa knife는 머릿속 암을 감마선을 이용하여 치료하는 방법이다. 컴퓨터로 계산된 병소 부위에 초점을 맞추어 각각 다른 방향에서 조사함으로써, 정상적인 뇌 조직에는 방사선의 부작용을 최소화하고 암이 있는 부위에만 높은 에너지의 방사선을 집중적으로 쪼이게 된다. 감마 나이프는 통상적으로 머릿속 3cm 이하의 병변에 한정되어 치료가 가능하다.

사이버 나이프cyber knife는 위성 항법 장치인 네비게이션 시스템을 이용하여 로봇 팔에 장착된 선형가속기에서 방사선을 조사하는 정위 방사선 수술 방법의 하나이다. 사이버 나이프는 감마 나이프와 원리는 비슷하나, 뇌종양이 아닌 다른 부위에도 적용이 가능하고, 분할 치료가 쉽다는 특징을 가지고 있다. 사이버 나이프는 선형가속기 · 로봇 팔 · 병변 추적 장치 · 치료용 컴퓨터 등으로 구성되어 있으며, 방사선 조사 장치인 선형가속기를 소형 · 경량화한 로봇 팔에 장착하여 사용한다. 실시간 영상 유도 기술을 이용하여 환자와 표적 병변의 위치를 파악한 후 컴퓨터 제어하에 로봇 팔이 암이 있는 부위에만 집중적으로 방사선을 조사한다.

③ 양성자 치료

양성자 치료는 양성자 방사선을 이용하는 방사선치료의 한 종류이다. 양성자는 암 부위에 도달하기 전까지 일반 정상 조직에는 거의 방사선을 조사하지 않기 때문에 정상 조직에 나타나는 방사선 부작용을 줄일 수 있다. 양성자 방사선은 암 표적 부위에만 대부분의 방사선을 조사하고 멈추므로 표적 뒤에 있는 정상 조직은 방사선의 영향을 적게 받는다. 주로는 안구에 생기는 종양에 많이 사용된다.

병원마다 들어와 있는 방사선치료 기계 종류가 다르고, 새로운 기계가 들어올 때마다 홍보를 많이 하는데, 새로운 기계라고 해서 무조건 좋은 것은 아니다. 환자나 보호자들은 흔히 '새로운 방사선치료 기계 = 고가의 방사선치료 = 더 최신의 치료 = 더 좋은 치료법'이라고 생각하지만 꼭 그런 것은 아니다. 환자의 몸 상태에 맞는 최적의 방사선치료 방법을 찾는 것이 중요할 뿐이다.

새로운 방사선치료 기계를 선전하는 광고에 지나치게 혹하지 말고 궁금한 것이 있으면 담당 전문의와 상의하는 것이 중요하다. 광고만 보고 스스로 내리는 판단보다 환자의 몸 상태를 잘 아는 전문가의 판단이 더 정확하기 때문이다.

3) 방사선치료의 과정

방사선치료를 위해서는 우선 환자 진료를 통해 방사선치료가 필요한 상황인지, 언제 시행하게 되는지, 항암 화학요법 같은 다른 치료와의 병합 요법이 필요한지 등을 결정해야 한다. 보통은 여러 진료과의 전문의가 함께 정하는데, 방사선치료를 결정하면 모의 치료 → 치료 계획 → 방사선치료의 3단계를 거쳐 치료를 받게 된다.

① **방사선 모의 치료** simulation

방사선치료가 결정되면 준비 작업으로 모의 치료기 simulator를 이용하여 방사선치료 과정을 시행해 본다. 실제 방사선이 체내에 들어가는 경로를 점검하고 다른 문제가 생기지는 않는지 점검하는 과정이다. 모의 치료를 하고 나면 치료 부위에 대한 정확한 위치 확인을 위해 피부나 치료 부위 고정에 필요한 보조 고정 장치에 잉크로 치료 부위를 표시한다.

② **방사선치료 계획**

치료 계획용 컴퓨터를 이용하여 최적의 방사선치료 방법을 고안하는 과정이다. CT 모의 치료기를 통해 얻은 영상과 모의 치료 전 진단을 위해 촬영한 CT · MRI · PET/CT 등의 영상을 바탕으로 방사선을 조사할 암 부위와 주위 정상 장기들을 정확하게 그리게 된다. 이후 치료할 부위에 방사선이 조사되는 방향 · 조사 범위 · 조사량 등을 결정하여 최적의 체내 선량 분포를 얻도록 방사선치료 방법을 설계한다.

③ 방사선치료

본격적인 치료에 앞서 실제 치료 부위가 치료 계획 때의 부위와 일치하는지 확인한 후에 치료를 시작한다. 방사선치료 기계에 들어가서 10~15분 정도 방사선을 쐬게 된다. 방사선치료 기간 중에는 방사선 종양학과 의료진의 진료를 받으면서 부작용에 대해 평가한다.

4) 방사선치료의 부작용

방사선치료 역시 치료 방법에 따라 표적이 되는 암세포만 죽이는 것이 아니라 정상 세포와 조직에도 영향을 미칠 수 있기 때문에, 이로 인한 부작용이 나타날 수 있다. 급성 부작용의 경우처럼 치료를 시작하고 얼마 지나지 않아 생길 수도 있고, 아급성 부작용의 경우처럼 치료가 끝나고 수개월이 지나서 생기기도 하며, 만성 부작용의 경우처럼 수년이 지난 후에 발생하는 경우도 있다.

부작용은 대개 치료를 받는 부위에 따라 다르게 나타나는데, 공통적으로 나타나는 부위는 피부이다. 방사선을 표적 암 부위에 쏠 때 피부를 통과하기 때문에 피부 조직에 손상이 발생할 수 있다. 대부분의 치료 대상은 피부에 인접하지 않아 심한 변화가 발생하지 않지만, 치료 대상 부위가 피부에 인접한 경우에는 치료를 시작한 지 2~3주가량 지나면 치료 부위의 피부가 화상을 입거나 햇볕에 탄 것처럼 붉었다가 검어지기도 하며, 건조해져서 살갗이 벗겨지거나 가려워지기도 한다. 예방이나 치료 목적으로 피부 보호용 연고나 크림 등을 처방하기도 한다.

그 밖에도 방사선을 쪼이는 부위에 따라 다양한 국소적인 부작용이 생길 수 있다. 머리 부위에 방사선치료를 받는다면 머리카락이 빠진다. 탈모는 치료의 강도에 따라 영구적일 수도 있지만 대개 일시적이다. 가슴 부위가 치료 부위라면 식도 점막이 손상되어 식도염 등이 발생할 수

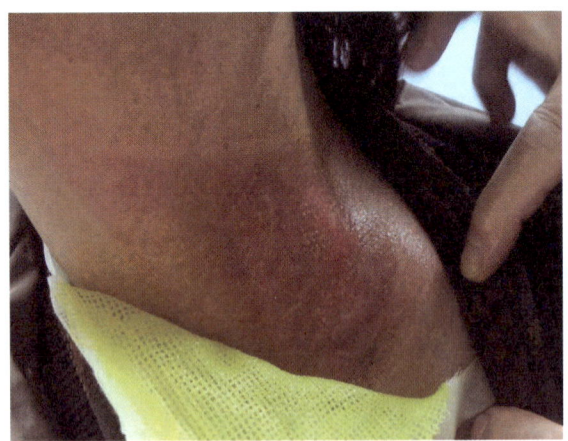

〈그림 4-9〉 피부에 생긴 방사선 피부염. 비교적 심하게 발생한 경우이다.

있다. 식도염이 심하면 점막이 헐어 아프고 쓰려서 식사를 제대로 못하게 될 수 있다. 두경부암으로 방사선치료를 받게 되면 침샘이 손상을 받아 입 마름이 생기거나 구내염과 점막염이 생겨서 먹지 못하는 일이 흔히 생긴다.

배나 골반에 치료를 받는다면 위장관 계에 영향을 주어 메스꺼움·구토·설사·복부 통증 등이 유발될 수 있다. 배에 방사선치료를 받고 설사를 하는 경우가 이에 해당한다. 골반에는 생식 기능을 담당하는 신체 기관들이 있는 부위이므로, 생식세포가 영향을 받아 불임·무월경·홍조·폐경기 증상 등의 생식 기능 문제가 생길 수 있다. 골반 부위에 방사선치료를 받고 나면 추후 항암 치료를 받을 때 백혈구 수치가 제대로 회복되지 않을 수 있다.

5. 전신적인 암 치료법 - 항암 치료

항암 치료에 대해서는 다음 장에서 구체적으로 다루니 이번 장에서는 전신적인 암 치료법에 항암 치료가 있다는 정도만 언급하고 넘어간다.

6. 기타 암 치료법

1) 호르몬 치료

일부 암은 호르몬에 의해 성장이 촉진된다. 유방암·전립선암·자궁내막암이 대표적인데, 이런 호르몬 의존적인 암은 호르몬이 들어오면 암세포가 자라므로 호르몬을 차단하는 방식으로 암을 치료한다. 유방암의 경우 '에스트로겐estrogen'이라는 호르몬을 차단하는 약인 '타목시펜tamoxifen'이나 '아로마타제 억제제aromatase inhibitor'를 사용하여 유방암 세포를 죽이거나 성장을 억제한다. 전립선암은 고환 절제술을 하여 남성호르몬이 나오지 않도록 하거나 남성호르몬 억제제를 투여함으로써 암세포를 죽이거나 성장을 억제할 수 있다. 이러한 호르몬 치료는 대부분 먹는 약이거나 피하주사로 맞는 약이어서, 머리가 빠지고 구토가 생기는 주사 항암제보다는 편하다.

2) 면역 치료

면역 치료는 면역력을 북돋움으로써 암세포를 죽이는 치료법이다. 사람의 몸에는 세균·바이러스·암세포 등을 없애는 면역 시스템이 있는데, 이러한 면역 시스템을 이용하여 암세포를 제거하는 것으로, 크게 개인 스스로가 항체와 감작感作 림프구를 능동적으로 생산하는 능동 면역과, 다른 사람이나 동물의 신체 내에서 이미 만들어진 면역 반응 성분을 받는 수동 면역으로 나눌 수 있다.
- 능동 면역 치료 : 종양 백신, 인터류킨, 인터페론

• 수동 면역 치료 : 단클론 항체, 항원 특이 세포 독성 T림프구, NK세포 치료

현재 임상 현장에서 사용되고 있는 면역 치료는 인터페론interferon, IFN, 인터류킨interleukin, IL이 있다. 이 밖에도 종양 백신, 면역 세포 치료가 있다.

① 인터페론interferon과 인터류킨interleukin

인터페론은 항바이러스 활성을 가진 물질로 면역 조절 작용·세포 증식 억제 작용을 하며, 암 환자에서는 세포독성 T-세포를 자극해서 암에 대한 면역 효과를 내는 것으로 알려져 있다.

인터류킨 역시 세포독성 T-세포를 자극해서 암에 대한 면역 효과를 내고 암세포를 죽인다. 또한 B세포 증식을 유도하며, 대식세포 활성을 촉진하고, 자연 살해 세포Neutral Killer cell, NK cell의 독성을 증가시킨다. 인터류킨-2는 전이성 흑색종·신장암에 사용하는데 환자의 15~20%에서 효과를 보이며, 한번 효과를 보이면 효과가 오래 지속되는 장점이 있다.

② 종양 백신

종양 백신은 암세포에 특이하게 작용하는 T-세포 반응을 유도하는 면역 체계를 자극하는 치료이다. 백신 종류는 종양 세포 백신·수지상 세포 백신 등이 있지만, 효과가 입증되어 임상에서 사용되고 있는 백신은 아직 없다. 흔히 자궁암 백신으로 알려져 있는 '가다실Gadasil'·'서바릭스Cervarix'는 엄밀하게는 자궁암 백신이 아니고 'HPV'라는 인유두종 바이러스에 대한 백신이다. 인유두종 바이러스가 자궁경부암을 일으키다 보니 흔히 자궁암 백신으로 불리지만, 암 치료와는 무관한 암 예방 백신이다.

③ 면역 세포 치료

면역 세포 치료는 암세포를 죽이는 기능을 가지는 특수 면역 세포를 환자의 몸에 주입하는 치료이다. 앞에서 말한 인터류킨이나 인터페론이 스스로의 면역력을 북돋우는 치료라면, 면역 세포 치료는 면역 세포를 외부에서 도입해 오는 치료이다. 이를테면 전쟁 용병을 구해 오는 셈이다.

주로 사용되는 면역 세포는 림포카인 활성화 살해 세포Lymphokine-activated killer, LAK, 종양 침윤 림프구Tumor-Infiltrating Lymphocytes, TIL, 자연 살해 세포, 항원 특이 세포독성 T-세포가 있다. 이들 세포는 공통적으로 암세포를 공격하는 특징이 있다. 보통은 암 환자 혹은 건강한 일반인에게서 림프구를 추출하여, 다양한 방법으로 체외에서 면역 세포를 증폭시켜 키운 후 환자에게 투여하는 방식으로 이용된다. 면역 세포 치료는 이론적으로는 좋아 보이지만 실제 임상시험에서 검증된 경우가 별로 없다. 아직은 임상시험과 연구 차원에서 시험적으로 사용되는 정도이고 더 연구되어야 할 부분이 많다.

흔히 항암 치료나 방사선치료는 암세포를 죽이면서 동시에 정상 세포까지 공격하기 때문에 부작용을 동반하지만, 면역 치료는 자연스럽게 면역력을 높여 암을 치료하기 때문에 부작용이 없다고 말한다. 즉, 다음과 같이 인식한다.

- 항암 치료 = 외부의 치유력 = 정상 세포도 죽임 = 몸의 균형을 깸 = 인위적인 것
- 면역 치료 = 스스로의 면역력 = 암세포만 골라서 죽임 = 몸의 균형을 맞춤 = 자연적인 것

아마도 여러 건강 보조 식품 및 민간요법 회사, 일부 한의원의 광고 때문일 텐데, 면역 치료가 부작용이 없는 안전한 치료냐 하면 그렇지는 않

다. 세상에 부작용 없는 치료는 없듯이 면역 치료도 부작용이 있다.

신장암이나 흑색종에서 사용되는 인터류킨-2 치료의 경우 환자분들의 표현으로는 '죽다 살아나는 치료'라고 할 만큼 매우 힘든 치료이다. 인터류킨-2 치료를 할 때는 거의 모든 환자에서 고열과 오한이 발생한다. 혈장 단백 및 수분의 혈관 밖 유출이 나타나는 '모세 혈관 누수 증후군capillary leak syndrome'이 생기며 부작용으로 온몸이 붓는다. 콩팥 독성·골수 억제·섬망 등의 부작용도 있다. 인터류킨-2 치료를 하다가 치료 도중에 부정맥이 나타나거나 혈압이 떨어져서 중환자실에 갔다 오기도 한다. 인터페론 치료 역시 발열·오한·두통·우울증·근육통·골수 억제 등의 부작용이 있다. 종양 백신의 경우 장기적인 안정성도 아직 검증되지 못했다. '면역요법에 부작용이 전혀 없다'라는 것은 검증되지 않은 면역요법을 상업적으로 광고하는 사람들로 인해 생긴 오해일 뿐이다.

④ **면역 표적 항암제**immune check point blocking agent

면역 표적 항암제는 면역 세포가 암세포를 그냥 지나치지 않고 암세포를 인식하도록 만들어서 면역 세포로 하여금 암을 죽이도록 하는 항암제이다. '암'과 같은 본래 내 몸에 존재하지 않던 비정상 세포가 몸에 나타났을 때 우리 몸의 면역 체계는 본래 이에 맞서 싸울 수 있다. 원래 정상적으로 우리 몸에는 바이러스나 세균, 암세포가 나타나면 이를 '비정상세포'로 인식하고 이를 없애는 면역 세포가 존재한다. 면역 세포는 우리 사회의 군인이나 경찰로 이해하면 편하다. 조직폭력배가 돌아다니면, 조직폭력배를 우리 편이 아닌non-self 비정상으로 인식해서 경찰이 조직폭력배를 없애게 된다. 관건은 우리편self과 우리편이 아닌 것non-self을 어떻게 구별해 내느냐는 것이다.

암세포는 유전자 돌연변이를 갖고 있고, 본디부터 우리 몸에 있지 않던 암단백질을 만들어 내게 되어, 정상적인 면역 세포는 이를 인지하고

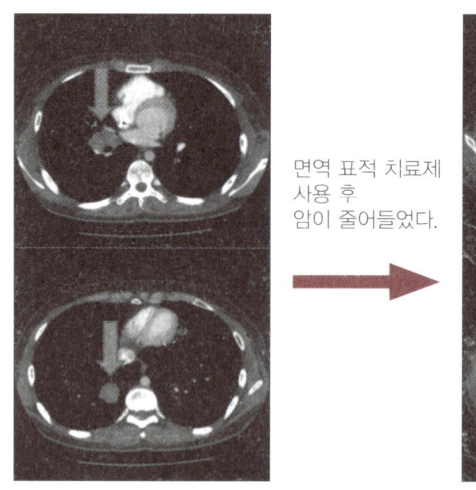

〈그림 4-10〉 면역 표적 항암제를 사용 후 암이 줄어든 그림

암세포를 죽이게 된다. 놀랍게도 우리 몸에서는 매일 끊이지 않고 비정상 암세포가 만들어지지만, 면역 세포가 이를 없애 주므로 우리는 암에 걸리지 않고 살아갈 수 있다. 이렇게 면역 세포가 기능을 잘하여 암세포를 없애는 것을 '면역 제거immune elimination'라고 부른다. 하지만 암세포들도 어떻게 해서든 살아남아야 하기 때문에, 우리 몸의 면역 체계의 공격을 피하기 위해 면역 회피 물질을 만들어 낸다. 이러한 면역 회피 물질이 있으면, 면역 세포가 암세포를 비정상non-self으로 인식하지 못하고 정상self으로 인식하여, 암세포를 공격하지 않고 지나친다. 조직폭력배들이 위조된 주민등록증을 갖고 다니면서 경찰의 불심검문을 빠져나가는 것과 같은 이치이다. 이렇게 암세포가 면역 체계를 빠져나가서 면역 세포가 암세포를 죽이지 못하는 것을 '면역 회피immune escape'라고 한다.

면역 회피 물질에는 PD-1, PD-L1, CTLA-4 등 여러 가지가 있는데, 면역 표적 항암제는 이러한 면역 회피 물질을 표적으로 한다. 면역 표적 항암제는 PD-1, PD-L1, CTLA-4과 같은 면역 회피 물질에 달라붙어서 면역 회피 물질의 기능을 마비시키는데, 그 결과로 면역 세포가 암세포를 다시 인지하게 되고, 암세포를 죽이게 된다. 즉 위조된 주민등록증을 구별해 내는 특수 탐지기를 경찰에게 지급해서 경찰들이 조직폭력배를 잡아들이도록 만드는 약이 면역 표적 치료제이다. 면역 표적 치료제는 암세포의 방해 공작으로 눈이 가려졌던 면역 체계를 똑똑하게 만들어 암세포를 제대로 알아보고 잘 싸울 수 있도록 한다. 이러한 면역 표적 치료제는 그간 식품으로 면역력을 올려서 암을 치료한다는 등 근거 없는 한방 치료로 암 면역력을 높인다는 식의 민간요법에서 운운하는 항암 면역 치료와는 완전히 다른 것이다.

면역 표적 항암제의 가장 큰 특징은 '암이 줄어들면 그 효과가 오래 지속된다'라는 점이다. 기존의 표적 항암제가 수개월~1년 정도 지나면 내성이 생겨 더 이상 사용이 어려웠던 데 비해, 면역 표적 항암제는 암이 줄어들고 반응을 하면 1년이든 2년이든 오래 지속되는 장점이 있다. 아직은 데이터가 많지 않아서 얼마나 오래 반응이 유지되는지는 결과를 더 기다려 봐야 하지만, 일부에서는 표적 치료제와 병용하면 전이성 암에서도 5년 이상 장기 생존을 기대할 수 있으리라는 장밋빛 전망이 나오고 있다. 1년 이상 장기 생존을 기대하기 어렵던 전이성 암 환자가 암을 가지고 5년 이상 산다는 것은 굉장히 혁신적인 일이다. 암을 뿌리뽑고 완치하는 시대에서 암을 지니고 불편한 점 없이 5년 이상 암을 관리하면서 사는 시대가 곧 열릴지도 모르겠다.

3) 조혈모세포 이식

조혈모세포 이식은 백혈병·다발성 골수종·림프종 등 혈액암 환자에서 고용량 항암 화학요법으로 암세포와 환자 자신의 조혈모세포를 제거한 다음 새로운 조혈모세포를 이식하는 치료법이다.

조혈모세포 이식은 조혈모세포를 타인에게 받는 '동종 조혈모세포 이식allogeneic stem cell transplantation'과 자신의 조혈모세포를 쓰는 '자가 조혈모세포 이식autologous stem cell transplantation'으로 나눈다.

① 동종 조혈모세포 이식

동종 조혈모세포 이식의 과정은 2단계로 이루어진다.

첫 번째 단계에서는 환자에게 강력한 항암 화학요법 및 방사선요법을 시행하여 골수에 있는 암세포와 환자 자신의 조혈모세포를 완전히 없앤다. 이 과정에서 아주 강력한 항암 치료를 통해 골수에 암세포를 하나도 남김없이 없애게 된다.

두 번째 단계는 조혈모세포 이식 단계이다. 조직적합성항원(HLA ; human leukocyte antigen, 동물 세포의 표면에 종류에 따라 특징적으로 존재하는 단백질. 주로 이식 거부 반응에 작용한다)이 일치하는 조혈모세포 공여자(조혈모세포 기증자. 가족 혹은 타인)의 조혈모세포를 말초 혈액 혹은 골수에서 채취하여 환자의 정맥에 주입한다. 주입된 조혈모세포가 환자

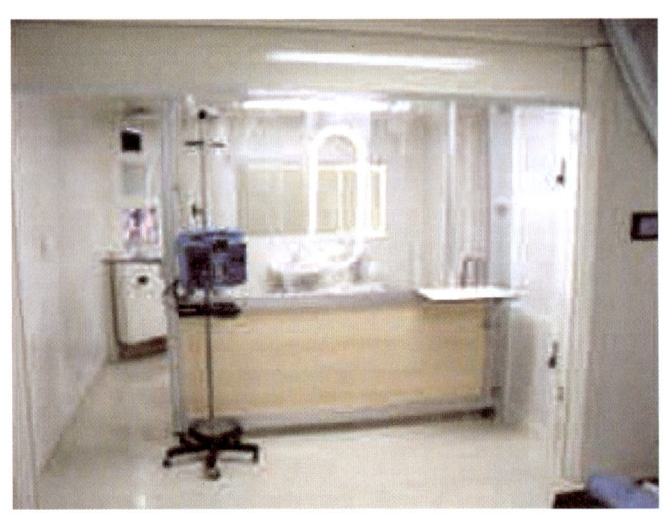

〈그림 4-11〉 조혈모세포 이식이 이루어지는 무균실

의 골수에 생착生着하여 조혈 기능을 시작하면 이식은 끝나게 된다. 일반적으로는 이식편대숙주 반응(이식된 조직에 존재하는 타인의 혈구가 숙주세포를 공격하는 현상)이나 감염이 없다면 이식된 조혈모세포는 골수에 적응하여 보통 2~4주 내에 혈액세포를 생산한다.

 타인으로부터 동종 이식을 받기 위해서는 조혈모세포 공여자와 환자의 조직적합성항원이 전부 또는 일부가 맞아야 한다. 환자와 성별과 혈액형이 달라도 상관없다. 형제자매는 부모가 같으므로 조직적합성항원이 일치할 확률이 25%이다. 형제자매 중에 공여자를 찾을 수 없으면 한국조혈모세포은행을 통해 국내·일본·대만·중국·미국 등에서 조직적합성항원이 일치하는 공여자를 찾을 수 있다. 그 밖에 국내에서도 활성화되고 있는 제대혈은행에서 다른 사람으로부터 기증된 제대혈을 쓸 수도 있어 동종 조혈모세포 이식이 꼭 필요한 환자는 대부분 필요한 조혈모세포를 구할 수 있다.

 동종 조혈모세포 이식은 전 처치로 시행하는 고용량 항암제 치료의 독성과 이식편대숙주 병에 기인하는 높은 치명률이 단점이다. 그러나 공여자의 면역 세포가 환자의 암세포를 죽이는 이식편대종양 효과가 있다는 장점도 있다. 최근에는 이식 전 처치의 강도를 줄여서 부작용을 최소화하는 '비골수 파괴성 조혈모세포 이식(미니 이식)'도 널리 이용되고 있다. 이 방법은 일단 공여자의 조혈모세포를 일부라도 이식시킨 후 필요에 따라 공여자에서 백혈구의 일종인 림프구를 채취하여 보충함으로써 이식을 완전하게 한다. 비골수 파괴성 조혈모세포 이식은 통상적인 동종 조혈모세포 이식이 어려운 고령이나 다른 장기 기능이 나쁜 환자에서도 가능하기 때문에 이용이 증가하고 있다.

② **자가 조혈모세포 이식**

 자가 조혈모세포 이식은 자신의 조혈모세포를 채취하여 냉동 보관하는 과정과 암세포를 없애는 항암 치료 과정, 조혈모세포를 주입하는 과정으로 이루어진다. 자가 조혈모세포 이식은 동종 조혈모세포 이식과는 달리 자신의 조혈모세포를 이용하기 때문에 거부 반응·이식편대숙주병 등의 합병증이 적다.

단점으로는 조혈모세포에 환자 자신의 암세포 오염이 있을 수 있어 이식 후 재발의 원인이 될 수 있다. 암세포 오염을 줄이는 여러 방법이 이용되고 있으나, 아직은 더 연구되어야 할 부분이 많다. 또한 이식 전 적절한 항암 치료로 암세포 오염을 줄이는 등의 노력을 기울이면 재발이 줄어들 것으로 기대된다.

조혈모세포 이식과 통상적인 항암 화학요법의 치료 성적이 확실한 차이가 증명되지 않은 경우에는 이식 성적과 합병증을 신중히 비교하고, 치료에 대해 환자·가족·의료진이 함께 상의하여 신중히 결정하는 것이 바람직하다.

4) 방사성 요오드 치료

갑상선 암의 경우 '방사성 요오드 radioactive iodine therapy'를 이용하여 암을 치료하기도 한다. 요오드는 원래 김·다시마·미역 등 해조류에 많은 성분인데, 우리 몸에 흡수되어 갑상선 호르몬을 만드는 데 이용된다.

방사성 요오드 치료는 갑상선 세포에서 요오드를 섭취하는 성질을 이용하여 수술로 제거하지 못하는 갑상선암을 제거하는 치료법이다. 수술 소견에서 암이 퍼진 정도가 일정 수준 이상이 되어 재발할 위험이 높다고 생각되는 환자나, 뼈나 폐 등과 같은 다른 장기에 전이가 발견된 환자가 방사성 요오드 치료의 대상이 된다. 방사성 요오드 치료 직후에는 가족 및 주위 사람들이 방사선에 노출되지 않도록 주의해야 한다.

7. 완화 요법

암 환자의 치료는 크게 적극적 암 치료와 완화 의료로 나눌 수 있다. 적극적 암 치료는 암 덩어리를 없애거나 줄이고, 암세포를 죽이기 위한 치료로, 앞서 이야기한 수술·방사선치료·항암 치료를 의미한다. 적극적 암 치료는 경우에 따라 한 가지 방법만 사용되기도 하지만 치료 효과를 높이고 부작용을 줄이기 위해 여러 방법을 복합적으로 사용한다.

반면 완화 의료는 환자의 삶의 질을 높이고 증상을 조절하는 데 초점을 맞춘 치료를 말한다. 완화 의료는 적극적 암 치료처럼 완치를 목표로 하여 질병에 초점을 두지 않고, 환자의 삶의 질과 증상 조절에 초점을 맞추며, 주로 말기암 또는 암이 진행 단계일 때 사용한다. 대표적인 완화 의료는 통증 치료·피로 치료·재활 치료·호스피스 등이다. 암에 대한 치료 효과를 높이고 환자의 삶의 질을 향상시키기 위하여 암 치료와 완화 의료가 적절히 함께 이루어져야 한다.

만일 말기에 가까워지면서 치료로 얻는 이득이 손해보다 적게 되면, 완화 의료에 치중하는 것이 환자에게 더 도움이 된다. 완화 의료를 통해

〈도표 4-4〉 적극적 암 치료와 완화 의료의 차이

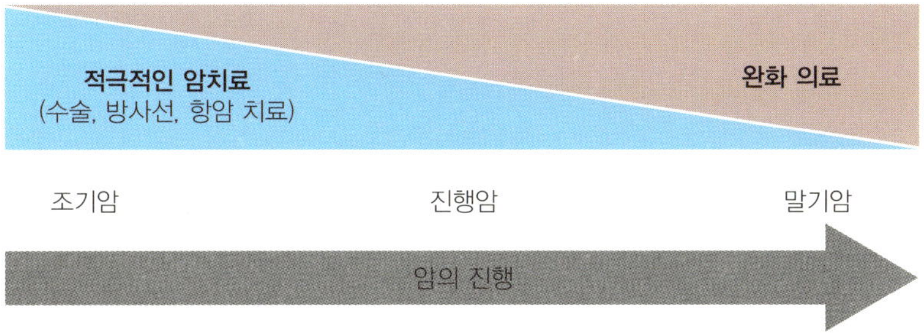

적극적인 암치료
(수술, 방사선, 항암 치료)

완화 의료

조기암　　　　　진행암　　　　　말기암

암의 진행

환자에게 신체적·정신적 편안함을 주는 것도 중요한 치료이기 때문이다. 흔히 완화 의료는 환자를 포기하는 것으로 오해하는 경향이 있는데, 그렇지 않다. 암이 진행될수록 환자의 몸 상태는 나빠지기 때문에 치료의 부작용을 최소화하고 환자의 삶의 질을 높이는 치료들이 더 중요해진다.

8. 협진과 다학제적 치료

"이번에 제가 외과와 방사선 종양학과 선생님을 연계해 드릴 테니 한번 만나서 의견을 들어 보세요."

"의견을 들어 보라고요?"

"네. 항암 치료의 반응이 좋은 편이어서 암은 많이 줄어들었고, 수술이나 방사선치료 모두 다 가능할 것 같은데, 다른 과 선생님들 의견을 듣고 치료 방침을 정하는 것이 좋겠습니다."

우리가 가지고 있는 암에 대항할 수 있는 무기는 크게 3가지, 수술·방사선치료·항암 치료이다. 군대로 치자면 육·해·공군이다. 적군이

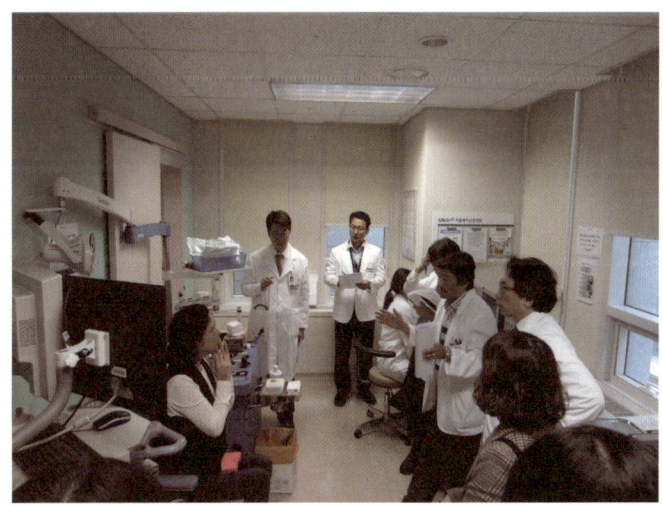

〈그림 4-12〉 서울대병원 두경부암 진료팀의 두경부암 협진 모습. 이비인후과·방사선종양학과·종양 내과·영상의학과 등 관련 과들이 함께 모여 팀을 꾸리고, 유기적인 협진을 하고 있다. 다학제적 접근을 통해 관련과 전문의가 모여서 토론을 하며 어떤 치료법이 가장 최선인지 정한다.

쉬운 상대라면 1가지 무기만으로도 전쟁에서 승리할 수 있겠지만, 현실적으로 암이라는 적군은 만만한 상대가 아니다. 그래서 암과 싸울 때는 이 3가지 무기를 적절히 조합하여 치료에 이용한다. 이를 '다학제적 치료Multimodality treatment'라고 한다. 여러 분야의 전문가가 함께 모여서 충분히 토론하고, 환자의 개별 상황에 맞게 치료 방침을 정하는 것으로, 이미 요즘 암 환자 진료의 대세가 되어 있다.

전쟁에서 육·해·공군을 얼마나 효율적으로 활용하느냐에 따라 전투 성과가 달라지는 것처럼, 수술·방사선치료·항암 치료, 이 3가지를 얼마나 효율적으로 활용하느냐에 따라 암 치료 성적이 달라진다. 수술만으로 완치 가능한 조기 암인 경우에는 다학제적 치료가 필요 없지만, 암이 어느 정도 진행된 경우에는 다학제적 치료 접근을 통하여 여러 치료법을 어떻게 효율적으로 조합하여 치료할지 정하게 된다. 이를 위해서는 원활한 협진이 필수적이다. 그래서 치료 중간에 다른 과 선생님들께 의견을 구하게 된다.

협진의 중요성이 커지면서, 최근에는 대형 병원들을 중심으로 새로운 협진 시스템을 만들어서 한 번에 치료를 결정하는 시도를 많이 하고 있다. 환자가 여러 진료과를 다니면서 의견을 듣는 것이 아니라, 여러 진료과의 전문의 선생님들이 모여서 서로 긴밀하게 토의하고 그 자리에서 치료 방침을 정하는 것이다. 이렇게 되면 환자가 병원에 여러 번 오지 않아도 되니 환자 입장에서는 매우 편리해진다.

9. 환자와 함께 치료 방침 결정

환자의 치료법을 결정하는 사람은 일반적으로는 의사이다. 어떤 치료를 하는 데 있어 명백하게 그 유용성이 입증된 경우, 의사는 환자에게 치료를 권유한다. 이미 교과서적으로 치료법이 확립되어 있고, 중요한 치료라면 환자가 치료를 거부하더라도 환자를 설득하여 결국엔 치료를 받게 한다.

예를 들어 폐결핵에 걸렸다면 결핵약을 먹어야 한다. 결핵약의 부작용에 비해 결핵약을 먹었을 때 볼 수 있는 효과가 크기 때문이다. 반면 결핵 치료를 하지 않을 경우 손실이 따른다. 합병증이 생기거나 다른 사람에게 전염될 수도 있으므로 결핵이라는 진단을 받았다면 무조건 치료를 받아야 한다. 환자가 치료를 거부한다면 의사는 환자를 설득해서라도 치료해야 한다. 이 경우에는 선택의 여지가 없다.

하지만 치료 방침을 의사 혼자 정하지 않고 환자와 상의하여 정하는 경우도 있다. 특히 교과서적으로 정답이 없는 문제일 경우에는 환자의 뜻과 가족의 뜻을 반영하여 결정하게 된다. 예를 들어 좋아질 확률이 15% 정도인 신약을 사용할지 말지 정해야 할 경우를 생각해 보자. 15%나 가능성이 있다면서 적극적으로 치료를 원하는 환자가 있는 반면, 좋아질 가능성이 15%뿐인데 굳이 그 힘든 치료를 받아야 하느냐며 원치 않는 환자도 있다. 각자의 가치관에 따라 치료 여부가 달라질 수 있는 것이다. 이럴 때는 환자와 보호자도 함께 의사 결정에 참여하게 된다.

이때 의사는 의학적인 사실과 치료의 장단점을 설명해 주고, 환자와 가족은 이를 토대로 가치관과 선호도, 경제적 상황 등을 종합적으로 고려하여 결정을 내린다. 이를 의사와 환자의 '공유된 의사 결정shared decision making'이라고 한다. 즉 의사가 의학적인 판단을 내리고 일방적으로 치료 방침을 결정하여 환자에게 통보하는 것이 아니라 의사와 환자가 함께 치료 방향을 정해 나가는 것이다.

이런 방식으로 결정을 내리는 문제들은 주로 정답이 없고 가치 판단이 개입되는 문제들이다. 예를 들어 아래와 같은 것들이다.

- 항암 치료를 더 할 것인가 말 것인가?
- 임종 직전, 중환자실에 갈 것인가 말 것인가?
- 신약이 있는데 써 볼 것인가 말 것인가?

이처럼 정답이 없는 문제들에 대해서는 환자가 의사에게 물어보는 것이 아니라 의사가 환자에게 물어본다. 이때 가장 중요한 것은 풍부한 의학 정보와 생각할 시간, 그리고 충분한 대화이다. 환자도 의사의 말뜻을 이해해야 하고, 의사도 환자의 상황을 충분히 이해해야 한다.

10. 암은 지니고 사는 만성병

'암적인 존재'라는 표현을 종종 접할 것이다. 뿌리 뽑히지도 않으면서 주변에 많은 피해를 주는 고약한 존재라는 의미이다. 그런데 이 표현은 매우 잘못된 표현이다. 암은 나을 수 있다. 실제로 2006년 통계만 보더라도 암 환자의 5년 생존율 45%로, 절반 정도의 환자가 암에서 완치되고 있는 것이다. 반면 고혈압이나 당뇨, 간경화 같은 생활습관병은 완치되지 않는다. 평생 지니고 살면서 혈압이 높으면 혈압 약을 복용하여 혈압을 떨어뜨리고, 혈당이 높으면 당뇨 약을 복용하여 혈당을 떨어뜨려야 한다. 그런데 이것이 원활하게 조절되지 않으면, 당장 죽는 것은 아니지만 언젠가는 이들 생활습관병으로 인한 합병증으로 사망에 이르고 만다. 이에 비하면 암은 절반 정도나 완치될 수 있으니 얼마나 착한가.

게다가 새로운 항암제들의 등장과 치료법의 개발로 암은 이제 더 이상 걸리면 무조건 죽는 불치병이 아닌, 당뇨나 고혈압처럼 평생 지니고 사는 만성병으로 개념이 바뀌고 있다. 과거에는 암 선고가 사형 선고와 다름없었을지 모르지만 적어도 지금은 그렇지 않다. 혈압이 높으면 혈압 약을 먹듯이, 암에 걸렸으면 항암 치료를 통해 암세포를 줄이거나 성장을 억제하면서 지내면 되는 것이다. 혈압을 조절하다가 조절이 잘 안 되면 다른 약으로 바꾸듯이, 항암 치료에 반응이 좋지 않으면 다른 항암제로 바꾸어 치료 받으면서 지내면 된다. 완치가 안 된다고 하더라도, 암이 더 커지지 않도록 조절하면서 암 때문에 불편한 것 없이, 삶의 질을 유지하고 관리하면서 오래오래 잘 지내는 것, 이것이 최근 암 치료의 바뀐 트렌드이다. 이제는 암도 당뇨나 고혈압 같은 만성 질환으로 받아들여지고 있다.

FAQ 자주 하는 질문과 대답
말기와 4기 사이에서

앞에서 병기를 판정하는 이유는 '치료 방침을 결정하기 위해서'라고 이야기했다. 그런데 많은 환자와 보호자들이 혼동하는 개념이 있다. 바로 4기와 말기의 개념이다.

"선생님, 우리 아버지는 폐암 몇 기에 해당하나요?"
"폐 말고도 간에 조그만 암 덩어리가 있어 폐암 4기에 해당합니다."
"4기요? 몇 기까지 있는 건가요?"
"병기는 1기부터 4기까지 나눕니다."
"4기까지 있는데 4기면 말기네요. 그렇게 상태가 나쁜지 몰랐습니다."

이처럼 '말기'와 '4기'는 흔히 혼동되어 이해되곤 한다. 1기부터 4기 중에 4기라고 하니 가장 좋지 않고, 속된 말로 갈 데까지 갔다고 이해하기 때문이다. 4기는 곧 말기이고, 나아가 더 이상 희망이 없으며, 곧 죽는다고 생각하는 사람도 있다. 이는 말기와 4기를 정확히 구분하여 이해하지 못했기 때문에 생기는 오해이다.

'말기terminal stage'는 여러 가지로 정의되지만, 일반적으로는 다음의 2가지 상황이 충족될 때 말기라고 한다. ① 남은 수명이 3개월 이내(일부에서는 6개월 이내로 보기도 한다)로 예측되는 경우 ② 수술이나 항암 치료 등의 적극적인 치료는 중단하고 진통제 치료 등의 보존적인 치료만 하는 경우이다. 반면 '4기stage IV'는 원격 전이가 있는 경우이다.

병기는 종양의 크기나 깊이T stage · 림프절 전이N stage · 원격 전이M

stage를 종합하여 따져서 매긴다. 'CT에서 보니 종양의 크기가 4cm이고, 주변 림프절에 하나가 전이되어 있고, 다른 장기에는 전이가 없으니 2기이다'라는 식으로 말이다. 병기를 따지는 이유는 치료 방침을 정하고 예후를 예측하기 위함이다. 암마다 차이가 있긴 하지만, 4기가 되면 수술은 어렵고 항암 치료가 치료의 근간을 이루게 된다.

의사들이 검사를 통해 병기를 판정하고 수술 · 방사선치료 · 항암 치료 중 어떤 치료를 할지 정한다. 암이 어느 한 부위에만 국한된 상태라면 그 부위만 수술로 제거하면 되고, 전신에 퍼진 상태라면 전신을 상대로 치료해야 한다. 암마다 다르지만 1 · 2기는 수술이 주된 치료가 되고, 3기는 여러 가지 치료를 조합하여 다학제적으로 치료하고, 4기는 항암 치료가 주를 이룬다. 병기는 치료 방법을 결정하기 위해 정하는 것이고, 말기라는 말은 환자의 전신 상태와 임상 상황을 종합하여 칭하는 말로, 이 둘은 분명 차이가 있다.

림프종처럼 항암 치료에 잘 듣는 암은 여기저기 전이가 있는 4기라도 완치가 가능하며, 담도암이나 췌장암은 2, 3기라고 해도 별다른 치료 한 번 못해 보고 사망하는 경우도 있다. 즉 4기라 해도 말기가 아닌 경우가 있고, 4기가 아니어도 말기인 경우가 있으며, 암에 따라 4기라도 완치가 되는 경우도 있고, 2기나 3기라도 금방 사망하는 일도 있다.

말기와 4기는 분명 다른 용어이며, 4기라고 해서 말기로 이해해서는 안 된다. 4기는 전이가 있는 상태, 즉 암의 퍼진 정도를 말해 주는 것이지 곧 죽는다는 전신 상태를 의미하는 것이 아니다. 4기 환자 중에서 나중에 적극적인 항암 치료에도 불구하고 암이 나빠져서 더 이상 항암 치료가 어려워지면 그때 말기가 된다.

예전에 TV에서 인기를 모았던 오디션 프로그램에서 '울랄라세션'이라는 그룹이 크게 주목을 받았던 적이 있다. 노래도 잘하고 열정도 넘쳤던 그 그룹은 오디션 프로그램에서 우승했고, 이후 가수로서도 활발하게 활동했다. 그런데 울라라세션의 멤버 중 한 명이 당시 위암으로 항암 치료 중이었음이 나중에 밝혀졌다.

사연이 이러하면, 위암 투병 중에도 음악에 대한 열정으로 아름다운 노래를 선보였던 가수에게 박수와 더 큰 격려를 보내야 할 텐데 인터넷상에는 오히려 악성 댓글이 넘쳐 났다. 악성 댓글의 주 내용은 '위암 말기 환자가 어떻게 건강한 사람들도 힘든 오디션 프로그램을 견뎌 내고 생방송 무대에서 춤추고 노래할 수 있는가?'라는 의문을 제기하는 거짓 암 투병설이었다. 말기암 환자는 그렇게 무대에서 열정적으로 노래를 할 수가 없고, 이는 필시 가수가 위암이라고 거짓말을 해서 세간의 이목을 끌어 보려는 속셈이라는 것이다.

사태가 이 지경에 이르자 당시 항암 치료를 담당했던 주치의가 인터뷰에 나서서 그 가수는 위암이 복막에 전이된 4기가 틀림없고, 힘든 항암 치료 과정을 잘 이겨 내고 있다고 발표하기에 이르렀다. 본인도 "암 4기라는 것과 말기암은 다르다. 나는 말기암 환자가 아니다."라고 직접 밝히기까지 했으나, 여전히 많은 언론에서 '암 말기'로 보도했다. 그 가수에 대한 언론의 잘못된 보도와 악성 댓글은 오디션에서 우승한 이후 사망할 때까지 지속되어 고인과 가족들을 괴롭혔다고 한다. 정확히 말하면, 그 가수는 위암 4기인 상태로 항암 치료를 받으면서 가수 활동을 했던 것이고, 암이 악화되면서 '말기' 상태가 되어 임종했던 것이었다. 하지만 의학용어에 대한 정확한 이해의 부족으로 진단 시 4기암을 '말기암'이라고 잘못 표현하는 언론 기사들이 여전히 많다.

암 환자의 '말기'는 암이 진행하고 더 이상은 적극적인 암 치료가 어려워서 임종을 준비해야 하는 단계에 접어든 환자에게만 적용되는 용어이다. '말기'와 '4기'는 엄연히 다른 용어이며, '말기'라는 용어를 사용할 때에는 환자가 상처받지 않도록 주의해야 한다.

4장 핵심 정리 암 치료법은 어떻게 정하는가?

1 암에 대한 치료 계획을 세울 때는 조직학적 유형·병기·운동 수행 능력을 고려한다.
- 조직학적 유형 : 확진하는 데 반드시 필요하다.
- 병기 : 병이 어느 정도 진행되었는가 하는 척도. 병기에 따라 국소 치료를 할지 전신 치료를 할지 결정된다.
- 운동 수행 능력 : 기력이 얼마나 좋은지의 척도. 운동 수행 능력에 따라 항암 치료를 얼마나 잘 견뎌 낼지, 얼마나 오래 살 수 있을지가 달라진다.

2 조직학적 유형·병기·운동 수행 능력을 종합하여, 암 환자에게 수술·방사선치료·항암 치료 중 어떤 치료를 할지 정한다. 여러 암 치료법을 얼마나 효율적으로 활용하느냐에 따라 암 치료 성적이 달라진다.

3 암 치료의 목표는 크게 완치·생명 연장과 삶의 질 향상으로 나눈다. 환자가 어떤 상황에 처해 있는지에 따라 치료 목표가 달라진다.

4 암에 대한 국소적인 치료법으로는 수술과 방사선치료가 있고, 전신적인 치료법으로는 항암 치료가 있다.

항암 화학요법이란 항암제를 사용하여 암을 치료하는 것으로 전신에 퍼져 있는 암세포에 작용하는 전신적인 암치료 방법이다. 항암 화학요법이라는 말 대신 '항암 치료'라고 흔히 불린다.

항암 치료란 무엇인가?

항암 치료를 받아야 하는 상황이 되면 막연한 걱정이 밀려오게 마련이다. 특히 항암 치료를 처음 받을 때에는 긴장도 되고, 부작용에 대한 걱정도 크다. 이번 장에서는 암 치료에 사용되는 항암 치료란 무엇인지, 항암 치료에는 어떤 종류가 있고, 어떤 목적으로 시행하는지 알아보자.

1. 항암 치료란 무엇인가?

항암 화학요법은 항암제를 사용하여 암을 치료하는 것으로, 전신에 퍼져 있는 암세포에 작용하는 전신적인 암 치료 방법이다. 항암 화학요법이라는 말 대신 '항암 치료'라고 흔히 불린다. 즉 항암 치료란 '항암제를 이용하여 암을 치료하는 방법'이라고 이해하면 쉽다.

항암제에는 여러 가지 종류가 있다. 작용 방식에 따라서 '세포독성 항암제'와 '표적치료암제'로 나눌 수 있고, 투약 방식에 따라서 '주사 항암제'와 '경구 항암제'로 나눌 수 있다. 항암제의 종류는 매우 다양하지만, 공통적으로 암세포를 죽이거나 암세포의 성장을 더디게 만드는 특징이 있다. 이러한 항암 효과를 가진 약물을 이용하여 내과적으로 암을 치료하는 것이 바로 항암 치료이다.

항암 치료는 수술이나 방사선치료와 달리 전신 치료이다. 수술이나 방사선치료는 암이 우리 몸의 어느 한 부분에 국한되어 있을 때 국소적으로 작용하는 방식의 암 치료법인데 비해, 항암 치료는 우리 몸에 흡수되어 온몸으로 다 스며들기 때문에 기본적으로 전신에 작용하는 치료법이다.

2. 항암 치료의 역사

암 치료에 있어서 수술이 수백 년의 역사를 자랑하는 데 비해 항암 치료의 역사는 비교적 짧은 편이다. 근대적인 의미에서의 항암 치료의 시작은 1940년대로 거슬러 올라간다. 1940년대는 세계대전을 거치며 의학이 비약적으로 발전하던 시대였다. 페니실린이라는 항생제가 등장하면서 많은 사람들의 생명을 살리기 시작했고, 화학이 발전하면서 인체에 적용 가능한 새로운 형태의 화합물들이 나오기 시작했던 시대였다. 새로운 화학물질이 쏟아져 나왔고, 염색약·항생제·합성세제, 심지어 독가스까지 다양한 신물질이 발견되었다. 그중 한 가지가 화학무기로 개발된 '머스터드 Mustard'라는 독가스였다.

1943년 12월, 이탈리아 남부의 한적한 항구 '바리'에 정박해 있던 미국 함대를 독일군 비행기가 폭격하면서 미국 함대에 실려 있던 머스터드가 폭발하는 사건이 일어났다. 머스터드 독가스는 순식간에 항구를 뒤덮었고 인근 마을까지 황폐하게 만들었다. 1,000여 명이 목숨을 잃었는데, 사망하는 과정이 대부분 비슷했다. 온몸에 물집이 생기고 호흡기 합병증이 생기다가 열이 나고 며칠 후에 사망했다. 사망자들의 부검 소견도 비슷했다. 온몸의 백혈구가 없어졌고, 골수가 말라붙어 있었다.

당시 미군으로부터 연구를 의뢰 받아 머스터드 가스가 인체에 미치는 영향을 연구하던 예일 대학의 젊은 약리학자 굿맨 Alfred Goodman과 길먼 Louis Gilman은 이 독가스가 림프세포를 죽인다는 사실을 발견했다. 이런 새로운 사실에 영감을 얻어 두 사람은 말기 림프종으로 죽음을 기다리던 환자에게 저용량의 머스터드를 투여했고, 림프종 암세포가 급격하게 줄어드는 것을 발견했다. 그간 불치의 영역으로 알려져 왔던 암을 약물로 치료할 수 있다는 사실을 최초로 증명한 것이었다.

비슷한 시기인 1947년에 보스턴의 병리학자 시드니 파버 Sidney Faber는 백혈병으로 죽어 가던 어린이에게 '아미노프테린 aminopterin'이라는 항엽산 제제를 투여하여 암세포가 극적으로 감소하는 사실을 보고했다. 당시만 해도 백혈병은 진단을 받으면 한두 달 후에 무조건 사망하는 혈액암이었다. 의사들이 할 수 있는 일이라곤 '백혈병을 진단하는 일'과 '곧 사망할 것이라는 소식을 알리는 일' 2가지밖에 없었다.

파버가 이러한 불치병도 치료 가능하다는 새로운 사실을 보고하자, 많은 사람들이 이에 고무되어 새로운 시도를 했고, 새로운 합성 화학물이 만들어지며 이후 다양한 항암제가 등장하게 된다. 파버는 항암 치료라는 개념을 도입한 '항암 치료의 아버지'라 불리며 다양한 항암제를 복합한 '복합 항암 화학요법'의 개념까지 만들어 많은 생명을 구하게 된다.

이후 미국 국립암연구소 National Cancer Institute를 중심으로 항암제 개발이 시작되면서 대사길항제인 5-fluorouracil 5-FU 등을 비롯하여 약 20여 종의 항암제가 개발되었고, 치료할 수 없는 병으로 여겨지던 암이 점점 치료 가능한 병으로 바뀌게 되었다.

복합 항암 화학요법의 원칙을 이용한 치료에서 1960년대 중반 호지킨병 Hodgkin병의 완치가 최초로 보고되었고 1970년 들어 여러 항암제를 복합적으로 사용하였을 경우 반응률도 높아지고 생존율도 상승된다는 임상 연구가 발표되었다. 복합 항암 화학요법으로 융모상피암·생식세포종양·림프종과 같은 일부의 종양에서는 완치가 가능해졌다. 유방암·난소암·폐암 등에서는 완치는 안 되어도 항암 효과를 발휘하여 생존기간을 연장하는 결과들이 나왔고, 또한 암 수술 후 보조적 약물치료(항암 화학요법)를 통해 유방암의 완치율이 높아진다는 임상 연구가 발표되

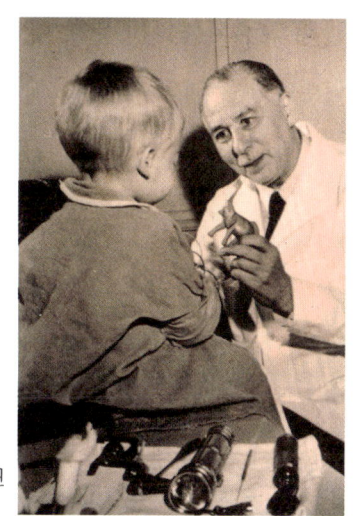
〈그림 5-1〉 보스턴의 의사 시드니 파버가 백혈병 어린이를 항암제로 치료하는 모습(출처 : 위키피디아)

었다. 항암 치료에 대한 기대가 매우 높았던 시기였다.

모든 암이 정복되리라는 낙관적인 기대가 가득했던 1970년대를 지나 1980년대에 접어들어서는 새로운 항암제가 더 많이 도입되었지만, 위암·간암·폐암 등 여전히 많은 암에서는 치료 성적이 지지부진했다. 이 시기에 개발된 새로운 항암제(etoposide, ifosfamide, mitoxantrone 등) 역시 부작용이나 효과 면에서 기존의 항암제보다 더 나은 효과를 보이지 못함으로써 항암 치료는 한계에 부딪히게 되었다.

하지만 1996년대 '글리벡gleevec'이라는 전혀 새로운 개념의 먹는 '표적 항암제targeted agent'가 만성 골수성 백혈병에 도입되면서 항암 치료는 새로운 전기를 맞이하게 된다. 암세포에 발현되는 특정 유전자나 단백질을 표적으로 하여 암세포만 골라서 죽일 수 있다는 개념이 도입되면서 2000년대 들어서는 다양한 표적치료암제가 도입되었고, 암 치료 성적이 놀랍도록 향상되기 시작했다. 비록 60여 년의 짧은 역사지만 항암제는 그간 많은 발전을 거두며 의학 발달을 이끌어 왔다.

3. 항암제의 원리

정상적인 세포들은 분열과 증식이 조절되어 일정한 세포 수와 기능을 유지한다. 그러나 암세포는 세포의 분열과 증식이 조절되지 않고, 끊임없이 분열하는 특징이 있다. 정상 세포나 암세포는 모두 일정한 '세포주기cell cycle'를 거쳐 분열한다. 세포주기란 세포가 성장하여 분열하는 동안 반복되어 거치게 되는 단계를 말한다. 세포주기는 세포핵분열기(M기)·RNA와 단백질합성기(G1기)·DNA합성기(S기)·분열 기구 생산기(G2기)·휴지기(G0)로 구분한다. 이중 세포분열에 가장 중요한 시기는 세포핵분열기(M기)와 DNA합성기(S기)이다. S기에서는 DNA 복제가 일어나고 M기에서는 유사분열에 의해 정상 세포가 2개의 딸세포로 분열된다.

전통적인 의미의 세포독성 항암제는 이러한 세포 주기에서 DNA와 RNA 합성 과정과 유사분열을 방해하거나 DNA 분자 자체에 해로운 영향을 미쳐서 세포를 죽인다. 즉 세포독성 항암제는 세포분열을 억제하는 약인데, 암세포가 빨리 분열하고 자라는 세포이다 보니 주로 암세포가 손상된다. 하지만 암세포뿐만 아니라 정상 세포 중 분열과 증식이 활발한 세포도 덩달아서 손상을 받게 된다. 위장관의 점막·모근 세포·골수·생식계의 세포들이 정상적으로도 분열과 증식이 활발한 세포인데, 이러한 정상 세포의 손상은 항암 화학요법 부작용의 원인이 된다. 이러한 부작용들은 항암 화학요법이 끝나면 대개 사라진다.

항암제의 작용 방식을 간단하게 설명했지만, 사실 항암제의 작용 기전은 매우 복잡하다. 약제별로 작용 방식이 다 다르고, 일부 약은 전문가들도 항암제가 왜 듣는지 다 이해하지 못하기도 한다. 하지만 자동차의 원리를 다 이해하고 운전하는 사람 없고, TV의 작동 원리를 다 알고 TV 보

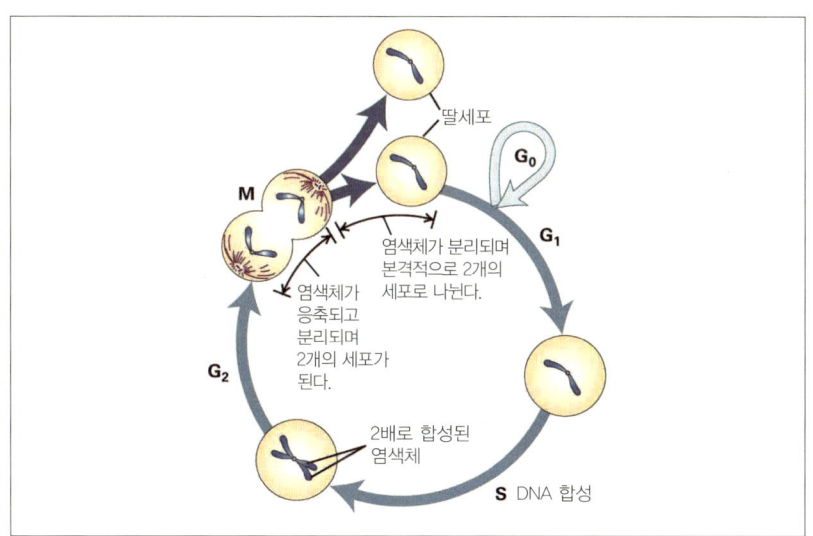

〈그림 5-2〉 세포분열의 주기

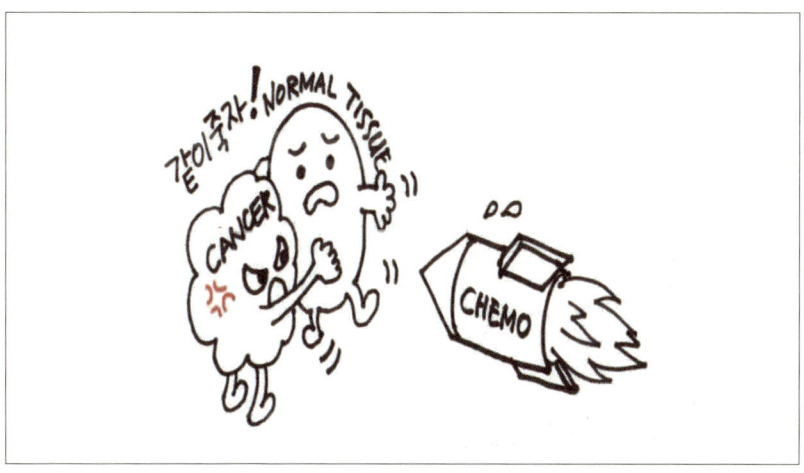

〈그림 5-3〉 항암제의 작용 원리. 세포독성 항암제는 빨리 분열하는 세포를 골라서 죽인다. 이때에 정상적으로도 빨리 분열하는 세포가 함께 손상을 받으면서 부작용이 생기게 된다.

는 사람 없듯이, 항암제의 복잡한 작용 원리를 환자분이 다 이해할 필요는 없다. 항암제가 빨리 분열하는 암세포에 작용하여 암세포가 분열하지 못하게 함으로써 암을 치료한다는 정도만 이해하고 있어도 충분하다.

4. 항암제의 종류

항암제는 작용 방식에 따라 알킬화 제제·항대사 제제·항튜불린 제제·항암 항생제·단일클론항체 등으로 나눌 수 있고, 작용하는 암종에 따라 또 다른 방식으로 다양하게 분류할 수 있지만, 일반인이 가장 이해하기 편한 방식은 투약 방식에 따른 분류일 것이다. 항암제는 어떻게 투여하는지에 따라 크게 주사 항암제와 먹는 항암제로 나뉜다. 최근 각광받고 있는 표적 항암제 역시 주사로 맞는 형태와 먹는 형태가 있다.

1) 주사 항암제

주사 항암제는 주사바늘을 정맥에 삽입하여 약물을 투여하는 방식의 항암제이다. 대부분의 항암제가 여기에 해당하는데, 흔히 팔의 말초 정

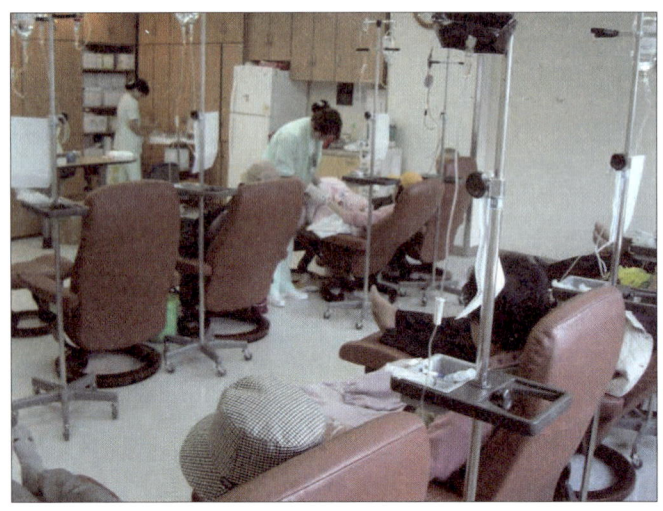

〈그림 5-4〉 주사실에서 주사 항암제를 맞는 환자들

맥에 주사바늘을 삽입하고 항암제를 투여한다. 정맥이 가늘거나 피하지 방으로 덮여 있어서 혈관을 찾기가 매우 어려운 경우, 또는 처음에는 혈관이 좋았더라도 장기간 주사 항암제를 맞다 보면 혈관이 자극을 받아 혈관이 가늘어지거나, 굳거나 숨는 경우가 있다. 이러한 경우에는 '케모 포트'라는 중심 정맥관을 피부 아래 삽입하면 편리하다. 백혈병처럼 고용량 항암 치료가 필요한 경우에는 '히크만 카테터 hickman catheter'라는 관을 우리 몸의 큰 정맥에 삽입하여 항암 치료를 한다.

2) 먹는 항암제

먹는 항암제는 알약이나 캡슐 형태로 되어 있는 항암제를 복용하는 방법이다. 젤로다 · TS1 · 이레사 등이 대표적이다. 주사 항암제가 혈관을 통해서 온몸으로 퍼지는 데 반해, 먹는 항암제는 위장에서 흡수되어 온몸으로 퍼진다.

먹는 항암제를 사용할지, 주사 항암제를 사용할지는 약효와 암 상태, 환자 개개인의 전신 상태 등을 종합적으로 고려하여 정하게 된다.

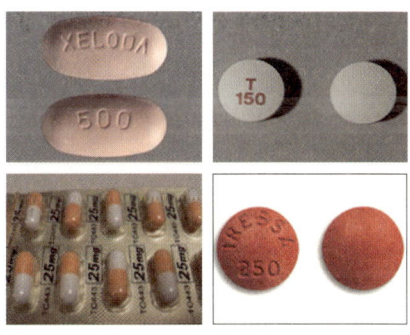

〈그림 5-5〉 먹는 항암제

3) 기타 항암제

그 밖에도 경우에 따라서 항암제는 근육이나 피하에 항암제를 주입하기도 하고, 동맥 내 · 흉막강 · 방광 · 복부강 및 뇌척수액으로 주입하기도 한다.

5. 복합 항암 화학요법

복합 항암 화학요법은 항암 효과를 더욱 증진시키기 위하여 2가지 이상의 항암제를 함께 사용하는 방법으로, 거의 대부분의 암종에서 사용되고 있다.

복합화학요법은 치료 독성이 심하다는 단점이 있지만, 반면 효과는 더 좋아서, 제한된 독성 범위 내에서 조심해서 사용하면 암세포를 최대한으로 없앨 수 있다. 새로운 약제 내성 세포군의 출현을 억제하거나 지연시킬 수도 있다.

복합 항암 화학요법에 많이 사용되는 대표적인 약제는 '시스플라틴'이다. 시스플라틴은 DNA 합성을 방해하는 약으로 5-FU · 젬시타빈 · 알림타 · 젤로다 등 다양한 약제와 병용하면 항암 효과가 향상되는 것으로 알려져 있어 여러 다양한 암종에서 두루 사용되고 있다.

6. 항암 치료의 목적 4가지

항암 치료의 목적에는 크게 4가지가 있다. ① 수술 후 재발 방지 목적으로 하는 보조 항암 치료 ② 수술 전 암을 줄이기 위해서 하는 선행 항암 치료 ③ 암을 줄이거나 혹은 커지지 않도록 하면서 암 때문에 고통스럽지 않고 삶의 질을 유지하며 생존 기간을 늘이기 위해 시행하는 고식적 항암 치료 ④ 항암 치료를 통해 암을 뿌리 뽑고 완치할 목적으로 시행하는 근치적 항암 치료가 그것이다.

1) 보조 항암 치료

새로운 항암제가 수없이 쏟아져 나오고 있어도 아직은 수술을 통해 암을 완전히 제거하는 것이 암을 완치하는 데 가장 중요한 치료법이다.

암세포는 질긴 생명력을 가진 잡초와 비슷하다. 잡초 몇 개 뽑아 봐야 나중에 또 나는 것처럼, 암세포를 완전히 박멸하기 위해서는 수술을 통해 완벽하고 확실하게 도려내는 것이 가장 효과적이다. 그래서 수술을 할 때는 경계를 넉넉히 두고 암 덩어리를 충분하게 떼어낸다. 그리고도 안심하지 못해 수술장에서 즉석 '동결 현미경 검사 frozen biopsy'를 해서 암세포가 하나라도 남아 있는지 확인하고, 하나라도 남아 있을 경우 그것을 다시 충분히 잘라낸다. 눈에 보이지 않는 암세포를 조금이라도 남겨 놓지 않기 위해서이다. 어딘가 암세포 한두 개가 숨어 있다가 나중에 잡초처럼 다시 자라나 재발할 수 있기 때문이다.

근치적 암 수술의 원칙은 몸 안에 암세포를 남겨 두지 않고 모조리 제거하는 것이다. 수술을 할 때는 암 덩어리를 포함하여 광범위하게 제거하는 것이 원칙이며, 숨어 있는 암세포가 있을 가능성이 높은 곳까지 함께 제거한다. 암세포는 무한히 증식할 수 있는 잠재력을 갖고 있어서, 암세포가 몸 안에 조금이라도 남아 있을 경우 이것이 나중에 재발의 씨앗이 되기 때문이다. 간혹 수술 받은 지 1년 만에 재발했다거나 3년 만에 재발했다는 이야기를 듣는데, 이는 모두 눈에 보이지 않는 미세한 암세포들이 몸속 어딘가에 숨어 있다가 마구 자라난 결과이다. 앞서 1장에서 암이란 암세포 1개에서 시작한다고 하지 않았던가.

그러나 수술 후 몸에 미세한 암세포가 남아 있는지 아니면 전부 없어졌는지를 검사를 통해 알아낼 재간이 없다. 미세한 암세포 한두 개는 현미경을 이용해야 찾을 수 있는데, CT · MRI · PET 검사는 암세포 10억 개가 모여 손톱 정도의 크기가 되어야 암을 찾아낼 수 있다. 그래서 재발 빈도가 높다고 알려져 있는 고위험 환자는 혹시라도 남아 있을지 모르는 눈에 보이지 않는 미세한 암세포들을 완전 박멸하기 위해 수술 후에 추가적으로 항암 치료를 받게 된다. 이것을 '보조 항암 치료adjuvant chemotherapy'라고 한다.

"큰 수술 받느라 고생하셨습니다. 그런데 수술 후 조직 검사를 보니 환자분은 림프절에서 암세포가 나왔고 대장암 3기에 해당되어 나중에 재발할 가능성이 높습니다. 암이라는 것은 재발하면 사실상 완치가 힘듭니다. 수술 받은 지 얼마 되지 않아 힘드시겠지만 고생하시는 김에 조금만 더 고생해 봅시다. 재발 가능성을 줄이기 위해 항암 치료를 시작했으면 좋겠네요."

"수술이 잘됐다고 들었는데 항암 치료를 하라고요?"

림프절은 우리 몸에서 경찰서 역할을 하는 면역 기관이다. 림프절은 암 때문에 커지기도 하고 염증 때문에 커지기도 하는데, 암 수술을 할 때 주변에 보이는 림프절은 일단 다 제거한다. 그리고 병리과에서 현미경으로 림프절을 다시 하나하나 들여다보면서 림프절 속에 암세포가 있는지 확인한다. 그래서 수술을 하고 나서 병리조직검사 결과지를 받을 때에는 '림프절을 15개 제거했는데, 이중 암세포가 있는 림프절이 3개였다'라는 식의 보고서를 받게 된다. 병리조직검사 결과는 보통 수술 후 1주일 정도 지나면 나오는데, 이 병리조직검사 결과를 토대로 임상 의사들은 재발 위험도를 평가하고 수술 후 전신 상태를 평가하여 보조 항암 치료를 할지 말지 결정한다.

특히 종양의 크기와 림프절 전이 여부가 중요하다. 림프절은 우리 몸의 경찰서 같은 역할이라고 했는데, 종로 경찰서 유치장에서 도둑이 발견되었다면 종로구 어딘가에 숨어 있는 도둑이 더 있을 가능성이 높은 것처럼, 림프절에서 암세포가 발견되면 그렇지 않은 경우보다 재발 위험이 높아진다. 그래서 보조 항암 치료를 추가로 하게 된다. 즉 보조 항암 치료는 수술 후 재발 방지를 위해 실시한다. 그러다 보니 당연히 보조 항암 치료의 목표는 완치다. 고식적 항암 치료가 기약이 없는 데 반해 보조 항암 치료는 4~8회 정도 횟수를 정해 놓고 시작한다. 암종별·병기별로 보조 항암 치료는 대규모 임상시험을 통해서 가장 좋은 치료가 어떤 것이라는 것이 다 나와 있어서, 대개는 정해진 대로 항암 치료를 하게 된다. 전 세계 어디서나 사용하는 항암제는 거의 같다.

정해진 횟수의 보조 항암 치료가 끝나면 더 이상 치료를 하지 않고, 암이 재발하지 않는지 정기적으로 경과만 관찰한다. 암 치료를 종료하는 것이다. 물론 보조 항암 치료를 한다고 해서 재발을 100% 막을 수 있는 것이 아니라, 재발 확률을 줄이는 것이다. 예를 들어 수술만 할 경우 3년 뒤 재발률이 20%라면 보조 항암 치료를 하면 3년 뒤 재발률이 10%가 되는 식이다. 대장암·유방암·폐암·위암 등에서는 이미 보조 항암 치료의 효과가 입증되어 많은 환자들이 보조 항암 치료를 받고 있다. 모든 암에 보조 항암 치료를 하는 것이 아니라 효과가 입증된 암에 한한다.

보조 항암 치료가 효과가 있다고 알려진 암
● 유방암 ● 대장암 ● 위암 ● 폐암

2) 선행 항암 치료

'선행 항암 치료(신 보조 항암 치료neoadjuvant chemotherapy 또는 유도 항암 치료induction chemotherapy)'는 수술하기 전에 항암 치료를 먼저 하는 것을 말한다. 즉 항암 치료를 통해 먼저 종양을 줄인 뒤 수술을 하는 것이다. 항암 치료를 먼저 한 뒤 수술하는 이유는 무엇일까? 여기에는 미용적인 이유와 기능적인 이유, 2가지가 있다.

유방암의 경우, 미용적인 이유로 선행 항암 치료를 한다. 여성에게 있어서 한쪽 유방을 잘라 낸다는 것은 심리적 상처가 매우 큰 일이다. 목욕탕에도 갈 수 없고, 옷을 입어도 맵시가 나지 않는다. 그래서 일부 유방암의 경우 먼저 항암 치료를 통해 암 덩어리를 줄인 뒤 유방 보존술을 시행한다. 염증성 유방암처럼 수술이 불가능한 암도 선행 항암 치료를 통해 암 덩어리가 줄어들면 수술이 가능해지기도 한다.

두경부암의 경우, 광범위하게 절제한 까닭에 수술이 잘되어 암 덩어리가 제거되었다고 해도 눈·코·입이 이상해지거나 목소리가 제대로 나오지 않는다면 삶의 질이 떨어질 뿐만 아니라 정신적 충격도 심해진다. 선행 항암 치료는 미용적인 면에서 볼 때 장점이 있다.

선행 항암 치료를 하는 기능적인 이유도 있다. 항문암의 경우 수술로 제거하려면 항문을 제거하게 된다. 이렇게 되면 인공항문을 만들어야 하는데, 인공항문을 달 경우 평생 배꼽 옆에서 변이 나오는 상황이 된다. 이는 환자에게는 신체적으로는 물론 정신적으로도 엄청난 스트레스이다. 이럴 때 선행 항암 치료로 암이 줄어들면 항문을 살릴 수가 있다.

고등학교 남학생들이 잘 걸리는 골육종의 경우도 마찬가지다. 골육종은 주로 다리에 많이 생기는데, 예전에는 골육종에 걸리면 무조건 한쪽 다리를 완전히 잘라 냈다. 그러면 골육종은 완치되지만, 젊은 청년이 평생 다리 하나로 살아가야 하는 문제가 생긴다. 선행 항암 치료로 암 덩어리를 줄인 뒤 암만 도려내고 인공 관절을 만들어 주면 암 치료 효과 면에서는 다리를 절단한 것과 같으면서도 다리를 살릴 수 있다. 젊은 청년이 평생 목발을 짚고 사느냐, 아니면 약간 불편하더라도 자신의 두 발로 걷느냐는 엄청난 차이가 있다.

선행 항암 치료는 수술의 범위를 축소하여 각 장기의 기능과 미용적인 측면을 보존하자는 취지가 강하다. 수술 전에 항암제를 미리 사용해 봄으로써 그것이 나에게 맞는지 그렇지 않은지를 확인하는 계기도 된다. 골육종의 경우 항암 치료로 암세포가 몇 %나 죽었는지 보고 예후를 판단하기도 한다. 하지만 모든 암이 다 선행 항암 치료를 하는 것은 아니다. 선행 항암 치료의 효과가 모든 암에서 다 입증된 것은 아니고, 아직은 유방암·두경부암·골육종 등 몇 가지에만 국한되어 있다.

선행 항암 치료가 효과가 있다고 알려진 암

- 유방암
- 골육종
- 두경부암
- 항문암

3) 고식적 항암 치료

'고식적姑息的'이라는 말의 사전적 의미는 '언 발에 오줌 누기'이다. 언 발이 당장 추우니 나중을 생각하지 않고 일단 오줌을 누어 발을 따뜻하게 녹이는 것이 사전에 나온 '고식적'이라는 말의 뜻이다. 그래서인지 고식적 항암 치료라는 말이 어감이 별로 좋지 않고, 심지어 항암 치료가 미봉책처럼 느껴진다.

원래 '고식적 항암 치료palliative chemotherapy'라는 말은 영어의 'palliative chemotherapy'를 번역한 것이다. 'palliative'라는 단어는 원래 '완화의(병·통증 등을)', '경감[완화]하는', '일시적으로 억제하는'이라는 뜻을 갖고 있고, 사전에서 한참 내려가다 보면 '고식적'이라는 뜻이 나온다. 'palliative chemotherapy'는 본래 병이나 통증을 줄어들게 하고 완화하는 항암 치료라는 뜻이다. 하지만 번역 과정에서 '고식적 항암 치료'로 번역되다 보니 단어가 어렵고 어감이 좋지 않은 측면이 있다. 개인적으로는 '고식적 항암 치료'라는 말보다 '완화적 항암 치료'라는 말이 더 어울리지 않을까 생각한다.

고식적 항암 치료는 완치가 아닌 생명 연장과 삶의 질 향상을 목적으로 한다. 보통 다른 장기에 전이가 있는 4기 환자들이 고식적 항암 치료를 받는다. 근본적으로 암을 완전히 뿌리 뽑고 완치까지 바라보는 항암 치료가 아니라, 암을 줄이거나 혹은 커지지 않도록 하면서, 암 때문에 힘들지 않고 항암 치료 때문에도 그다지 힘들지 않으면서 삶의 질을 유지하며 최대한 오래 잘 사는 것이 고식적 항암 치료의 목적이다. 비록 '고식적'이라는 단어 때문에 항암 치료가 좋지 않은 의미로 느껴질 수 있지만, 고식적 항암 치료는 중요한 치료적 의미가 있다. 암 환자의 생명을 연장하고 삶의 질을 향상시킬 수 있기 때문이다.

4) 근치적 항암 치료

'근치적 항암 치료Curative chemotherapy'에서 cure는 '완치'라는 의미이다. 근본적으로 완치한다고 해서 근치적 항암 치료라고 번역한다. 근치적 항암 치료란 항암 치료를 통해서 암을 완전히 뿌리 뽑고 완치를 이루기 위해 시행하는 항암 치료이다.

일반적으로 암은 조기에 발견하여 수술을 통해 완전히 제거하는 것이 가장 확실한 방법이라고 알려져 있지만, 일부 암은 수술을 하지 않고 항암 치료만으로도 완치가 가능하다. 국소 질환뿐만 아니라 여기저기 전이가 있는 전신 질환이고, 4기라 해도 항암 치료에 워낙 잘 들어서 완치를 바라볼 수 있는 경우가 있다. 이러한 경우 적극적인 항암 치료를 통해 완치를 기대하게 된다. 이러한 목적으로 항암 치료를 하는 것을 근치적 항암 치료라고 한다. 모든 암에서 다 가능한 것은 아니고, 림프종·백혈병·생식세포 종양·제한 병기 소세포 폐암 등이 여기에 해당한다. 이들 암종은 항암 치료에 굉장히 반응이 좋다는 특징이 있다.

이런 경우 고식적 항암 치료와 달리 항암 치료의 목적은 완치이다. 완치라는 목표를 반드시 이루어야 하는 만큼 환자가 힘들더라도 정해진 용량을 다 쓰는 강력한 항암 치료를 받게 된다. 여기저기 전이가 있는 4기라고 해도 완치가 어려운 것만은 아니다.

근치적 항암 치료가 효과가 있다고 알려진 암
- 백혈병
- 육모막 암종
- 생식세포 종암
- 림프종
- 소세포 폐암

FAQ 자주 하는 질문과 대답
항암 치료, 꼭 해야 하나요?

"선생님, 항암 치료를 꼭 해야 하나요?"

"암이 많이 퍼져 있어서 완치는 어려운 상태지만, 암 때문에 힘들지 않고 더 오래 사실 목적으로 항암 치료를 권해 드립니다."

"저는 항암 치료를 안 하려고요. 대신 강원도 공기 좋은 곳에 요양원을 알아봤는데, 거기에서 자연요법을 하면서 지내려 합니다."

"항암 치료가 힘들까 봐 걱정되시나요?"

"네. 그렇습니다. 항암 치료가 굉장히 고통스럽다고 들었습니다. 저희 작은 아버지도 3년 전에 폐암으로 항암 치료를 받다가 돌아가셨는데, 항암 치료를 하면서 오히려 체력이 떨어지고 몸 컨디션이 나빠지는 것을 옆에서 지켜보았습니다."

인터넷에서 '항암 치료'를 검색하면, 연관 검색어로 '항암 치료 고통', '항암 치료 부작용'과 같은 단어가 함께 검색된다. 그만큼 항암 치료하면 떠오르는 단어가 '고통', '부작용', '힘듦' 이런 단어이다. 이 세상에 부작용 없이 효과만 있고 마냥 편안한 치료는 없다. 항암 치료도 다른 치료와 마찬가지로 부작용을 동반한다. 게다가 대부분 항암 치료를 시작하는 시점에 이미 암으로 인해 불편한 증상이 생겨 있다. 암으로 인한 불편한 증상에다 항암 치료의 불편함까지 견뎌 내야 하므로 환자 입장에서는 2배로 힘들 수밖에 없고, 이로 인해 환자와 보호자들이 항암 치료의 고통이나 부작용을 걱정하게 되는 것은 당연하다.

그러다 보니 일부 환자와 보호자는 항암 치료의 부작용이나 고통이 걱정되어 지레 겁을 먹고 항암 치료를 포기한다. 특히 예전에 다른 암 환자분이 항암 치료로 힘들어 했던 것을 본 기억이 있는 경우에는 더 그렇다. 의료진 입장에서는 항암 치료의 득실을 잘 따져 보고, 그래도 항암 치료를 통해 얻는 것이 잃는 것보다 많을 것으로 예상되기에 항암 치료를 권하지만 환자 본인이 항암 치료를 완강히 거부하면 어쩔 수 없다. 항암 치료를 하고 안 하고는 결국 본인이 선택하는 문제이기 때문이다.

하지만 대부분 이런 경우 환자와 보호자가 잘못 생각하는 것이 2가지 있다.

첫째, 암은 저절로 없어지지 않는다.

앞서 암세포는 빠른 속도로 분열하고 자라는 특징이 있다고 했다. 암은 저절로 죽거나 사라지지 않는다. 분열하다가 때가 되면 멈추고 스스로 사라지면 암세포가 아니라 정상 세포이다. 암은 맑은 공기 쐬고, 채소만 많이 먹는다고 해서 저절로 좋아지지 않는다. 물론 아주 드물게 예외적으로 아무 치료도 하지 않았는데 저절로 암세포가 줄어드는 경우가 있기는 있다. 신장암 같은 경우가 대표적인데, 아무 치료를 하지 않았는데도 전이된 부위의 암세포가 줄어들었다는 증례 보고들이 있다. 하지만 이런 경우는 정말 드물게 예외적으로 나타나는 현상이지, 이러한 기적이 나에게도 일어날 것이라는 전제로 치료 계획을 세워서는 안 된다. 로또 복권의 당첨 확률은 약 1/8백만이라고 한다. 이렇게 드문 확률이긴 하지만 매주 로또 복권이 5천만 장 이상 팔리다 보니 매주 복권에 당첨되는 사람이 6~7명 정도 꾸준히 나온다. 그런 기적이 나에게도 생기면 좋겠지만, 로또에 당첨될 것을 전제로 금융 계획을 세워서는 안 되는 것처럼, 항암 치료의 부작용이 겁나서 항암 치료를 하지 않으면서, 암이 나에게만 기적적으로 없어지기를 바라서는 안 된다. 암은 저절로 없어지지 않고 계속 자라게 되어 있다. 암이니까.

둘째, 항암 치료를 하든 안 하든, 암이 진행되면 불편한 증상은 생기게 마련이다. 특히 완치를 목적으로 하지 않고 생명 연장을 목적으로 하는 고식적 항암 치료에서는 항암 치료를 하다가 내성이 생겨서 항암 치료에도 불구하고 암이 자라나는 일이 흔하다. 이렇게 되면 암이 자라면서 암 때문에 힘든 것과 항암 치료 부작용 때문에 힘든 것을 구분하기 어려워진다. 암이 나빠지고 암이 자라니까 증상도 나빠지고 체력도 떨어지는 것인데, 항암 치료를 받았기 때문에 몸이 나빠졌다고 생각하게 되는 것이다.

이러한 과정을 옆에서 지켜본 경험이 있는 사람들은 흔히 항암 치료를 해도 소용없고 결국에는 항암 치료의 부작용으로 몸이 더 나빠졌다고 믿게 되며, 결국 항암 치료를 받으면 안 된다고 믿게 된다. 하지만 객관적인 대규모 연구들에서는 항암 치료를 하는 편이 하지 않는 편보다 증상도 좋아지고 삶의 질도 좋아진다는 결과들이 많이 있다. 항암 치료를 통해서 암이 조절되면 암으로 인한 증상이 줄어들기 때문이다.

"저희는 항암 치료를 안 하려고 합니다. 부작용이 심하고 고통도 심하다고 들었습니다."

"저도 좋아서 항암 치료를 권하는 것은 아닙니다. 제 환자분들 중에서 항암 치료가 좋아서 받는 분은 한 분도 없습니다. 세상에 암에 걸리고 싶은 사람이 어디 있고, 항암 치료를 받고 싶은 사람이 어디 있겠습니까. 현재 상황에서 어쩔 수 없으니까 받는 것입니다."

항암 치료의 부작용이 겁나서, 항암 치료를 시작하기도 전에 미리 포기할 필요는 없다. 중요한 것은 항암 치료의 부작용을 얼마나 잘 이해하고 슬기롭게 대처해 나가느냐 하는 점이다.

5장 핵심 정리 항암 치료란 무엇인가?

1 항암 화학요법은 항암제를 사용하여 암을 치료하는 것으로 전신에 퍼져 있는 암세포에 작용하는 전신적인 암 치료 방법이다. 흔히 '항암 치료'라고 불린다.

2 암세포는 빨리 분열하는 특징이 있는데, 항암제는 암세포의 세포분열을 억제하여 암을 치료한다.

3 항암제는 투여하는 방식에 따라 크게 주사 항암제와 먹는 항암제로 나뉜다.

4 항암 치료의 목적은 크게 4가지로 나뉜다.

- 보조 항암 치료 : 수술 후 미세하게 남아 있을지도 모르는 암세포를 완전히 없애고, 수술 후 재발 방지를 위해 시행한다.

- 선행 항암 치료 : 기능적·미용적 이유로 수술 전에 미리 항암 치료를 해서 암을 줄여 놓고 수술을 쉽게 하기 위해서 시행한다.

- 고식적 항암 치료 : 암을 줄이거나 혹은 커지지 않도록 하면서 암 때문에 고통스럽지 않고 삶의 질을 유지하며 생존 기간을 늘리기 위해 시행한다.

- 근치적 항암 치료 : 항암 치료를 통해 암을 뿌리 뽑고 완치할 목적으로 시행한다.

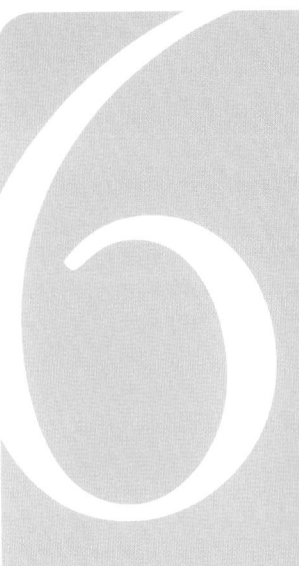

백 번 듣는 것이 한 번 보는 것만 못하고

백 번 보는 것이 한 번 하는 것만 못하다.

百聞 不如一見 百見 不如一行

항암 치료의 실제

막상 항암 치료를 앞두면 불안감과 걱정이 밀려오게 되어 있다. 불안감이란 본디 어떤 것에 대해 잘 모를 때에 밀려오는 것으로, 많이 알고 적절히 대응할 수 있다면 불안감은 줄어들게 마련이다.

이번 장에서는 항암 치료의 실질적인 사항들을 알아보고자 한다. 항암 치료는 실제 어떤 과정을 거쳐서 받게 되는지, 그리고 의사들이 설명해 주지는 않지만 환자는 꼭 알고 있어야 하는 부분은 어떤 것인지 살펴보자.

1. 항암 치료, 할 것인가 말 것인가?

 담당 의사에게 항암 치료를 하자는 말을 듣고 나면 누구나 깊은 고민에 빠진다. 여기저기서 많은 이야기를 들었지만 선뜻 시작하자니 부작용이 무섭고, 하지 말자니 암세포가 번질까 봐 무서워서 주저하게 된다. 항암 치료를 쉽게 결정하는 사람은 아무도 없다. '너무 힘들진 않을까?', '치료 결과는 좋을까?'라는 생각에 누구나 두렵고 고민되고 막막하다.
 수술 후 암의 완전 박멸을 위해 확인 사살하는 차원에서 행하는 보조 항암 치료는 그나마 낫다. 눈에 보이는 암 덩어리는 다 제거된 상태라서 홀가분하고, 항암 치료도 기약 없이 하는 것이 아니라 횟수를 정해 놓기 때문이다. 게다가 치료 목적도 완치에 있다.
 문제는, 전이된 상태에서 생명 연장과 삶의 질 향상을 목적으로 하는 고식적 항암 치료의 경우이다. 암을 진단 받았는데, 이미 여기저기 전이되어 있다고 하고, 항암 치료를 해도 완치되지는 않는다고 하는 상황에서 선뜻 항암 치료를 결심하기가 쉽지 않다. 주변에서는 항암 치료가 힘들다고 하고, 항암 치료에 대한 부정적인 이야기도 많다.

1) 고식적 항암 치료에 대한 2가지 오해

 "우리 어머니가 항암 치료를 하면 나을 수 있나요?"
 "아니요. 완치되지는 않습니다. 결국에는 암으로 돌아가실 겁니다. 그 시점이 언제가 될지는 모르지만, 항암 치료를 해서 효과가 있으면 그만큼 생명이 연장됩니다. 항암 치료를 해서 암이 더 커지지 않는다면 그 기간 만큼은 암으로 인해 고통받지 않을 것입니다. 그래서 생명 연장과 암으로 인한 통증을 완화하기 위해 항암 치료를 했으면 좋겠습니다."

"아니, 항암 치료를 해도 완치되지 않는다면 뭐하러 그 힘든 항암 치료를 받아요? 차라리 고향으로 모시고 내려가서 맛있는 것이나 실컷 드시게 하는 것이 낫지 않나요?"

많은 사람들이 이렇게 생각하기 쉽다. 이러한 생각의 저변에는 다음과 같은 심리가 깔려 있다.

- 말기암은 고칠 수 없다.
- 항암 치료는 독해서 견딜 수 없다.
- 항암 치료를 하면 힘들고 고통스럽기만 하다.
- 어차피 고칠 수 없다면 항암 치료로 더 고통을 줄 필요가 없다.

즉 항암 치료는 독하다는 생각과 완치를 목적으로 하지 않는 항암 치료는 미봉책일 뿐이라는 생각이 환자와 보호자로 하여금 항암 치료를 꺼리게 만든다. 그렇다면 정말 그런지 자세히 살펴보자.

① 암 치료는 독한가?
그렇다. 일부 항암제는 환자를 굉장히 힘들게 한다. 연세가 많은 환자들은 더 힘들어 한다. 비록 1% 미만의 확률이지만 항암 치료 중 백혈구 감소증과 패혈증으로 사망하는 경우도 있다. 그럼에도 불구하고 담당 의사가 항암 치료를 권유하는 데는 나름대로의 이유가 있다.

환자와 보호자들은 항암 치료의 독성만 생각하고 암으로 인한 증상은 생각하지 않는 경향이 있다. 고향으로 모시고 가서 맛있는 것을 드시게 하면 편안하게 가실 줄로 알지만 절대 그렇지 않다. 고향으로 모신다 해도 암으로 인해 입맛이 떨어져 음식 맛도 느껴지지 않고, 암이 진행되면서 통증이 심해져 편안하게 지낼 수 없게 된다. 아무 치료도 하지 않는다고 해서 잠을 자듯 조용히 세상을 떠나는 것이 아니다. 나중에 몸 상태가 더 나빠진 뒤에 와서 살려달라고 매달리는 경우도 많은데, 그때는 이미 항암 치료를 이겨 낼 기력조차 없어서 항암 치료를 하고 싶어도 할 수 없는 상황이 되는 경우가 많다.

항암 치료를 결정할 때는 암으로 인한 고통도 함께 생각해야 한다. 알다시피 암 환자가 겪는 고통에는 항암 치료로 인한 치료 독성도 있지만 암 덩어리 자체로 인한 고통도 있다. 항암 치료를 하지 않는다면 항암 치료로 인한 치료 독성은 100% 피할 수 있겠지만 암 덩어리로 인한 고통을 해결할 방법이 없다. 물론 항암 치료를 한다고 해도 암 자체로 인한 통증이 없어진다는 보장은 없다. 하지만 항암 치료를 하지 않으면 암세포가 계속 자라나 암으로 인한 고통은 더 커질 수밖에 없다. 항암 치료 여부는 항암 치료를 통해서 얻는 이득과 잃는 손해를 저울질해서 정하게 되는데, 항암 치료를 통해서 얻는 이득이 많을 때에 의사는 항암 치료를 권하게 된다.

항암 치료를 한 경우와 하지 않은 경우를 나누어 생존 기간과 삶의 질을 살펴본 많은 연구에서 항암 치료를 하는 편이 통증도 줄어들고 삶의 질이 좋아진다는 결과를 내놓는다. 항암 치료를 통해 암이 줄어들면 암으로 인한 통증도 줄어들기 때문이다.

그래도 나이가 많은 환자의 경우, 자신이 과연 항암 치료를 견뎌 낼 수 있을지를 더욱 고민한다. 고령의 환자는 아무래도 젊은 환자에 비해 항암 치료에 약하기 때문이다. 하지만 나이 자체가 항암 치료의 금기 사유가 되지는 않는다. 나이가 많아도 기력만 좋으면 항암 치료를 충분히 이겨 낼 수 있다. 나이가 문제가 아니라 기력이 떨어지는 것이 문제다.

② 완치를 목적으로 하지 않는 항암 치료는 미봉책에 불과한가?

암이 다른 곳으로 전이되고 진행된 경우에 받게 되는 고식적 항암 치료가 여기에 해당하는데, 이미 병이 진행되어 항암 치료로 완치되지 않는다는 사실을 받아들이기란 생각보다 쉽지 않다. 또 보호자의 입장에서는 어떻게든 완치되는 치료를 받게 하고 싶은 것이 당연하다. 그럴 때 면역 치료니 기적의 항암 물질이니 하는 근거 없는 정보를 접하게 되면 귀가 솔깃해질 수밖에 없다. 병원에서는 완치되지 않는다고 하는데, 민간요법으로는 완치가 가능하다고 하니 혹할 수밖에 없는 것이다. 하지만 현실적으로 그런 민간요법을 믿고 병원을 떠났던 사람도 결국엔 다시 병원으로 돌아오게 되어 있다. 어떤 수단을 써도 완치되지 않는다는 사실을 알기 때문이다. 고식적 항암 치료가 암을 완전히 뿌리 뽑지는 못해도 암을 줄이고 더 이상 성장하지 못하도록 억제하는 효과가 있다는 사실을 간과해서는 안 될 것이다.

언제부터인가 우리 사회에서는 과정보다 결과만 중요하게 여기는 풍조가 만연해 있다. 이분법적으로 편을 나누어 좋은 편 아니면 나쁜 편으로 나누는 풍조도 널리 퍼져 있다. 그러다 보니 암 치료에서도 치료의 과정보다 완치냐 아니냐 하는 치료의 결과만 중요하게 여긴다. 암이 완치되지 않는다면 항암 치료라는 과정이 전혀 의미가 없다는 것이다. 심지어 완치시키는 항암 치료는 좋은 것이고, 완치가 안 되는 항암 치료는 받아 봐야 소용없는 나쁜 것이라고 생각하는 경향도 있다. 항암 치료로 암을 뿌리 뽑지는 못해도 암 덩어리를 줄이고 더 이상 자라지 않도록 현상 유지를 하는 것에 대해 지나치게 과소평가한다.

"아침 드셨어요?"

"네. 밥이야 먹었지요. 그런데 그건 왜 물어보세요?"

"밥, 그거 먹어 봐야 효과 없는 거 아니에요? 먹고 나도 서너 시간만

배부를 뿐 조금 있으면 또 배고파지잖아요. 게다가 평생 먹어야 하잖아요."

"그거야 그렇지요."

"항암 치료도 그래요. 항암 치료로 암 덩어리를 줄여 놓고, 암이 커지면 다른 항암 치료로 그것을 줄여 놓으면 됩니다. 완치되지 않는다고 해서 치료 효과가 없다고 생각하시면 안 됩니다."

이렇게 말하면 환자들은 그제야 담당 의사의 의도를 조금이나마 눈치챈다.

"당뇨 약 먹는다고 당뇨가 완치되고, 고혈압 약 먹는다고 혈압이 완치되나요. 그저 평생 가지고 살면서 약으로 조절하는 거죠. 당뇨나 고혈압은 완치되는 병이 아닙니다. 암도 마찬가지예요. 항암제로 암이 완치되지 않는다고 실망하지 마세요. 항암제로 암을 조절한다고 생각하세요. 암과 싸우지 말고 친구가 되라는 말도 있잖아요."

그렇다. 고식적 항암 치료로는 암이 완치되지 않는다고 하여 치료를 포기하지는 말았으면 한다. 완치되지 않는 치료법은 미봉책이라거나 나쁜 치료라고 생각하지도 않았으면 한다. 항암 치료는 어떻게 활용하느냐에 따라 얼마든지 환자에게 도움을 준다.

2) 항암 치료 결정은 신중하게

인생은 선택의 연속이다. 이 말은 암 치료에 있어서도 마찬가지다. 투병 생활을 하는 과정에서 환자와 보호자는 끊임없이 선택의 기로에 서게 된다. 어떤 선택을 하든 우리는 다음의 4가지를 비교하여 결정한다.

① 해서 얻는 것
② 해서 잃는 것
③ 하지 않아서 얻는 것
④ 하지 않아서 잃는 것

이 4가지를 놓고 주판알 튕기듯이 계산을 하여 종합적으로 볼 때 나에게 얻는 것이 많은 쪽을 택하게 된다. 이때 정보가 많을수록 좋고, 똑같은 상황에서도 내가 우선적으로 가치를 두는 쪽의 손을 들게 되어 있다.

의학의 결정이라는 것도 마찬가지여서 이 4가지를 잘 저울질해서 판단을 내리게 된다. 항암 치료를 해야 할지 말아야 할지 고민된다면 종이를 꺼내어 이 4가지를 작성해 보자.

항암 치료를 해서 얻는 것 :	완치, 생명 연장, 삶의 질 향상
항암 치료를 해서 잃는 것 :	치료 독성, 치료 비용
항암 치료를 하지 않아서 얻는 것 :	치료 독성을 피할 수 있음, 치료비 절약
항암 치료를 하지 않아서 잃는 것 :	암이 점차 진행될 것임

결과는 환자가 처한 상황과 환자 자신의 가치관에 따라 달라질 수밖에 없다. 다음 두 환자의 경우를 보자.

A는 림프종을 진단 받고 항암 치료를 권유 받았다. 현재 상태로 반응이 있을 확률은 70% 내외이고, 완치될 확률도 50% 정도이다. 그러나 치료 독성이 만만치 않다.

B는 간암으로, 여러 군데로 전이되어 항암 치료를 권유 받았다. 반응이 있을 확률은 15% 내외이고, 완치가 아닌 생명 연장이 목적이다. 물론 치료 독성도 만만치 않아 힘들 것이라는 말을 들었다.

A, B 모두 주어진 의학적 자료를 가지고 득실을 따져서 최종적으로 항암 치료 여부를 결정할 것이다. A는 항암 치료를 하면 완치까지 바라볼 수 있는 상황이므로 힘든 것을 감수하고 항암 치료를 할 가능성이 높다. 반면 B는 항암 치료를 하더라도 암 덩어리가 줄어들 확률이 15%밖에 안 되기 때문에 항암 치료를 하지 않을 수도 있다. 모두 얻는 것과 잃은 것을 예측해서 비교한 결과이다.

하지만 인생은 늘 상식대로만 진행되는 것은 아니기에, 예상과 반대로 A는 항암 치료를 거부하고 B는 항암 치료를 하겠다고 결정할 수도 있다. 환자가 어디에 더 큰 가치를 두느냐에 따라 결정이 바뀔 수 있는 것이다. 결정을 내릴 때는 객관적인 자료를 토대로 판단하기도 하지만 본인의 가치관에 따른 가중치도 반영된다. 올바른 결정을 내리기 위해서는 풍부한 의학적 정보와 자료가 밑받침되어야 하며, 담당 의사와 충분히 상의해야 하는 이유이다.

2. 일반적인 항암 치료 과정

1) 항암 치료는 어떤 스케줄로 받게 되나?

일반적으로 항암 치료는 3주 간격으로 시행된다. 이 3주를 1사이클(또는 1주기)이라고 한다. 주사를 맞고 3주 뒤에 다시 병원에 와서 혈액검사를 하고, 혈액 수치가 괜찮으면 다시 항암 주사를 맞는 일을 반복한다. 주사를 맞고 3주를 쉬는 이유는 몸이 회복할 시간을 주기 위해서이다.

앞에서도 말했지만 항암 주사는 기본적으로 빠른 속도로 분열하는 세포를 공격하기 때문에 우리 몸의 정상 세포도 상당 부분 손상을 받는다. 그로 인해 탈모·설사·백혈구 감소증 등의 부작용이 생기고, 정상 세포가 회복되는 데 시간이 필요하게 된다. 그 시간이 대략 3주 정도이다. 물론 사람에 따라 회복이 더뎌 4주 만에 회복되는 사람도 있다. 사람마다 체력이 다르듯이 회복하는 데도 개인차가 있는 것이다. 이런 경우에는 개개인의 회복 속도에 맞추어 투약 주기를 조절하기도 한다.

또한 항암제의 종류에 따라서 금방 회복되는 약이 있고, 조금 천천히 회복되는 약도 있다. 그래서 보통 3주마다 맞는 것이 일반적이지만, 어떤 항암제는 2주에 1회, 어떤 것은 4주나 6주에 1회 맞기도 한다. 약물을 투여하는 스케줄에 따라 매주 맞는 경우도 있고, 부작용이 별로 없어서 매일 복용하는 약도 있다. 항암제는 정맥주사로 맞는 것이 일반적이지만 먹는 항암제도 있다. 어떤 항암제를 어떻게 선택하느냐의 문제는 전적으로 주치의가 결정한다. 2가지의 약을 쓸지, 3가지를 쓸지, 먹는 항암제를 쓸지, 주사로 맞는 항암제를 쓸지, 보험이 되는 약을 쓸지, 보험이 되지 않는 약을 쓸지 등을 환자의 몸 상태와 질병 상태를 종합적으로 검토하

〈도표 6-1〉 항암 치료를 한 뒤 한 사이클이 순환하는 과정

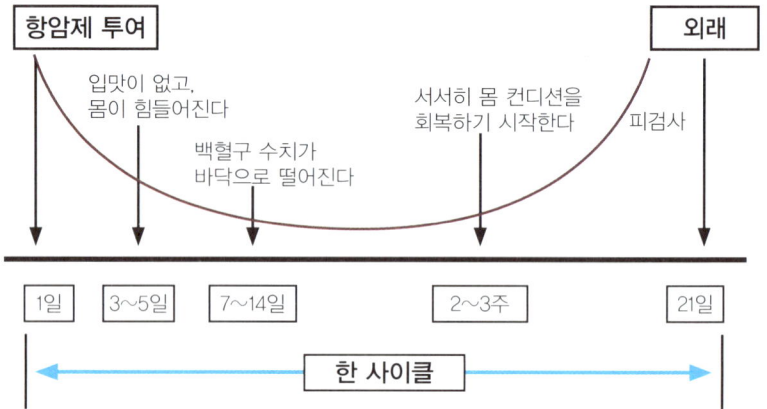

여 결정한다. 환자 입장에서야 '담당 의사가 항암 주사를 맞으라니 맞는다'라고 생각하겠지만 주치의의 입장에서는 어떤 약을 쓸 것인지를 두고 굉장히 많은 고민을 한다. 특히 최근에 나온 연구 결과 · 실제 임상 데이터 · 예상되는 치료 독성 · 보험 승인 여부 · 병실 사정 등 고려해야 할 요소들이 굉장히 많기 때문이다.

2) 항암제는 어디서 맞나?

항암제는 병원에 입원하여 병실에서 맞기도 하고, 2~3시간 정도 짧게 맞는 경우에는 외래 주사실에서 맞고 귀가하기도 한다. 처음 항암 치료를 받는 환자의 경우에는 입원하여 항암 치료를 받는 것을 더 선호하지만 우리나라 대학 병원의 여건상 입원하기가 쉽지 않기 때문에 병실이 날 때까지 기다리다가는 항암 치료가 지연된다. 이런 문제 때문에 많은 대학 병원에서는 외래 주사실이나 낮병동이라는 것을 만들어 굳이 입원하지 않고 반나절 정도 병원에서 항암 주사를 맞고 귀가하게 해 놓

았다. 요즘은 순한 항암제도 많고 구토 방지제 등 약이 좋아져서 굳이 입원하지 않고 외래에서 항암 치료를 하는 추세이다.

처음에는 항암 치료가 무섭고 부작용이 두려워 입원을 고집하다가도 몇 번 낮병동에서 주사를 맞다 보면 오히려 외래 주사실이나 낮병동이 편하다는 것을 느끼게 된다. 실제로 선진국에서는 입원보다는 외래로 항암 치료를 받는 것이 보편적이고, 입원을 하는 것은 합병증이 생긴 특수한 경우이다.

〈표 6-1〉 항암 치료를 받는 방식

치료 장소	입원	낮병동 또는 외래주사실
해당 경우	반나절 이상 항암 주사를 맞아야 할 때	반나절 이내에 끝나는 항암 주사를 맞을 때
장점	밤에도 보살핌을 받을 수 있다.	항암 치료를 제때 받을 수 있다.
단점	입퇴원 절차가 복잡하고, 입원 환자가 밀려 있어 제때 치료를 받지 못할 수 있다.	귀가 후 부작용이 생기면 다시 응급실로 와야 한다.

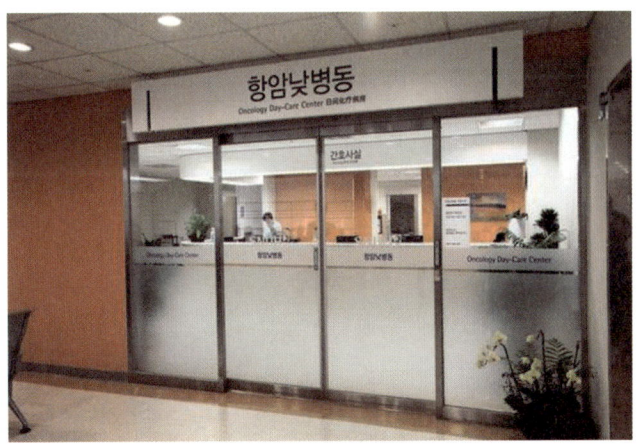

〈그림 6-1〉 항암 낮병동의 사진. 대부분의 항암 치료가 외래 기반으로 해서 주사실이나 낮병동에서 이루어진다.

3) 항암 치료는 언제까지 받아야 하나?

암에 따라 다르지만 수술 후 보조 항암 치료를 받는 경우에는 보통 4~8회 정도, 수술 전 선행 항암 치료를 하는 경우에는 일반적으로 3~6회 정도 시행한다. 완치를 목적으로 하지 않는 고식적 항암 치료의 경우에는 사망하기 전까지 기력이 허락하는 한 받게 된다. 여기에서 '기력이 허락하는 한 받는다'라는 의미를 잘 알아 둘 필요가 있다.

"선생님 그럼 언제까지 항암 치료를 받게 되나요?
"가능하면 오래 받았으면 좋겠네요."
"네? 그 독한 항암 주사를 오래 맞을수록 좋은 건가요?"

언제까지 항암 치료를 받아야 하는지 물어오면 나는 오래 받을수록 좋다고 말한다. 여기서 오래 받을수록 좋다는 것은 ① 오래 받을 만큼 기력이 충분하고 ② 약이 효과가 있으며 ③ 쓸 약이 많다는 의미이다.

항암제를 썼는데 약이 잘 듣지도 않고, 써 볼 수 있는 약도 없고, 항암 치료를 이겨 낼 기력도 없다면 항암 치료를 중단할 수밖에 없다. 항암 치료를 중단한다는 것은 호스피스 완화 의료로 넘어가며 임종 준비에 들어간다는 뜻이다. 그렇기 때문에 가능하면 오랫동안 항암 치료를 받으면서 암이 더 커지지 않게 유지해야 그만큼 생명이 연장되는 것이다.

간혹 항암 치료를 받은 지 오래된 환자들 중에는 항암 치료가 지겹다고 말하는 사람도 있다. 길고 긴 투병 생활이 힘들고 어려운 것은 이해되지만 어떻게 보면 이는 행복한 넋두리이다.

4) 항암 주사를 맞을 때 주의할 점

① 이름 확인

당연한 말이겠지만 약이 바뀌면 절대 안 된다. 특히 흔한 이름을 가진 환자는 병원 내에 동명이인이 있을 수 있으므로 자신의 차트 번호를 알아 두는 것이 좋다. 대부분의 병원에서는 환자에게 약을 보여 주면서 이름을 확인하고 투약한다. 하지만 주사를 수만 건씩 놓다 보면 가끔 투약 사고가 날 수 있다. 내 약이 맞는지 투약 전에 반드시 확인해야 한다.

② 주사 부위 확인

항암제에 따라서 혈관 밖으로 새면 안 되는 약도 있다. 빈크리스틴·빈블라스틴·나벨빈·독소루비신·도노루비신 등의 항암제는 주사를 맞다가 혈관이 터져 약이 혈관 밖으로 새어 나올 경우 피부 조직이 괴사된다. 쉽게 말해 피부가 썩는다. 양이 적으면 피부색이 변하는 정도에 그치지만 많은 양이 샐 경우에는 피부 이식 수술이 필요한 상황까지 생길 수 있다. 이런 항암제들은 맞기 전에 담당 의사와 간호사가 주의를 준다. 주사 맞는 부위가 빨갛게 붓는지, 통증은 없는지 반드시 확인해야 한다.

③ 주사 시간 확인

항암제마다 몸속에 들어가 최대한의 효과를 낼 수 있는 시간이 정해져 있다. 1시간에 다 들어가는 항암제가 있고, 10시간 동안 들어가야 하는 항암제도 있다. 간혹 혈관 상태가 좋지 좋으면 지나치게 천천히 들어가거나 반대로 지나치게 빨리 들어가는 경우도 있다. 그러므로 항암제가 제시간에 맞게 들어가는지 중간 중간 확인해야 한다.

3. 항암 치료의 실제 사례

1) 보조 항암 치료

유방암을 진단 받은 60세 여자 환자 김○○ 씨

3개월 전부터 유방에 조그만 멍울이 만져져서 병원을 찾았다가 유방암을 진단 받았다. 수술 전 검사에서 다행히 다른 장기로는 전이되지 않았다는 말을 듣고 수술을 받았다. 무사히 수술이 끝났고, 유방암은 완전히 제거되었다.

수술 후 병리조직검사 결과를 보니 암세포의 크기는 3.5cm였고 림프절을 10개 제거했는데, 이중 하나의 림프절에서 암세포가 발견되었다. 호르몬 수용체는 양성이었고, 담당 의사는 2기에 해당하니 항암 치료를 해 볼 것을 권유했다. 림프절에까지 암세포가 가 있으면 나중에 재발할 확률이 높다는 것이었다.

항암 치료를 하면 머리도 빠지고 밥도 먹지 못할 정도로 힘들다는 주변 사람들의 말에 겁이 났지만, 남편과 상의하여 항암 치료를 받기로 결정했다. 담당 의사는 '독소루비신'과 '사이클로포스파마이드'라는 항암제로 4사이클을 하고, 작용 방식이 다른 항암제인 '탁솔'을 4사이클하는 치료를 할 계획이라고 했다. 항암 치료가 끝나면 5년간 호르몬 치료도 해야 한다고 했다.

담당 의사는 항암 치료를 받는 동안 주의해야 할 점에 대해 설명하면서, "빨간 항암제는 약이 새면 절대 안 되니까 맞는 동안 주의해서 봐야 한다."라는 것과 "주사를 맞은 지 일주일쯤 되는 날부터는 백혈구 수치가 떨어지니까 혹시 몸에 열이 나면 빨리 응급실로 와야 한다."라는 것을 강조했다.

입원해야 하는지 물었더니 담당 의사는 웃으면서 서너 시간만 맞으면 되니까 주사실로 가라고 했다. 주사실에 가자 모자를 쓴 환자들이 누워서 주사를 맞고 있었다. 간호사에게 이름을 말하고 주사를 맞으러 왔다고 하자, 간호사는 다시 한 번 내 이름을 묻고 약이 제대로 왔는지 확인한 후에 혈관에 주사를 놓아 주었다.

항암제가 들어가는 동안 별다른 느낌은 없었다. 영양 주사라고 하여 링거주사를 맞을 때와 비슷했다. 빨간 항암제가 들어가니 조금 겁이 나긴 했다. 빨간 항암제는 혈관 밖으로 새면 피부 조직이 죽을 수 있으니, 주사를 맞으면서 아프거나 부으면 담당 간호사에게 말하라고 했다. 다행히 별일 없이 주사를 다 맞았다. 약간 속이 울렁거렸지만 참을 만했다. 주사를 다 맞은 뒤 구토 방지제를 처방 받아 인근 약국에서 약을 구입하여 집으로 돌아왔다.

3~4일이 지나자 몸살이 난 것처럼 컨디션이 나빠졌다. 통 입맛이 없고 기운이 없었다. 계속 몸이 좋지 않더니 10일쯤 지나자 서서히 컨디션이 회복되었다. 다행히 열은 나지 않았다. 2주 정도 지나니 완전히 정상 컨디션으로 회복되었다. 컨디션이 회복되고 이제 살 만해지니 어느덧 3주가 지나 또 항암 주사를 맞으러 가야 하는 날이 되었다.

2) 고식적 항암 치료

폐암 진단 후 5개월 전부터 항암 치료를 받고 있는 60세의 이○○ 씨

5개월 전, 비소세포 폐암이라는 진단을 받았다. 처음 진단 받을 때부터 간과 부신에 전이가 있어서 수술할 시기는 지났다고 들었다. 항암 치료밖에는 방법이 없다기에 항암 치료를 선택했다.

처음 폐암을 진단 받고는 '젬시타빈'과 '시스플라틴'이라는 항암제로 치료를 받았다. 첫날에는 젬시타빈과 시스플라틴을 맞았고, 1주일 뒤에는 젬시타빈 한 가지만 맞았다. 무척 힘들었다. 2회의 항암 주사를 맞은 뒤 찍은 CT 검사에서 암 덩어리가 줄어들었다는 말에 힘든 보람이 있다는 것을 느꼈다. 그러나 4회째 항암 치료를 마치고 찍은 CT 검사에서는 암 덩어리가 다시 커지기 시작했다는 말을 들었다. 담당 의사는 젬시타빈과 시스플라틴 항암제에 내성이 생긴 것 같아 더 이상 이 항암제로는 효과가 없을 것 같다면서 항암제를 바꾸자고 했다.

이번에 쓸 것은 '페멕트렉세드'라는 항암제라고 했다. 지난번에 썼던 것보다는 덜 힘들고 머리도 빠지지 않는다고 했다. 그로부터 3주 뒤에는 피검사를 하고 괜찮으면 외래로 와서 또 주사를 맞으라고 했다. 지난번 젬시타빈과 시스플라틴 주사를 맞을 때는 입맛이 없고 근육통이 심해 고생이 심했는데, 이번에는 지난번보다는 수월한 것 같다. 구토 방지제도 먹지 않았는데 그다지 메슥거리지도 않았다.

3) 근치적 항암 치료

미만성 큰B세포 림프종 진단 후 5개월 전부터 항암 치료를 받고 있는 47세의 박○○ 씨

5개월 전, 림프종을 진단받았다. 평소 건강했었는데 병원에 오기 3개월 전부터 목에 멍울이 만져졌다. 멍울은 처음에는 땅콩 크기였으나 시간이 지나며 점점 커졌다. 식사할 때마다 목이 따끔거려서 거울을 보니 편도에 계란만 한 크기의 멍울이 있었다.

병원에 갔더니 담당 의사는 편도와 림프절에서 조직 검사를 하였고, 조직 검사 결과 림프종으로 나왔다. 림프종 중에서도 '미만성 큰B세포 림프종'으로 진단되었는데, 병기 설정을 위해 골수 검사 · PET/CT 검사 · CT 검사 등을 추가로 진행했다. 다행히 림프종은 편도와 목에만 국한되어 있고 다른 곳에 전이는 없어서 병기는 2기에 해당되었다. 담당의사는 'RCHOP'이라는 5가지 복합 항암 화학요법을 권유했다.

RCHOP은 '리툭시맙'이라는 표적치료암제와, '사이클로포스파마이드'·'독소루비신'·'빈크리스틴'·'프레드니솔론'이라는 약으로 이루어진 항암제로, 3주 간격으로 하루 동안 주사 치료를 받는 항암요법이었다.

처음 항암 주사를 맞고 나서 크게 힘든 것은 없었고, 프레드니솔론이라는 약 때문인지 긴장해서인지 잠이 잘 안 오는 정도였다. 구토 방지제로 처방된 '에멘드'를 챙겨 먹어서인지 구토도 그다지 심하진 않았다.

항암 주사를 맞은 당일과 다음날은 오히려 몸 컨디션이 더 좋아진다는 느낌도 있었다. 하지만 주사를 맞은 지 4~5일이 지나자 몸이 가라앉으면서 기운이 떨어지고 입맛도 없어졌다. 그러면서 목에서 만져지던 멍울이 줄어들기 시작했다. 그렇게 3~4일이 더 지나자 서서히 컨디션이 좋아지기 시작했고 계란만 하던 멍울은 다시 땅콩만 한 크기까지 줄어들었다.

그렇게 1사이클을 마쳤고, 4사이클을 할 때는 열이 나서 응급실에 가서 항생제 치료를 받긴 했지만, 그것 말고는 비교적 무사히 이제 6사이클까지 항암 치료를 마쳤다.

6사이클까지 마친 후에 시행한 PET/CT에서 완전 관해 판정을 받았다. 담당 의사는 완전 관해가 온 것을 축하한다며 이제는 주기적으로 CT 검사를 하면서 재발되지 않는지 경과만 보면 된다고 했다.

4. 반응 평가 : 항암 치료 후 얼마나 좋아졌나?

항암 치료를 하고 2사이클 또는 3사이클 뒤에는 CT나 MRI 검사를 통해 암이 얼마나 줄어들었는지 평가하게 된다. 반응은 완전 관해, 부분 관해, 안정 병변, 진행 병변의 4가지로 나누어 평가한다.

1) 완전 관해

'완전 관해CR, complete remission'는 CT나 MRI 검사에서 병을 찾을 수 없을 정도로 완전히 없어지는 것이다. 물론 CT나 MRI에서도 0.5cm 이하의 작은 암 덩어리는 찾아내지 못하기 때문에 완전 관해 상태라고 해도 어딘가에 눈에 보이지 않는 작은 암세포가 숨어 있을 수는 있다. 그래서 보통 완전 관해가 온 상태로 5년이 지나야 완치 판정을 내리게 된다.

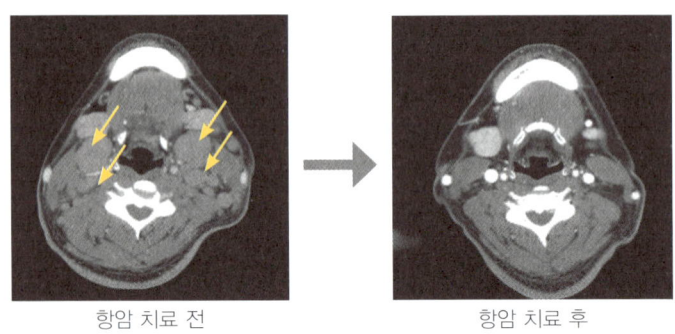

항암 치료 전   항암 치료 후

〈그림 6-2〉 완전 관해가 된 CT 사진. 항암 치료 후 암 덩어리가 완전히 없어졌다.

2) 부분 관해

'부분 관해PR, partial response'는 종양이 30% 이상 줄어드는 것을 말한다. 장경이 7cm였던 암 덩어리가 항암 치료 후 3cm로 줄어들었다면 부분 관해에 해당한다. 항암 치료 후 완전 관해나 부분 관해에 해당하면 항암제의 효과가 좋은 것으로 판단하고 현재의 항암 치료를 계속하게 된다.

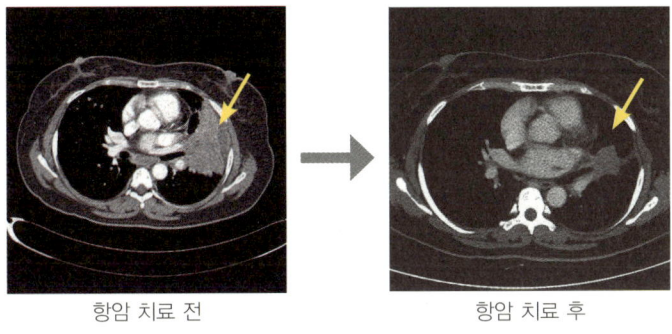

항암 치료 전   항암 치료 후

〈그림 6-3〉 부분 관해가 된 CT 사진. 항암 치료 후 암 덩어리가 줄어들었다.

3) 안정 병변

'안정 병변SD, stable disease'은 항암 치료를 해도 종양 크기에 큰 변화가 없는 상태를 말한다. 종양의 크기가 이전에 비해 70~120% 사이에 해당하면 안정 병변이 된다. 암이라는 것이 아무 치료도 하지 않으면 자라나게 마련인데, 항암 치료를 통해서 안정 병변이 되면 암을 억제시키고 자라는 속도를 더디게 만들었다고 판단한다.

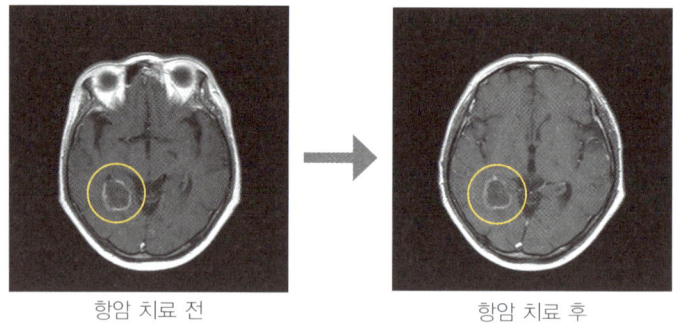

항암 치료 전 → 항암 치료 후

〈그림 6-4〉 안정 병변이 된 CT 사진. 항암 치료 후 암 덩어리가 현상 유지되고 있다.

4) 진행 병변

'진행 병변PD, progressive disease'은 항암 치료를 했음에도 불구하고 암이 커지는 상태를 말한다. 암 덩어리가 20% 이상 커지거나 항암 치료 중에 새로운 암 덩어리가 생기면 진행 병변이 된다. 진행 병변이 되면 지금 투여하는 항암제에 내성이 생겨 그 항암제가 더 이상 효과가 없다는 의미이므로 다른 항암제로 바꾸게 된다.

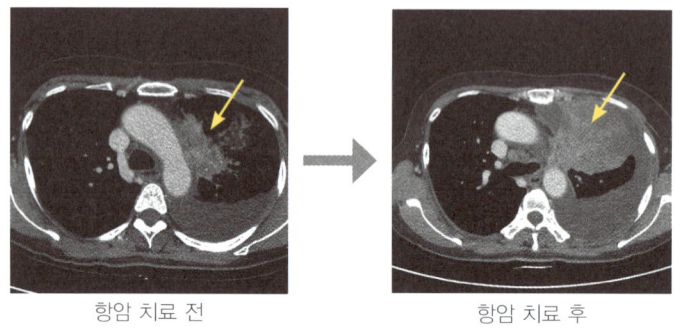

항암 치료 전 → 항암 치료 후

〈그림 6-5〉 진행 병변이 된 CT 사진. 항암 치료에도 불구하고 암 덩어리가 커졌다.

5. 항암 치료의 경과

1) 항암 치료와 반응 평가 일정

항암 치료를 한 뒤 얼마나 좋아졌는지 알기 위해 CT 검사를 해 보면 암 덩어리가 줄어들었는지, 아니면 항암 치료를 했음에도 불구하고 더 커졌는지 알 수 있다.

"선생님, 이번 CT 결과는 어떤가요?"
"결과가 좋지 않네요. 지난번보다 암 덩어리가 더 커졌어요."
"지난번에는 분명 좋아졌다고 하셨잖아요. 그런데 이제 와서 나빠졌다니 무슨 말씀이세요? 똑같은 항암제를 쓴 것 아닌가요?"

항암 치료의 경과와 암 덩어리의 진행에 대해 잘 이해하지 못하고 있으면 이런 질문을 하게 된다. 환자와 보호자들은 항암 치료를 할 때 암 덩어리가 어떻게 되고, 궁극적으로 항암 치료를 통해 좋아졌다는 것이 어떤 의미인지를 정확하게 이해해야 한다.

다음에 나오는 〈도표 6-2〉에서 윗부분은 고식적 항암 치료를 하지 않은 경우 암의 자연 경과를 나타낸 것이다. 즉 암에 대해 아무런 치료를 하지 않았을 때 암이 진행되는 경과로, 암 덩어리가 점점 커지다가 결국 사망에 이르게 된다.

그림의 아랫부분은 항암 치료를 한 경우 암 덩어리가 어떻게 변해 가는지 모식적(표준이 되는 전형적인 형식)으로 나타낸 것이다. 그림에서 보는 것처럼 항암 치료를 통해 암 덩어리가 줄어들었다고 해도 언젠가는

<도표 6-2> 항암 치료의 경과

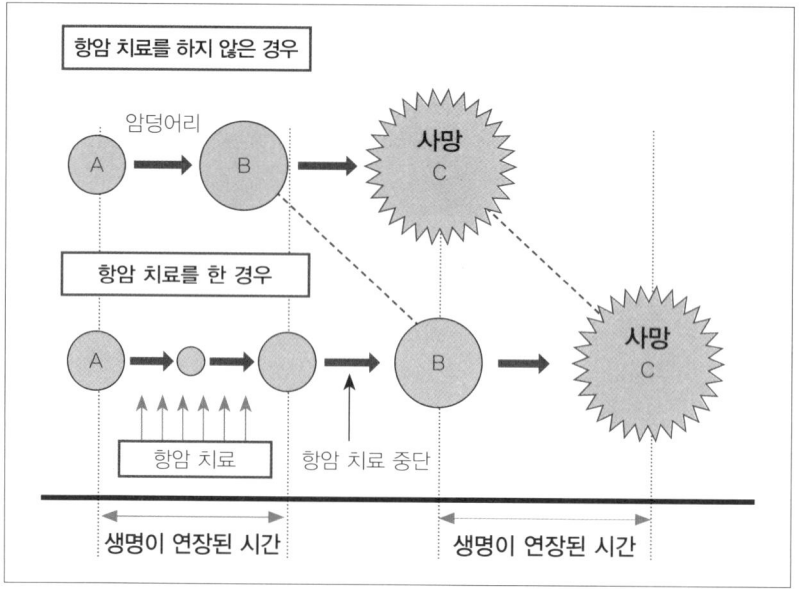

항암제에 내성이 생겨 다시 암 덩어리가 커진다.

암 덩어리가 A에서 B까지 진행되는 데 항암 치료를 한 경우가 하지 않은 경우에 비해 더 많은 시간이 걸린다는 것을 알 수 있다. 그만큼을 생명이 연장된 시간이라고 이해하면 된다. 항암 치료를 통해 3개월 동안 암이 줄어들어 있으면 정해진 시간에서 3개월이 연장되는 것이고, 6개월 동안 암이 줄어들었다면 6개월이 더 연장되는 것이다.

암 덩어리는 놔두면 계속 자란다. 항암 치료를 해서 암 덩어리가 줄어들거나 적어도 자라지 않는 상태가 되면 그 기간만큼 생명이 연장되는 것이다. 완치가 아닌 생명 연장을 목적으로 하는 고식적 항암 치료에서 담당 의사가 좋아졌다고 말하는 것은 바로 이런 의미이지, 완치된다는 의미는 아니다. 사람에게는 누구나 정해진 시간이 있는데, 정해진 시간에서 얼마나 더 기간을 연장하느냐의 관점에서 '좋다, 나쁘다'라는 것이다. 언젠가는 항암제에 내성이 생겨 암 덩어리가 다시 커진다. 다만 그때

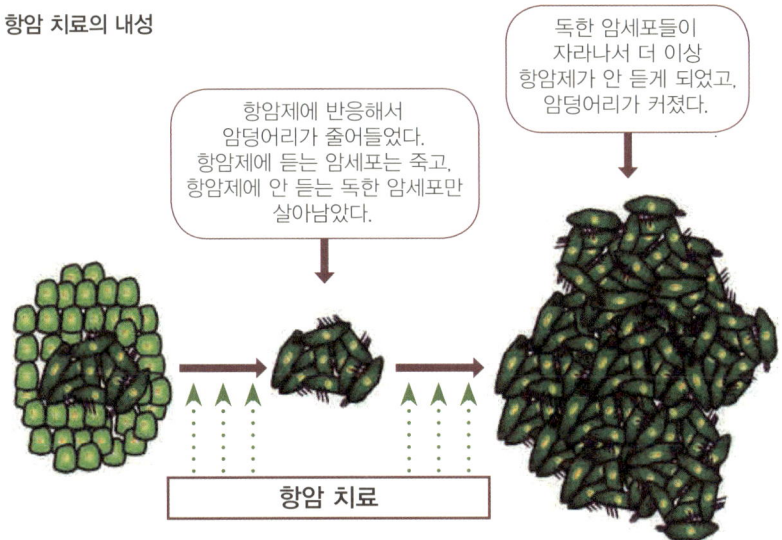

〈그림 6-6〉 항암제에 반응하여 암 덩어리가 줄어들었다가 내성이 생기는 경우

까지 얼마나 시간을 더 버느냐의 문제이다.

"지난번에는 CT 결과에서 암 덩어리가 많이 줄어들어서 좋다고 생각했는데, 이번에는 결과가 좋지 않네요."
"암 덩어리가 더 커졌나요?"
"네, 더 커졌어요. 이제 이 약에 대해 내성이 생긴 것 같네요. 더 이상 써 봐야 듣지 않을 테니 다른 항암제를 써 봅시다."

이처럼 완치가 아닌 생명 연장을 목적으로 하는 고식적 항암 치료의 경우 A라는 약으로 항암 치료를 했을 때 효과가 좋아 암 덩어리가 줄어든다고 해도 언젠가는 약에 대해 내성이 생긴다.
A라는 항암제를 써서 암 덩어리가 줄어들었다고 해 보자. 이는 A라는 약이 암에 효과가 있다는 것이다. 하지만 항암 치료에도 불구하고 남아

있던 암세포들이 나중에 결국 문제가 된다. 남아 있는 암세포들은 A라는 항암제가 들어와도 끄떡하지 않는 독한 암세포들이기 때문이다. 이 독한 암세포들은 나중에는 A라는 항암제가 몸속으로 들어와도 아랑곳하지 않고 자란다. 이때가 바로 내성이 생기는 시점이다. 일단 내성이 생기면 항암제가 들어와도 암세포는 계속 자란다. 그러면 항암제를 다른 것으로 바꾸어야 한다. 즉 암 덩어리가 커지기 시작하고 내성이 생기는 시점이 되면 항암제를 바꿔야 한다.

환자들은 이 의미를 잘 이해하지 못하여 불필요한 오해가 생기기도 한다. 그러므로 항암 치료의 경과와 암의 진행에 대해 잘 이해하고 있어야 한다.

2) 1차 · 2차 · 3차 치료 항암제

'1차 치료 항암제 first line chemotherapy'는 암을 진단 받고 처음 사용하는 항암제이다. 1차 치료 항암제로 몇 사이클을 사용하다가 항암 치료에도 불구하고 암 덩어리가 커지면 약효가 없는 것으로 판단하여 다른 항암제로 바꾼다. 그렇게 해서 두 번째로 사용하는 항암제를 '2차 치료 항암제 second line chemotherapy'라고 한다. 2차 치료 항암제에도 듣지 않아 항암제를 바꾸면 '3차 치료 항암제 third line chemotherapy'가 된다. 몇 차 치료 항암제, 항암 치료, 몇 사이클(주기)의 개념은 각각 다르다.

〈도표 6-3〉의 경우를 살펴보자.

이 환자는 A라는 항암제로 1차 항암 치료를 4사이클 받았고, 암 덩어리가 커지자 2차 항암제로 B라는 약을 선택하여 2사이클 더 치료 받았다. A라는 1차 항암제를 2사이클 맞고 암 덩어리가 줄어드는 부분 관해를 보였지만, 2사이클 더 맞고 시행한 검사에서는 암 덩어리가 커져서

〈도표 6-3〉 환자에 따른 사이클 예시

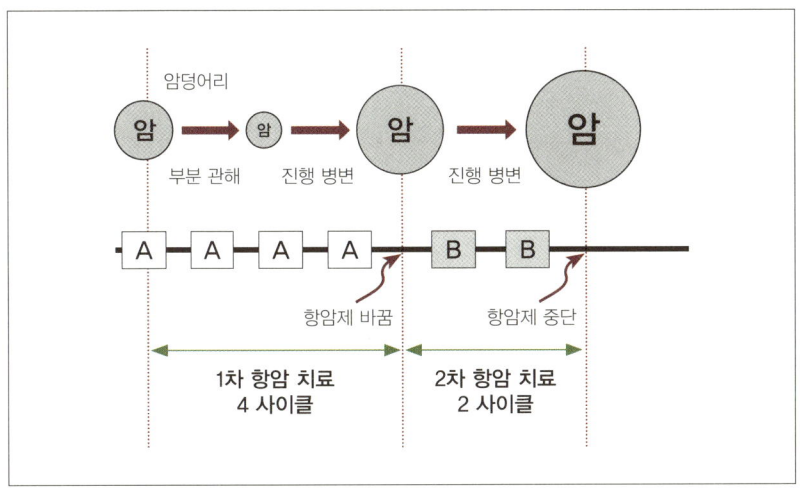

더 이상 A항암제가 듣지 않는 상태가 되었다.

2차 항암제로 B라는 항암제를 2사이클 받았으나 오히려 암 덩어리가 더 커지는 진행 병변 상태가 되어 B항암제도 효과가 없는 상태에 이르렀고, 결국 항암 치료를 중단했다.

병이 진행됨에 따라 항암제를 계속 바꾸는데, 가면 갈수록 약효는 떨어지고 환자의 기력도 쇠한다. 암세포는 기본적으로 시간이 지나면 점점 더 독해지는데다 항암 치료를 통해 그나마 순한 암세포는 다 죽고 항암 치료에 내성을 보이는 독한 암세포들만 살아남기 때문이다. 그러다가 항암제의 효과가 점점 줄어들고 항암제를 견디지 못할 정도로 환자의 기력이 쇠약해지면 어느 시점에서는 항암 치료의 중단을 고려하게 된다.

3) 항암 휴약기

항암 화학요법의 치료 기간과 횟수는 암의 종류 · 항암제의 종류 · 치

<도표 6-4> 항암 휴약기 모식도

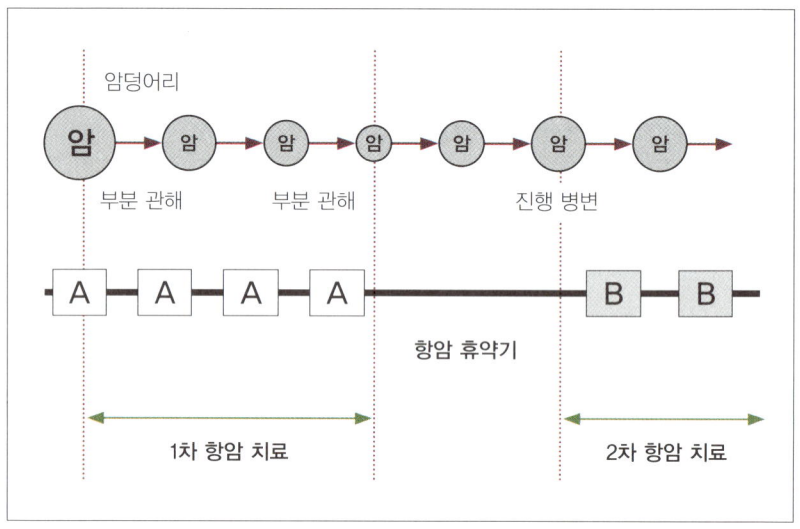

료에 대한 반응·부작용의 정도에 따라 다르다. 완치를 목적으로 하는 근치적 항암 치료나 수술 후 재발 방지를 위해 하는 보조 항암 치료는 보통 정해진 횟수만큼 하고 끝내게 된다. 하지만 고식적 항암 치료의 경우에는 항암 치료에 반응이 얼마나 좋은지와 항암 치료에 얼마나 잘 견디는지를 봐 가면서 항암 치료 횟수를 정하게 된다. 항암 치료에 반응이 좋아서 암이 순조롭게 잘 줄어들고, 항암 치료 부작용도 적어서 특별한 문제없이 잘 견딘다면 항암 치료를 지속하게 된다.

일반적으로 부작용이 적은 순한 항암제는 병이 나빠질 때까지 지속하게 되지만, 시스플라틴과 같이 독성이 있는 항암제는 일정 횟수를 넘어서게 되면 항암 치료를 잠시 쉬었다가 하게 된다. 이를 '항암 휴약기'라고 한다. 일반적으로 환자에게는 항암 휴약기가 가장 좋은 시기이다. 암이 줄어든 상태여서 암 때문에 힘들지도 않고, 항암 치료를 하지 않으니 항암 치료 때문에 힘든 것도 없는 시기이기 때문이다. 일정 기간의 항암 휴약기가 끝나고 나면 일반적으로는 다시 항암 치료를 시작하게 된다.

FAQ 자주 하는 질문과 대답

항암 치료를 받는 환자들이 자주 하는 질문

Q 항암 치료는 아픈가요?

항암제를 맞을 때의 느낌은 일반 링거 주사를 맞을 때와 거의 비슷하다. 주사를 놓는 순간 채혈할 때처럼 따끔한 정도고, 달리 특별한 통증은 없다. 주사를 맞는 동안에도, 혈관을 따라 항암제가 들어가는 동안에도, 주사 자체로 인해 통증이 생기지는 않는다.

항암제를 맞는 동안 주사 부위에 통증이 있거나 따끔거리거나 조금이라도 불편한 경우는 간혹 혈관이 터져서 항암제가 혈관 밖으로 새는 것일 수 있으니 반드시 의료진에게 알려야 한다.

Q 항암 치료 중인데 일상생활은 어떻게 해야 하나요?

- 신체와 구강 위생을 건강하게 유지한다.
- 피부가 건조하면 습기를 제공할 수 있는 로션을 바른다.
- 알코올이 함유된 화장품이나 가글 액은 피부와 점막에 자극을 주거나 건조하게 하므로 피한다.
- 적절히 휴식을 취하고 영양가 있는 음식을 섭취한다.
- 적당한 신체 활동은 피로를 풀어 주고 입맛도 돋게 한다.
- 항암 화학요법을 받는 동안 음식 섭취의 원칙은 '골고루, 끼니를 거르지 않고' 먹는 것이다.
- 피부를 자주 관찰한다. 특히 겨드랑이 밑·서혜부鼠蹊部·항문 주변

- 피부가 접히는 곳을 자세히 본다. 붉거나 부었거나 간지럽거나 통증이 있으면 의사에게 알려야 한다.
- 어딘가에 찔리거나 상처 입는 것을 피한다. 특히 청소나 요리 등 집안일을 할 때 주의한다.
- 항문 좌약이나 관장, 탐폰 등의 사용을 자제한다.
- 감염 가능한 원인을 피한다(최근 감기나 수두 등 감염병에 걸린 사람의 방문을 금하고, 애완동물의 배설물·상자·새장 등을 만지지 않도록 한다).

Q **백혈구 수치가 떨어지는 기간에 감염을 예방하기 위해서는 어떻게 해야 하나요?**

- 감염 예방은 백혈구 수가 감소할 때 한다. 백혈구 수는 일반적으로 다음과 같은 곡선을 그리며 감소했다가 회복된다.

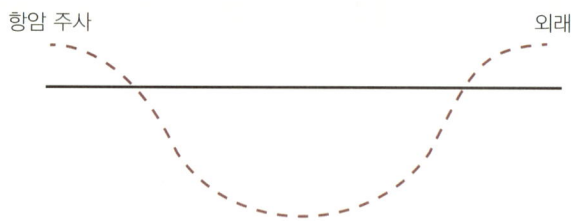

- 감소 시기는 일반적으로 항암 치료 시작 후 7~14일 후지만 약제마다 차이가 있으므로 담당 의료진에게 문의한다.
- 백혈구가 감소할 때 체온이 38℃ 이상이거나 감염 증상(오한·배뇨 시 통증·심한 기침·설사 등)이 있으면 해열제를 복용하거나 찬 물수건을 사용하지 말고, 밤이나 새벽이라도 즉시 응급실을 방문한다(열이 나는 데 응급실에 오지 않고 집에서 참거나 해열제를 복용하면 세균 감염이 심해져 패혈증으로 진행될 수 있다). 응급실에 오면 혈액검

사와 균 배양 검사를 하게 되는데, 실제로 백혈구 수치가 떨어져 있으면 항생제와 백혈구 촉진제를 맞아야 한다.

감염 예방은 어떻게 해야 하나요?
- 외출 후·식사 전·용변 후에 반드시 손을 씻는다.
- 매 식사 후, 자기 전에 양치질을 잘해야 한다.
- 외출 시에는 마스크를 착용한다.
- 몸에 상처가 나지 않게 주의하고, 상처가 나면 소독이 필요하다.
- 면도할 때 상처가 생기지 않도록 전기면도기를 사용한다.
- 여드름이나 뾰루지 등을 긁지 않는다.
- 관장, 좌약은 사용하지 않는다.
- 치과 치료는 하지 않는다.
- 최근 예방접종(소아마비·홍역 등)을 하거나 전염성 질환을 가진 사람과의 접촉을 피한다.
- 생화·화분·애완동물 등은 가까이 두지 말고, 직접 흙이나 배설물을 만지지 않도록 주의한다.

감염 예방 시기의 식사 관리는 어떻게 해야 하나요?
- 조리하기 전에 손을 깨끗이 씻는다.
- 고기·생선·계란·두부 등은 충분히 익혀 먹는다.
- 생채소·생과일은 깨끗이 씻어 먹는다.
- 음식을 상온에서 장시간 보관하지 않는다.
- 조리 기구 및 식기는 위생적으로 관리한다.
- 외식은 깨끗하고 위생적인 곳에서 하고, 길거리에서 파는 음식 섭취는 피한다.

Q 항암 치료 중 직장 생활을 해도 되나요?

"항암 치료를 시작해 봅시다. 아무 걱정하지 마시고 주사 잘 맞으세요. 3주 뒤에 뵐게요."
"선생님, 그런데, 저……, 일은 해도 되나요?"
"일이요?"
"네. 다니는 회사를 그만둬야 하나 해서요."

누가 보더라도 일하기 힘들 정도로 몸 컨디션이 좋지 않은 분들이나 이미 은퇴를 하신 60~70대 분들이야 이런 질문을 하지 않지만, 활동적으로 일을 하다가 덜컥 암을 진단 받게 된 젊은 분들은 이런 질문을 종종 한다. 요즘에는 순한 항암제도 많이 나오고 머리카락이 빠지지 않는 항암제도 많이 나와서, 3주마다 병원에 와서 항암제만 맞고 가고 일상생활은 일상생활대로 잘 유지하는 암 환자들이 많다.

이런 경우에 직장 생활은 어떻게 해야 할까? 항암 치료와 직장 생활을 병행할 수 있을까? 환자마다 암종이 다르고, 연령이 다르고, 체력 상태가 다르고, 사용하고 있는 항암제 종류가 다르고, 하는 일이 다 다르기 때문에 직장 생활 병행에 대해서는 일괄적으로 대답하기 어렵다.

수술 후 재발 방지가 목적인 분들은 예정된 항암 치료만 끝내면 일상생활로 복귀해야 하므로 몇 개월 휴직할 것을 권한다. 생명 연장 목적의 고식적 항암 치료를 할 때는 아무래도 건강이 우선이다 보니 직장을 정리하는 경우가 대부분이다. 하지만 한창 왕성하게 활동하던 분들이 암을 진단 받고 나서 일을 접고 하루 종일 집에만 있게 되면, 오히려 자존감의 상실로 인한 우울감이 생기기도 하고, 잡생각이 들어서 더 힘들고 못 견디게 되기 때문에 무턱대고 일을 쉬는 것이 마냥 좋지만은 않다.

직장 생활이 고민될 때는 일반적으로 다음 4가지 요인을 고려한다.

① 현재의 질병 상태 : 완치 목적인가, 생명 연장 목적인가.
② 환자의 기력 상태 : 체력적인 여건이 얼마나 괜찮은가.
③ 항암 치료의 종류 : 얼마나 힘든 항암제인가. 머리카락이 빠지는 항암제인가. 며칠짜리 항암제인가.
④ 직업의 종류 : 하는 일이 육체적으로 힘든 일인가. 몸이 힘들 때는 부담 없이 직장을 빠져도 되는 상황인가.

일상적인 활동이 가능하고 항암 치료도 힘들지 않은 경우에는 가벼운 일을 병행할 수 있다.

생명 연장 목적의 고식적 항암 치료라고 하더라도, 환자의 기력이 좋고, 힘든 항암제가 아니고, 가벼운 사무직이면서 병가도 비교적 자유롭게 쓸 수 있는 그런 상황이라면, 혹은 자영업이어서 스스로 조절 가능한 경우라면 항암 치료와 직장 생활을 병행해도 크게 무리가 되진 않는다. 항암 주사를 맞고 1주일 정도는 기운이 떨어져 힘이 드는데, 이때 몸에 무리가 가지 않는 선에서 활동을 조절하면 직장 생활을 계속할 수 있다.

그러나 항암 주사를 맞는 것이 힘겨울 때는 무리하지 않는 것이 좋다. 힘들 때는 치료가 가장 우선이므로 반나절 휴가를 받는 것도 좋은 방법이다. 매일 야근과 회식에 시달리며 직장 생활을 죽기 살기로 하는 것이 아니라, 쉽게 말해서 여유 있게 취미 삼아 할 수 있을 정도라면 직장 생활을 하는 데 무리가 없다고 이해하면 된다.

실제로 머리가 빠지지 않는 순한 항암제와 표적 항암제가 나오면서는 별다른 부작용이 없어서 일상생활 다 하는 암 환자가 많고, 항암 치료 하면서 직장 생활을 병행하는 분들이 점점 늘고 있다. 하지만 일과 건강 중 하나만 택하라고 하면 누가 뭐래도 건강이 가장 중요하다. 건강이 유지되어야 직장 생활도 할 수 있으니 말이다.

Q 치질이 있는데 어떻게 해야 되나요?

항문관 내에는 대변이 나올 때 충격을 완화하기 위해 혈관, 결합 조직이 모인 '점막하 근육'이라는 쿠션이 있다. 대변을 볼 때 복압이 올라가고, 딱딱한 대변이 점막하 조직을 압박하면 울혈이 되고, 항문 주위 조직이 변형되어 항문관 주변에서 덩어리를 이루게 된다. 점차 심해지면, 대변을 볼 때 이 덩어리의 상처로 출혈이 유발되며, 점차 밑으로 내려오면서 커져 항문이 빠지는 증세를 보이는데, 이것이 바로 치질이다.

사실 치질은 매우 흔한 병이어서 치질이 어떤 병인지는 굳이 설명하지 않아도 누구나 잘 안다. 한편, 치질은 창피한 병으로 여겨서 의사에게도 말하지 못하는 병이기도 하다. 하지만 항암 치료를 받을 예정이거나 항암 치료 중에 치질이 심하면 담당 의사에게 말해야 한다. 잘 알려져 있지 않지만 치질은 항암 치료를 할 때 문제가 될 수 있는 병이다.

왜 항암 치료 시 치질이 문제가 되나요?

① 항암 치료 시 치질이 악화되기도 한다

항암 치료를 하다가 원래 있었던 항문 질환이 악화되거나, 새로운 항문 질환이 생겨 더 심한 고통을 느끼게 되는 경우가 종종 생긴다. 식사를 제대로 못하거나 활동량이 적어지면, 대변이 딱딱해지기 쉽기 때문에 기존에 있던 치질이 악화되기도 한다.

② 치질은 항암 치료 시 감염의 원인이 되기도 한다

항암 치료 시 백혈구 수치가 떨어질 수 있는데, 이때 치질이 심하면 항문에서 피 나는 곳을 통해 균이 핏속으로 들어갈 수 있다. 대변에는 원래 정상적으로 정상세균총이라고 해서 세균이 많이 사는데, 이러한 균들이 치질이 있을 때 피 속으로 들어가서 감염을 일으킬 수 있다. 면역력이 정상적이라면 이러한 균은 문제가 되지 않지만, 백혈구 수치가 떨어질 때에는 균이 우리 몸속으로 들어가 감염을 일으키게 된다. 간혹 심해지면 항문 주위에 고름을 만들기도 한다.

어떻게 대처해야 하나요?

① **대변을 무르게**

대변이 딱딱하게 나올 때 치질이 악화될 수 있어서, 섬유질이 많은 음식이나 요구르트 등을 먹고 수분 공급을 충분히 해서 대변이 딱딱해지지 않도록 하는 것이 중요하다. 변비가 심하면 담당 의사에게 이야기해서 MGO와 같은 변비약을 먹어서 변을 무르게 만드는 것도 방법이다. 규칙적인 배변 습관을 갖는 것도 중요하다.

② **좌욕**

항문을 통한 균 감염을 예방하기 위해 좌욕을 하는 것도 좋다.

③ **수술**

좌욕이나 약물 치료로 조절이 안 되는 경우에는 치질 수술을 고려하게 된다. 다만 치질 수술을 하게 되면 항암 치료와 일정 조절이 필요하다. 수술 전 백혈구 수치 · 빈혈 수치 · 혈소판 수치 등 기본적인 검사가 필수적이며, 백혈구 수치나 혈소판 수치가 회복되지 않은 상태에서 항암 치료 담당 의사와 상의 없이 수술을 받게 되면, 상처가 회복되지 않거나 출혈이 심해 고생할 수 있다.

Q 우리 아이가 결혼하는데, 항암 치료를 좀 미룰 수 있을까요?

"선생님, 저 다음 주에 우리 아들 결혼식이 있어요. 항암 치료를 좀 미루면 안 될까요?"

"그래요? 결혼식 날짜가 언제시지요?"

"8월 18일이에요."

"미리 말씀하시지 그러셨어요. 오늘 항암 치료하면 그때가 백혈구 수치 떨어지고 컨디션이 가장 안 좋을 때인데요. 음……, 항암 치료를 좀 미룹시다."

"그래요. 저도 그렇게 했으면 좋겠어요."

"중요한 행사니까, 우선 결혼식부터 잘 치르시고요, 항암은 결혼식 다 치르고 나서 직후에 합시다."

우리나라 정서상 대부분의 부모는 자녀들을 시집장가 보내 놔야 부모로서 할 도리가 끝났다고 생각한다. 그러다 보니 암을 진단 받고 기대 여명이 수개월 혹은 1~2년밖에 안 된다고 하면, 부모로서는 자녀들 결혼을 서두르는 경우가 흔히 있다. 상태가 더 나빠지기 전에 빨리 식을 올리고, 애들 사는 것을 조금이라도 보고 부모로서 할 일을 마치고 싶기 때문이다. 환자 입장에서도 자녀를 출가시키고 나면 아무래도 마음이 홀가분해지기 때문에 치료에만 전념할 수 있어서 더 좋아지는 면도 있다.

약에 따라 조금씩 다르지만 일반적으로는 3주 간격으로 항암 치료를 하게 되는데, 결혼식 당일에 최상의 컨디션이 되기 위하여 항암 치료 일정을 미리 조정할 필요가 있다. 결혼식 당일 하객들 앞에서 구토를 하거나, 열이 나거나, 쓰러지거나 하면 안 되지 않겠는가.

그래서 자녀 결혼을 앞두고 있으면, 항암 치료 일정을 미리 조정하는 것이 좋다. 완치 목적의 항암 치료라서 치료가 제때에 들어가야 하거나, 현재 질병 상태가 좋지 못하여 항암 치료를 미루기 어려운 경우도 있을 수 있지만, 생명 연장 목적의 고식적 항암 치료를 하는 경우에는 대개 항암 치료를 1~2주 정도 미룬다고 해서 크게 문제되지 않는다. 물론 환자마다 몸 상태와 항암 치료 일정이 다르니, 담당 의사의 확인이 필요하다. 자녀 결혼을 앞두고 있는 경우에는 담당 의사에게 미리 말하여 항암 치료 주기와 결혼식 일정을 잘 맞추는 것이 좋다.

Q 항암 치료 중에 성생활을 해도 되나요?

우리 사회가 많이 개방되었다고 해도 아직은 개개인의 성문제에 대해 드러내는 것을 꺼린다. 특히 중년 혹은 노년의 환자분들이 내과 진료실에 항암 치료를 받으러 와서 다음과 같은 질문을 하는 경우는 거의 없다.
"선생님, 항암 치료 도중에 성생활은 어떻게 해야 하나요?"

암이라는 큰 병을 두고 다른 중요한 질문들도 많은데, 이런 소소한 질문으로 짧은 외래 시간을 허비할 수 없기 때문이기도 하고, 내가 이런 질문을 하면 의사가 나를 어떻게 볼까 하는 마음이 작용하는 탓이기도 하다. 특히 필자의 경우 남자 의사다 보니 암에 잘 걸리는 나이인 50~70대의 여자 환자분들이 필자에게 성생활에 대해 물어보는 경우는 더더군다나 없다. 마찬가지로 항암 치료 도중 환자의 성생활에 대해 물어보는 의사도 별로 없는 것 같다. 짧은 진료 시간에 생명과 관련되는 다른 중요한 것들 설명하기도 바쁜데, 언제 그런 사소한(?) 것까지 일일이 설명해 주겠냐는 것이다.

그러다 보니 이 문제에 대해 의사나 환자가 어떻게 인식하는지 정확한 데이터는 없지만, 필자가 만났던 환자분들 중 말이 잘 통하고 허물없이 대화를 나누었던 환자분들을 보면, 암 환자의 성문제는 그냥 무턱대고 덮어 버리거나 금기시할 부분은 아니다. 실제로 환자분들 중에는 굳이 그럴 필요가 없는데도 암을 진단 받은 순간부터 성생활을 전혀 하지 않는 경우도 있고, 생사의 기로에서 신성한 항암 치료를 받고 있는데 성생활은 부정 탈 일이라고 생각하는 경우도 있다.

우리가 터놓고 말하지 않아서 그렇지 암을 진단 받은 후 치료를 받으면서 성기능 감소로 인해 힘들어 하거나 성생활을 어떻게 해야 하는지 몰라 고민하는 환자분들은 의외로 많다. 특히 유방암 · 자궁경부암 · 전립선암 · 고환암처럼 성기능과 직접적인 관련이 있는 암을 가진 환자분들은 더욱 그렇다. 전립선 수술 후 남성으로서의 기능을 잃었다면서 우울해하는 80대 남자 환자분들도 있고, 유방암 호르몬 치료로 인해 질 분비물이 변하자 남편이 만족감을 느끼지 못하게 되고 결국 남편의 외도로 이어지게 되었다고 호소하는 여자 환자분들도 있다. 암이 재발하자, 치료 도중 성관계를 가진 것이 나쁜 영향을 주어 재발하게 된 것이라는 잘못된 죄책감에 시달리는 경우도 있다.

한편으로 생각해 보면 암에 걸리지 않았더라도 성생활을 하지 않고 지내는 부부도 많이 있으니, 어떤 것이 좋다 나쁘다 말할 수는 없지만 항암 치료 도중의 성생활이 꼭 나쁘다고 단정적으로 말할 수는 없다.

항암 치료 도중에 겪게 되는 성기능 변화

항암 치료를 받으면 피로·오심·구토·우울감 등으로 인해 대부분의 경우 성적 욕구가 감소하게 된다. 남자의 경우 발기가 잘 되지 않거나, 사정이 되지 않는 경우도 생길 수 있고, 여자의 경우 항암제의 영향으로 호르몬 분비가 감소되어 질점막이 건조해져서 성교 시 통증 및 소량의 출혈이 있을 수 있다. 환자의 나이·사용한 항암제 종류·기간에 따라 다르지만 생리 주기가 불규칙하거나 생리가 완전히 멈출 수도 있다. 하지만 항암제의 종류에 따라서는 성욕이나 성기능에 별 영향을 주지 않는 경우도 있다.

성에 대한 개념을 넓게 가져야

치료 도중 겪게 되는 이러한 변화는 일시적일 수도 있고 영구적일 수도 있는데, 궁금한 점이 있다면 담당 의사에게 도움을 청해 보자. 도저히 쑥스러워서 담당 의사에게 물어보기 어렵다면 적어도 배우자에게는 자신의 신체 상태와 감정에 대해 터놓고 대화를 나누어 보자. 꼭 삽입하는 행위가 아니더라도 스킨십과 애무만으로도 부부 사이의 사랑과 정을 확인할 수 있고, 힘든 항암 치료를 견뎌 내는 데 정신적 지지를 받을 수 있다. 신체적 접촉, 따뜻한 보살핌은 정서적 친밀감으로 이어질 수 있으며 이는 다른 어떤 인간관계에서와 마찬가지로 필요하고 중요하다. 성은 사랑하는 사람과 관련된 모든 감정 및 행동을 포함하는 넓은 개념이라는 것을 이해할 필요가 있다. 다만 주의해야 하는 경우는 다음과 같다.

주의해야 하는 경우

항암 치료 기간이나 방사선치료 도중에는 임신하는 것이 여자 환자에게 해가 될 수 있으며, 태아에게도 기형 발생 등 나쁜 영향을 미치므로 반드시 피임해야 한다. 항암 치료 도중의 피임법으로는 콘돔이 가장 무난한 방법이다. 항암 치료 후 백혈구 수치가 떨어질 때에는 감염의 위험이 증가하므로 성행위뿐 아니라 매사에 조심하는 편이 좋다. 개인 청결을 유지하는 것이 중요하며, 회음부와 손을 깨끗이 해야 한다. 혹시라도 성생활 도중 새롭거나 더 심한 통증이 있을 때, 출혈이 있을 때, 발기 능력이나 정액의 양에 변화가 있을 때에는 의료진과 상의하는 것이 좋다.

성 문제는 숨긴다고 될 문제는 아니다. 올바른 지식을 가지고 현명하게 대처해야 한다. 성관계를 통해 배우자에게 암이 전염되거나 항암제가 전달되는 것은 아니므로 환자의 신체 상태에 따라서 항상 긍정적인 생각으로 배우자와 의료진에게 신체의 변화나 느낌에 대해 대화를 나누고 상의하는 것이 무엇보다 중요하다.

Q 항암 치료를 받는 동안 다른 약을 복용해도 되나요?

약제에 따라 환자가 치료 받고 있는 항암제와 상호작용을 일으킬 수 있다. 즉 다른 약이 항암제의 대사에 관여하여 효과에 영향을 줄 수 있기 때문에 만약 복용 중인 약이 있다면 항암 치료를 시작하기 전에 담당 의사에게 꼭 알려야 한다. 특히 와파린처럼 상호작용이 많기로 유명한 약은 항암제의 농도를 높이거나 낮출 수 있으므로 주의해야 한다.

Q 이가 좋지 않은데 치과에 가도 되나요?

항암 치료를 받을 예정이라면 미리 준비해야 할 것들이 있는데, 그중 하나가 치과 치료이다. 항암 치료랑 치과 치료가 무슨 상관이냐고 생각할 수도 있는데, 다음의 3가지 이유에서 항암 치료 전 치과 진료는 반드시 필요하다.

항암 치료 도중 구강 내 세균 감염 가능성

입안에는 원래 정상적으로 세균이 많이 있다. 정상적으로 세균이 많이 있어도 문제가 되지 않는 이유는, 입 속 점막이 세균의 침입을 막아 주고 있고, 우리 몸의 면역력이 잘 막아 주기 때문이다. 하지만 항암 치료를 받게 되면 백혈구 수치가 떨어지고 잇몸이 헐고 갈라지며 구내염이 생길 수 있다. 백혈구 수치가 떨어지고 면역이 저하되는데, 여기에 구내염이 생기면 입안에 사는 세균들이 속으로 파고들어 문제를 일으킬 수 있다. 고름을 만들거나 국소 염증을 일으키기도 하고, 심한 경우에는 패혈증을 일으키기도 한다. 그래서 항암 치료 전에 미리 치과 치료를 하는 것이 좋다. 특히 평소 치아 상태가 좋지 않았거나 충치가 있거나 잇몸 질환이 있는 분들, 담배를 많이 피우는 분들은 미리 치과 진료를 받아 두어야 한다.

치과 진료를 위해서는 굳이 대형병원의 치과로 갈 필요까지는 없고, 동네 단골 치과 병원에 가서 항암 치료 예정인데 미리 구강 상태를 점검하러 왔다고 하면 알아서 점검해 준다. 만일 발치가 필요하다든지 다른 대공사가 필요하다고 하면 항암 치료 담당 의사와 상의해야 한다.

보통 발치를 하게 되면, 잇몸이 아무는 데 시간이 걸려 항암 치료를 2주 정도 미루게 되기 때문에, 항암 치료를 미루어도 문제가 없는지 담당 의사와 꼭 상의해야 한다. 스케일링 정도의 간단한 치료는 큰 문제없이 항암 치료를 미루지 않고 받을 수 있다.

항암 치료 도중 식사 문제

항암 치료를 시작하게 되면 입안이 헐고 먹지 못하는 일이 생길 수 있다. 그런데 이런 상태에서 평소 있었던 치아 문제가 심해지면, 식사를 더 못하게 된다. 항암 치료라는 것이 기본적으로 잘 먹고 체력적으로 문제가 없어야 수월하게 진행할 수 있는데, 이나 잇몸이 아파서 잘 먹지 못하면 항암 치료가 더 힘들어진다. 그래서 식사를 잘 하기 위해서라도 치과 문제는 해결해 놓는 것이 필요하다.

뼈 보강 주사로 인한 합병증 예방

뼈 전이가 있는 분들 중 일부는 '조메타 zometa'나 '파노린 panorin' 같은 비스포스포네이트 bisphosphonate 주사를 맞게 된다. 이 주사는 쉽게 말해서 암세포로 인해 녹아 있는 뼈를 보강해 주는 뼈 보강 주사인데, 장기적으로 투여할 경우 잇몸뼈에 염증이 생길 수 있다. '턱뼈골괴사 ONJ, osteonecrosis of jaw'라고 해서 염증이 심해지다가 더 진행되면 뼈에 괴사가 오기도 한다. 이런 합병증이 한 번 오면 잘 낫지 않아 매우 힘들다. 그래서 뼈 보강 주사를 맞을 때에는 치료 전에 미리 치과 진료를 받아 놓는 것이 좋다.

일단 항암 치료를 시작했는데 항암 치료 도중에 치과 문제가 생긴다면, 치과 치료 스케줄에 대해서 종양 내과 의사와 반드시 상의해야 한다. 항암 치료를 하면 백혈구 수치가 떨어지고 혈소판 수치가 떨어질 수 있는데, 백혈구 수치가 떨어져 있는 시기에 모르고 치과 치료를 받게 되면,

입속에 사는 세균을 오히려 잇몸 깊숙이 심어 놓는 결과를 초래할 수 있고, 혈소판 수치가 떨어진 시기에 모르고 치과 치료를 받게 되면 지혈이 되지 않아 고생할 수 있다. 그래서 항암 치료 도중에 치아 문제가 생기면 담당 주치의와 상의해야 한다.

이런 경우 치과에서 치료는 하지 않고 진찰만 받고 어떤 종류의 치료가 필요한지(발치와 같은 대공사가 필요한지 간단한 치료가 필요한지)를 알아 오면 좋다. 만일 큰 공사가 필요하면 치과 치료 일정과 항암 치료 일정을 조절해야 한다.

이러한 내용은 모든 항암제에 다 해당하는 것은 아니어서, 백혈구 수치·혈소판 수치에 영향을 주지 않는 표적치료암제를 사용할 때는 큰 문제없이 치과 치료를 받을 수 있다.

Q 혈관이 좋지 않아서 주사 맞기가 힘들어요

간혹 혈관 상태가 좋지 않아서 주사 맞는 데 어려움을 겪는 환자들이 있다. 주사를 자주 맞다 보면 좋았던 혈관도 다 죽고 딱딱해져 점점 상태가 나빠지기 때문이다. 이처럼 항암 주사를 맞을 때 주사 바늘을 꽂기 어려운 환자의 경우에는 '케모포트chemoport'를 삽입한다. 케모포트는 가슴에 2~3cm 정도 피부를 절제하고 50원짜리만 한 인공 혈관을 심어 놓는 시술이다. 한 번 해 놓으면 반영구적으로 사용할 수 있어 매우 편리하다.

케모포트란?

약물 주입(특히 항암제)·수혈·채혈을 위해 삽입된 관으로, 포트가 피부 밑에 삽입되어 있으므로 외관상 잘 보이지 않고 관리도 편리하다. 케모포트를 사용하지 않을 경우에는 소독이 필요 없으며, 목욕이나 수영을 해도 무방하다. 삽입 후 절개 부위에 실밥이 있는데, 이 실밥은 보

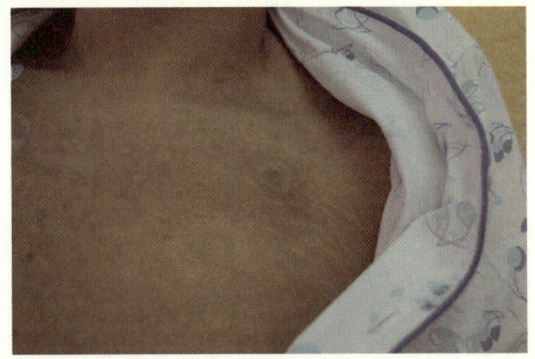

〈그림 6-7〉 케모포트가 삽입되어 있는 사진. 피부 밑에 50원짜리 동전 크기의 딱딱한 케모포트가 만져지는 것 말고는, 외관상으로 거의 표시 나지 않는다.

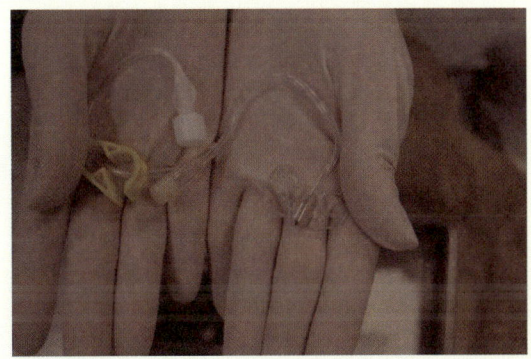

〈그림 6-8〉 케모포트용 바늘 사진

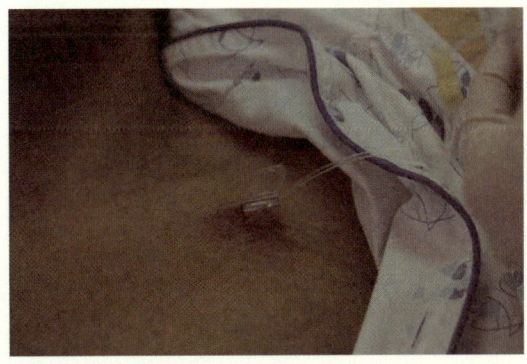

〈그림 6-9〉 케모포트에 바늘이 삽입되어 있는 사진

〈6장〉 항암 치료의 실제 253

통 2주 후에 제거한다. 항암 치료를 바로 하는 경우 상처 회복이 더딜 수 있어 3주 뒤에 실밥을 뽑기도 한다. 적절한 관리를 통해 오랫동안 사용할 수 있다.

어떻게 사용하고, 무엇을 관리해야 하나요?

① 약물 주입할 때

의료진이 관리한다. 이때 케모포트용 바늘을 사용해야 하는데, 일반적으로 의료기 상사에서 구입해 와야 한다.

② 수혈할 때

케모포트용 바늘만 굵은 것으로 바꿔 주면 된다(20게이지 이상).

③ 장기간 사용할 때

의료진이 소독하고 바늘을 교환한다. 소독과 바늘 교환 주기는 다음와 같다. 단, 문제가 발생하면 의료진의 판단하에 수시로 소독할 수도 있다.

〈표 6-2〉 장기간 사용 시 소독 및 바늘 교환 주기

바늘 교환	일주일에 1회
일반 거즈 또는 메드리스 사용 시	매일
테가덤 사용 시	일주일에 2회

④ 장기간 사용하지 않을 때

관이 막히지 않도록 4주마다 헤파린 heparin을 넣어 주어야 한다. 병원이 먼 환자는 집 근처, 케모포트를 사용하는 병원에서 주입 받으면 된다.

주의 사항

다음과 같은 경우가 관찰되면 즉시 의료인에게 문의해야 한다.
- 38℃ 이상의 열이 있을 때
- 삽입 부위 피부가 빨개지거나 붓고, 아프거나 냄새가 나며 분비물이 있을 때
- 약물 주입 부위가 붓거나 화끈거리거나, 피부색이 변하거나 통증이 있을 때
- 케모포트가 막혔을 때

6장 핵심 정리 항암 치료의 실제

1 항암 치료 여부는 항암 치료를 통해서 얻는 이득과 잃는 손해를 저울질해서 정한다. 이득이 손해보다 클 때 시행한다.

2 일반적으로 항암 치료는 3주 간격으로 시행하는데, 이 3주를 1사이클(또는 1주기)이라고 한다. 경우에 따라서는 2주 혹은 4주가 1사이클인 경우도 있고, 매일 목용하는 경우도 있다.

3 항암제는 정맥주사가 일반적이지만 먹는 항암제도 있다.

4 최근에는 대부분의 항암 치료가 외래 기반으로 해서 주사실이나 낮병동에서 이루어진다.

5 항암 주사를 맞을 때는 이름·주사 부위·주사 시간을 확인해야 한다.

6 항암 치료를 하고 2사이클 또는 3사이클 뒤에는 CT나 MRI 검사를 통해 암이 얼마나 줄어들었는지 평가하게 된다. 반응은 완전 관해·부분 관해·안정 병변·진행 병변의 4가지로 나누어 평가한다.

7 항암 치료에 내성이 생기면 항암제가 들어와도 암세포가 계속해서 자라게 되므로 다른 항암제로 바꾸게 된다.

7

"선생님, 항암 치료가 많이 힘들고 부작용도 심하다던데, 걱정이 많이 됩니다. 항암 치료를 받아야 한다는 것을 알고는 있지만, 부작용 때문에 항암 치료를 받아야 할지 자꾸만 망설여집니다. 어떻게 해야 하나요?"
— 어느 환자분이 보낸 이메일

반드시 알아야 할 항암 치료의 부작용과 대처법

모든 약에는 부작용이 따른다. 부작용은 전혀 없고, 효과는 굉장히 좋고, 전혀 힘들지도 않은 항암제가 이 세상에 있다면 얼마나 좋을까마는, 세상일은 늘 그렇게 간단하지가 않다. 항암제에는 부작용이 있다. 그것도 만만치 않은 부작용들이다. 부작용들이 있음에도 불구하고 항암제를 사용하는 이유는 단 한 가지이다. 항암제로 인해 기대되는 효과가 부작용보다 크기 때문이다.

이번 장에서는 항암제의 주요 부작용을 살펴볼 것이다. 이번 장을 보면서 오히려 항암제 맞는 것을 더 두려워할 필요는 없다. 부작용에 대해 잘 알고 있어야 부작용이 생겨도 당황하지 않고 슬기롭게 헤쳐 나갈 수 있다. 그리고 잘 모르는 사항이 있을 때에는 담당 의료진과 함께 상의하면서 치료를 받는 것이 중요하다.

1. 항암제의 부작용은 왜 생기는가?

1) 부작용은 무엇인가?

① 모든 약에는 부작용이 있다

'부작용(side effect, adverse drug reaction ; 약물 이상 반응)'이란 원래 기대하던 효과 외에 나타나는 증상을 총칭하는 말이다. 약에 효과만 있고, 부작용은 없으면 얼마나 좋을까마는 부작용이 없는 약이란 세상에 없다. 부작용이 얼마나 심각한지, 얼마나 자주 발생하는지의 차이가 있을 뿐 기본적으로 모든 약에는 부작용이 있다. 그리고 이런 부작용은 대부분 약의 용량에 비례하기 때문에, 약효를 최대화하면서 부작용은 최소화할 수 있도록 약을 효율적으로 사용하는 전문적인 지식과 경험이 필요하다.

항암제 역시 사용하다 보면 우리가 원하지 않는 부작용이 발생할 수 있다. 항암제, 그중에서도 기존의 세포독성 항암제는 기본적으로 빠른 속도로 분열하고 성장하는 세포를 공격한다. 빠른 속도로 분열하는 세포의 대표적인 것이 바로 암세포여서 암세포가 죽는 것이다. 하지만 불행히도 우리 몸에 있는 정상 세포 중에서 위장관 점막 세포 · 골수 세포 · 생식 세포 · 모근 세포도 빠른 속도로 자라는 세포에 속한다. 그러다 보니 위장관 점막 세포가 손상되면 설사를 하고, 골수 세포가 손상되면 백혈구 감소증이 나타나고, 모근 세포가 손상되면 머리카락이 빠진다.

② 부작용은 개인차가 있다

부작용은 모든 사람에게 똑같이 나타나는 것이 아니다. 사람마다 다르고, 시간에 따라 차이가 날 수도 있다. 똑같이 소주 1병을 마셔도 멀쩡한 사람이 있고 완전히 술에 취해 버리는 사람, 숙취로 고생하는 사람이 있 듯이, 약에 대한 반응도 개인차가 심하다. 똑같은 항암제로 똑같이 항암 치료를 해도 아무렇지도 않게 잘 견디는 사람이 있고, 죽다 살아날 정도 로 유난히 힘들어 하는 사람도 있다. 그만큼 개인차가 심한 것이 부작용 이다.

③ 부작용은 약효와 상관 없다

부작용이 있다고 해서 항암제에 약효가 더 좋거나 더 떨어지는 것은 아니다. 부작용은 다만 항암 치료의 효과를 보는 데 있어 걸림돌일 뿐이 다. 항암 치료의 부작용에는 어떤 것이 있는지 잘 살펴보고, 어떻게 대처 해야 할지도 잘 알아 두어야 부작용을 슬기롭게 극복할 수 있다.

2) 부작용의 지속 기간

항암 치료가 끝나면 대부분의 정상 세포들은 빠르게 회복되기 때문 에 항암 치료 부작용들도 점차 사라진다. 이러한 회복 시기도 항암제의 종류와 환자에 따라 개인차가 크다. 항암제의 부작용은 크게 치료 후 바로 나타나는 '급성 부작용'과 나중에 나타나는 '만성(지연성) 부작용' 으로 나뉜다.

항암제의 급성 부작용은 일시적으로 발생하여 수일 내에 완전히 회복 되지만, 지연성 부작용은 수개월 뒤에 생겼다가 완전히 사라지는 데 몇 개월 또는 몇 년이 걸리기도 한다. 때로는 항암제가 폐 · 콩팥 · 심장 또 는 생식기관에 손상을 준 경우에는 영구적으로 지속될 수도 있다.

일반적으로 항암 치료의 횟수가 증가하여 항암제가 누적될수록 부작 용이 증가하는 경향이 있다. 항암 화학요법에 있어 효과를 최대화하기 위해서는 어느 정도의 부작용은 피할 수 없지만, 항암 치료의 효과보다 부작용이 더 크게 나타난다면 의료진은 항암제의 투여량을 조정하거나 약물 종류의 변경 혹은 중단 등의 조치를 취하게 된다.

3) 부작용에 대처하는 방법

① 항암 치료 교육은 매우 중요하다

대부분의 병원에서는 항암 치료를 할 때, 항암 치료의 일정과 부작용에 대해 설명을 하고 별도의 교육을 한다. 항암 치료 교육은 매우 중요하기에 많은 병원에서 적자를 감수하고 전문 인력을 배치해서 별도의 교육 프로그램을 운영하고 있고, 적자를 줄이기 위해 자체적으로 교육비를 받기도 한다. 부작용에 대한 교육을 받지 않았다가는 자칫 생사의 기로에 서기도 한다. 특히 백혈구 수치가 떨어질 때 열이 나면 위험할 수 있으니 빨리 응급실로 와야 한다는 사실을 제대로 교육받지 못한 경우에는 발열이 패혈증으로 번지고 나서야 뒤늦게 응급실로 오는 바람에 환자 상태가 급격히 위험해지기도 한다. 그래서 항암 치료 부작용에 대해 잘 알고 적절히 대처하는 것이 무척 중요하다.

그러나 처음 암을 진단 받고 항암 치료를 받을 때, 대부분은 경황이 없고, 그러다 보니 의료진의 설명도 귀에 들어오지 않게 마련이다. 암을 진단 받은 것도 믿기지 않고, 항암 치료를 받아야 한다는 것도 받아들이기가 힘든데, 그 와중에 항암 치료 부작용에 대해 교육을 받다 보면 더 경황이 없어져서 교육 내용에 대해 제대로 이해하지 못하고 나오는 경우가 많다. 상황이 이렇기 때문에 항암 치료 부작용에 대해 설명을 들을 때는 메모하는 것이 중요하다. 교육 자료를 잘 챙겨 오고, 중요한 사항에 대해 메모하고 여러 번 읽어 보아야 한다.

② **효과가 부작용보다 크다**

부작용이 지나치게 많이 언급되어 있다고 해서 시작부터 지나치게 겁먹을 필요는 없다. 본디 부작용이란 모든 약에서 다 생길 수 있는 현상이다. 다만 부작용이 얼마나 흔히 발생하느냐와 얼마나 심하게 생기느냐의 문제일 뿐이다.

항암제에 여러 부작용들이 있음에도 불구하고 항암제를 사용하는 이유는 단 한 가지, 항암제로 인해 기대되는 효과가 부작용보다 크기 때문이다. 항암제 주사를 맞을 때는 발생할 수 있는 부작용에 대해 미리 알고 있어야 당황하지 않고 대처할 수 있다. 구더기 무서워서 장을 안 담글 수는 없는 노릇이고, 항암 치료를 받는 동안 부작용에 대해 주의 깊게 살펴보면서, 문제가 생기면 의료진과 함께 상의한다는 마음가짐으로 치료해 나가는 것이 중요하다.

2. 항암제의 부작용 증상

1) 오심·구토

"선생님, 지난번에 항암 주사 맞을 때 메슥거려서 혼났어요. 이번에도 그러면 어떻게 하지요?"

오심과 구토는 우리말로 메슥거림과 토악질이다. 원래 구토는 독성 물질을 몸 밖으로 배출하는 자연스러운 보호 기전의 하나다. 술을 많이 마시면 알코올이 뇌에 쌓이면 더 이상 알코올이 흡수되지 않도록 구토를 하게 되고, 임신 초기에 주로 발생하는 입덧도 산모의 몸에 좋지 않은 물질이 들어오는 것을 막는 인체의 자연스러운 보호 기전이다. 하지만 항암 치료 시에 발생하는 오심과 구토는 암 치료에 있어 무서운 부작용이다. 오심과 구토가 심하면 탈수·식욕부진·전해질 불균형 등이 초래될 뿐만 아니라, 항암 치료에 대한 두려움이 거부감으로 발전하기도 한다. 항암 치료 중에는 오심·구토를 잘 조절하는 것이 중요하다.

구토에는 급성 구토·지연 구토·예기 구토의 3종류가 있다.

급성 구토는 항암 주사를 맞은 뒤 24시간 이내에 발생하는 구토로, 항암제가 몸에 들어가는 것과 동시에 토악질을 하는 경우를 말한다.

지연 구토는 항암제 투여 후 24시간 이후에 오심·구토가 나는 것인데, 이 경우에는 '덱사메타존dexamethasone'이라는 스테로이드 계열의 약이 효과적이다.

예기 구토는 항암제가 몸에 들어가기도 전에 병원에만 오면 메슥거리고 구토가 나는 것으로, 이는 이전 항암 치료 때 심한 구토 증세가 있었던 젊은 환자들에게서 많이 볼 수 있다. 이는 항암제 때문이라기보다는 학습 효과로 인해 생기는 것으로 여겨진다.

항암제를 처방하면서 담당 의사는 구토 방지제를 함께 처방한다. 항암제가 투여되는 도중에는 주사로 주고, 집에서는 복용할 수 있도록 먹는 구토 방지제를 준다. 간혹 퇴원할 때 구토 방지제를 잊어버리는 경우도 있는데, 집에 돌아갈 때는 반드시 구토 방지제를 챙겨야 한다.

항암 치료 도중의 오심·구토는 개인차가 크다. 어떤 환자는 전혀 메스거리는 것 없이 쉽게 넘어가기도 하고, 어떤 환자는 오심·구토 때문에 죽다 살아났다고 말하기도 한다.

오심·구토가 심하면 구토 방지제를 더욱 넉넉하게 처방한다. 하지만 값이 만만치 않아 보험 적용에 한계가 있다. 약마다 조금씩 다르지만 보통 3~5일 정도밖에 보험이 적용되지 않는다. 참고로 '멕소롱 mexolon, metocloprimide'이나 '덱사메타존 dexamethasone'처럼 값이 비교적 싼 약은 보험에 제한이 없으나 '조프란 zofran, ondansetron'·'카이트릴 kytril, granisetron'·'나제아 nasea, ramosetron' 등의 세로토닌 길항제는 한 알에 8,000~17,000원 정도로 값이 만만치 않아 보험에 제한을 받는다.

오심·구토가 3~5일만 나타나는 경우에는 상관없지만 환자에 따라 일주일 넘게 고생하는 경우도 있으므로, 이런 환자는 비보험으로라도 구토 방지제를 넉넉히 처방 받아 가져가는 것이 좋다. 간혹 구토가 심하면 구토 방지제를 복용한 후에 약까지 토하는 경우가 있는데 최근에는 '산쿠소 sancuso, granisetron patch'라는 붙이는 패치 제형의 구토 방지제가 있어 비보험으로라도 넉넉히 처방을 받아 가면 도움이 된다.

비약물적인 치료도 도움이 된다. 항암 주사를 맞기 전 15~45분 정도 미리 안정을 취하며 조용히 누워 있거나, 휴식을 취하는 동안 다른 사람과 천천히 이야기를 나누면 오심·구토 예방에 도움이 된다. 텔레비전을 보거나 명상을 하고, 마사지나 음악 감상을 해도 구토를 일으키는 심리적 불안감을 억제할 수 있다.

■ 오심·구토 방지를 위한 생활 속 실천법
- 처방 받은 구토 방지제를 복용한다.
- 구토가 심하면 구토 방지제를 넉넉히 처방해 달라고 한다.
- 식사는 소량씩 자주 한다.
- 소화가 잘되도록 음식을 충분히 씹은 뒤에 삼킨다.
- 식사 후 가벼운 휴식과 산책이 소화에 도움이 될 수 있다.
- 당분이 많거나 튀긴 음식, 기름진 음식의 섭취를 피한다.
- 크래커·강냉이·빵 등의 마른 음식과 오이 등의 신선한 채소, 사과 주스처럼 맑고 시원한 무가당 음료가 도움이 될 수 있다.
- 보호자가 주고 싶은 음식 말고, 환자 본인이 원하는 음식을 준다.
- 환기가 잘 되는 곳에서 식사를 하는 것이 좋다.
- 메스꺼운 느낌이 들면 긴장을 풀고, 천천히 심호흡한다.
- 느슨하고 배가 조이지 않는 편안한 옷을 입는다.
- 먹기 싫을 때는 억지로 먹지 않는다.
- 토할 때는 구토물이 기도로 넘어가지 않도록 옆으로 돌아눕는다.
- 싫어하는 모든 냄새(음식 냄새·연기·향수 등)는 가능하면 피한다.
- 구토 증세가 매우 심하면 탈수 위험이 있으므로 의료진에게 알린다.

■ 이럴 땐 의료진과 상의한다
- 오심·구토가 심하여 기운이 없고 탈수가 되었을 때
- 하루 3~4회 이상의 구토가 있을 때
- 구토물에 피가 섞이거나 복통이 심할 때
- 구토 방지제를 복용했는데도 오심과 구토가 수일 동안 계속되거나 구토 때문에 약을 먹을 수 없을 때

2) 설사

장에 있는 점막 세포는 빠른 속도로 분열하는 특성이 있어 항암제가 들어오면 암세포 못지않게 손상을 받는다. 구강·식도·위장·소장·대장에 있는 점막 세포가 항암제에 의해 영향을 받으면 점막 세포가 죽어서 떨어져 나가고, 위장관 내의 흡수층이 깨진다. 그러면 장 속의 수분이 제대로 흡수되지 않아 설사할 수 있다. 참고로, 구강 내 점막 세포가 떨어져 나가면 구내염이 생긴다.

젊은 환자들은 설사가 생겨도 잘 이겨 내는 편이지만 연세가 많은 환자들은 설사가 심하면 자칫 탈수가 되면서 힘들 수 있다. 탈수를 막기 위해 미지근한 보리차나 이온 음료를 마시는 것도 좋은 방법이다. 하지만 증상이 매우 심할 때는 음식을 먹어도 흡수가 안 되고 수분 섭취가 안 되어 바로 설사로 나올 수 있다. 이럴 때는 입으로 수분 보충이 안 되므로 혈관으로 수액 주사를 맞아야 하는 경우가 생길 수도 있다.

24시간 이상 설사가 지속되거나 입이 계속 마를 때, 심한 복통이 수반될 때는 반드시 담당 의사에게 알려야 한다. 경우에 따라서는 심한 설사로 인해 다음 항암제부터 용량을 줄여야 하는 일이 생길 수도 있다. 항암 치료로 인해 생긴 설사는 보통 '로페라마이드 loperamide'라는 지사제를 먹으면 금방 호전되는데, 설사가 심하면 의료진과 상의해야 한다.

■ 설사 방지를 위한 생활 속 실천법
- 장이 휴식을 취할 수 있도록 맑은 미음 등의 유동식을 먹는다.
- 사과 주스나 물, 연한 차 등을 마셔 수분을 충분히 섭취한다.
- 음식을 소량씩 자주 섭취한다.
- 복통을 일으킬 수 있는 커피나 땅콩, 단 음식의 섭취를 피한다.
- 우유와 유제품 섭취를 피한다.

- 바나나 · 오렌지 · 감자 등을 섭취하여 설사로 인해 부족해질 수 있는 칼륨을 보충한다.
- 증상이 매우 심한 경우에는 설사로 빠져나간 수분과 영양분을 보충하기 위해 영양제를 복용할 수도 있다.

■ 이럴 땐 의료진과 상의한다
- 24시간 이상 설사가 지속되거나 탈수되어 입이 바짝 마를 때
- 심한 복통이 수반될 때

3) 피로 · 기운 없음

항암 주사를 맞은 뒤 당장은 별다른 느낌이 없어도 2~3일이 지나면 슬슬 기운이 떨어지고 힘이 들기 시작한다. 항암제의 종류에 따라 다르고 환자의 체력 상황에 따라서 다 다르지만, 일반적으로 항암 주사를 맞은 뒤 1~2주 정도는 힘이 든다. 그러다 점차 컨디션이 회복되고 살 만해지면 다시 항암 주사를 맞을 때가 된다. 항암 치료 과정 동안 이런 일이 반복된다. 항암 주사를 맞을 때의 피로 형태는 다음과 같다.

- 지친 느낌, 소진된 느낌
- 몸이 무거움
- 무기력하고 활력이 없음
- 어떤 일을 수행할 의욕이 없고 집중이 안 됨
- 수면을 취할 수 없거나 지나치게 많은 수면을 취함
- 자도 자도 피곤함
- 우울하고 슬픈 느낌

항암 치료를 받고 힘이 들 때는 그냥 쉬는 것이 가장 좋다. 힘든 것을 억지로 이겨 내겠다는 생각은 버리고, 힘이 들면 그냥 힘이 드나 보다 편안하게 생각하면서 충분한 휴식을 취하고, 졸리면 잠을 충분히 자는 것이 좋다. 일반적으로는 항암 치료 후 시간이 지나면 컨디션도 점점 회복된다. 피로와 기운 없음으로 인해 힘들 때를 슬기롭게 잘 넘어가는 것이 중요한데, 치료 도중 힘든 시기에는 가급적 집안일이나 운전 등은 하지 않는 것이 좋다. 일상적인 활동이 힘들어질 정도가 되면 다른 사람에게 도움을 청하는 것이 필요하고 의료진에게도 알리는 것이 좋다.

간혹 항암 치료로 인해 빈혈이 생겨 더 피곤하게 느껴질 수도 있다. 우리 몸 구석구석에 산소와 영양분을 공급하는 역할을 하는 적혈구가 모자라는 상태가 바로 빈혈이다. 항암 치료를 오래 받게 되면, 골수에서 피를 만들어 내는 능력이 떨어져서 빈혈이 생길 수 있다. 빈혈이 생기면 피로와 어지럼증을 느끼게 되고, 심할 경우 숨이 차기도 한다. 빈혈 증상이 있으면 담당 의사에게 알려야 한다. 일반적으로 적혈구 수혈을 받으면 증상이 금방 호전된다. 간혹 수혈을 받으면 에이즈에 걸린다고 오해하는 환자도 있는데, 실제로 이런 일은 수백만 분의 일로 수혈을 통해 나쁜 병이 전염되는 일은 거의 없다. 하지만 남의 피를 맞는 일이 정 내키지 않을 경우나 종교적인 이유로 수혈을 원치 않는 경우에는 적혈구 촉진 주사erythropoietin를 맞는 방법도 있다.

■ 피로 방지를 위한 생활 속 실천법
- 피로를 느끼면 바로 휴식을 취한다.
- 피곤하다고 하루 종일 누워만 있지 말고, 가능한 범위 내에서 일상적인 활동을 하는 것이 좋다.
- 가벼운 산책 등의 육체적인 활동은 입맛을 좋게 하고 기분 전환도 되며 피로에 도움이 된다.

– 힘든 경우에는 일상생활에서 주위 사람들의 도움을 받도록 한다.

■ 이럴 땐 의료진과 상의한다
– 피로하면서 현기증이 점점 더 심해질 때
– 자꾸 몽롱해질 때
– 숨이 찰 때
– 귀가 윙윙거리거나 두통이 있을 때
– 우울하여 나가기 싫거나 삶의 의욕이 없어질 때

4) 백혈구 감소증

"선생님, 오늘 주사실 가서 항암 주사 맞고 가면 되지요?"

"아니요, 오늘 백혈구 수치가 잘 안 나와서 항암 주사는 맞지 못하시겠네요. 혹시 열은 안 나셨나요?"

"열이 나지는 않았는데요…… 백혈구 수치가 안 나왔다니 그게 무슨 말씀이세요?"

① 백혈구 감소증과 과립구 감소증

우리 몸에서 외부의 세균·바이러스와 맞서 싸우는 면역 세포인 백혈구는 분열 속도가 빠른 대표적인 세포 가운데 하나다. 그래서 세포독성 항암제를 사용하면 암세포만 손상을 받는 것이 아니라 빨리 분열하는 세포인 백혈구도 손상을 입어 백혈구 수치가 떨어지게 된다. 그 중에서도 특히 과립구 수치가 떨어지는 것이 문제가 된다. 과립구(= 중성구 granulocyte, 호중구 neutrophil)는 세균과 곰팡이 감염에 대항하여 싸우는 백혈구의 일종으로, 항암 치료 시 타격을 많이 받으면 면역력이 떨어져 환자가 세균 감염에 걸릴 위험이 높아진다.

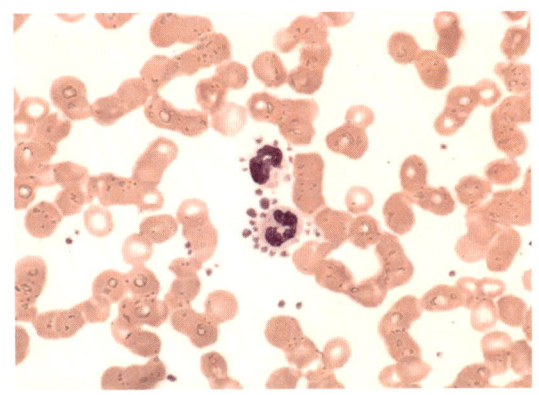

〈그림 7-1〉 말초 혈액 도말 검사에서 보이는 과립구의 모습. 가운데 보라색으로 보이는 세포가 과립구이고, 주변에 도넛 모양으로 둘러싸여 있는 세포들이 적혈구이다.

백혈구나 과립구 수치가 떨어지는 것은 나라를 지키는 군대가 없어지는 것과 같다. 이렇게 되면 균 감염에 취약해질 뿐만 아니라 세균이 침입하여 몸에 여러 가지 문제를 일으킨다. 하지만 백혈구 수치나 과립구 수치는 떨어져도 증상이 없기 때문에, 혈액검사를 통해서만 알 수 있다. 그러므로 담당 의사나 간호사가 과립구 수치가 떨어지는 시기에는 주의하라고 알려 주며, 이 시기에는 세균 감염과 위생에 각별히 조심해야 한다.

백혈구 수치가 떨어지는 기간에 세균 감염이 되는 경우에는 외부의 세균이 내 몸속으로 들어오는 경우도 있지만, 대부분은 내 몸속에 사는 세균이 혈액 속으로 침투하는 경우이다. 백혈구 수치가 떨어지는 기간에 입안이나 점막이 허는 경우가 많은데, 이런 곳을 통하여 정상적으로 살고 있는 내 몸의 상재균이 점막을 뚫고 몸속 깊숙이 들어오면서 열이 나게 된다.

백혈구 수치나 과립구 수치가 낮더라도 균 감염이 되지 않고 열이 나지 않는다면, 백혈구 수치가 낮은 것 자체는 문제가 되지 않는다. 하지만 백혈구 수치가 떨어질 때에는 세균이 침입하기 쉽고, 일단 세균이 들어와서 열이 나면 금세 패혈증으로 번질 우려가 있기 때문에 위험하다. 특히 백혈구 수치가 떨어진 기간이 오래 지속되거나, 나이가 많거나 당뇨, 심장병 등의 동반 질환이 있는 경우가 더 위험하다.

　백혈구 수치는 항암 치료 후 바로 떨어지는 것이 아니라 보통 1~2주 정도 지난 뒤에 떨어진다. 그러므로 항암 치료 후 1~2주 뒤에 열이 난다면, 백혈구 수치가 떨어지면서 세균에 감염되었을 가능성이 있으므로 바로 응급실로 가야 한다. 백혈구 수치가 떨어지는 시기에는 입속·피부·요로·항문·주사를 맞았던 부위·중심 정맥관 삽입 부위 등이 헐거나 빨갛게 부어오르거나 통증이 있는지 주의 깊게 살펴보아야 한다. 열이 나면 응급실에 와서 혈액검사를 하고 실제로 백혈구 수치가 떨어져 있으면 항생제와 백혈구 촉진제를 맞아야 한다. 보통은 열이 떨어지고 백혈구 수치가 정상화될 때까지 입원하여 주사 항생제를 맞게 된다.

　이런 부작용 때문에 항암 치료를 받는 환자는 집에 체온계를 구비해 놓고 있어야 하고, 38℃ 이상의 고열이 지속되면 반드시 응급실로 와야 한다. 해열제를 먹고 '열이 곧 떨어지겠지'라고 생각해서는 안 된다.

　또 1~2주 후 백혈구 수치가 최저가 될 시기에는 사람이 많은 곳을 피하고, 감기 환자도 가까이하지 말아야 하며, 외출 후 온 가족이 손을 깨끗이 잘 씻어야 한다. 생고기나 생선회 등의 날 음식이나 위생 상태가 염려되는 음식은 피하는 것이 좋다. 이 시기만 잘 넘기면 이후 백혈구 수치는 서서히 올라간다.

② 백혈구 수치와 항암 치료 일정 조정

　"선생님, 제가 오늘 대구에서 새벽 기차 타고 힘들게 병원에 왔는데요. 백혈구 수치가 낮아도 오늘 그냥 항암 치료 받고 가게 해 주시면 안 될까요? 저는 항암 치료가 그렇게 힘들진 않더라고요."

　"그렇게 할 수는 없습니다. 백혈구 수치가 회복되지 않았는데 무리해서 항암 치료하다가 백혈구 수치가 더 떨어지면, 그때는 패혈증에 걸릴 수도 있고, 몸에 큰 무리가 갑니다."

"그래도 오늘 주사 놔 주시면 안 될까요?"

"다음 주에 피검사하고 다시 뵐게요. 다음 주에 백혈구 수치가 회복되면 그때 항암 치료합시다."

백혈구 수치가 떨어지는 것은 환자 입장에서는 큰 스트레스다. 백혈구 수치가 떨어지면 감염의 위험성도 커지고 항암 치료도 제때에 받지 못하게 된다. 항암 치료를 받는 환자들이 가장 답답해하는 것이 바로 백혈구 수치가 회복되지 않는 것이다. 지방에서 아침 일찍 서둘러 항암 주사 맞으러 올라왔는데, 백혈구 수치가 낮아서 오늘은 주사를 맞을 수가 없으니 일주일 뒤에 다시 오라는 말을 들으면 환자로서 참 기운 빠지고 답답한 노릇일 것이다. 다음 주에 다시 오라고 하면서, 그 사이에 열이 나면 응급실로 와야 한다는 주의 사항까지 듣고 나면 더 답답해진다.

특히 항암 주사를 여러 번 맞게 되면, 항암제가 누적되면서 골수에서 백혈구를 만들어 내기가 점점 더 힘들어지기 때문에 백혈구가 회복되는 속도는 점점 더뎌진다. 처음에는 백혈구 수치가 별로 문제가 되지 않았더라도 항암 치료가 4차, 5차, 6차 이렇게 지속될수록 점점 백혈구 회복이 잘 되지 않는 것은 이런 이유에서다. 백혈구 수치가 회복되지 않으면 항암 주사도 맞지 못하고 헛걸음하는 일이 빈번하다.

남낭 의사 역시 먼 길 고생해서 온 환자를 그냥 돌려보내고 싶진 않다. 그런데도 항암 치료를 하는 의사들이 백혈구 수치를 중요하게 여기는 데는 2가지 이유가 있다.

첫째, 백혈구 수치는 독한 항암 주사를 맞은 뒤 몸이 회복되었는지를 알려 주는 유용한 지표이다. 설령 환자 자신은 불편함이 없고 컨디션이 좋다고 느껴도 백혈구 수치가 낮으면 그 환자는 아직 지난 항암 치료에서 덜 회복된 것이다.

둘째, 백혈구 수치가 회복되지 않았는데 무리하게 항암 치료에 들어갈 경우 백혈구 수치가 더 심하게 떨어지고, 행여 균에 감염되면 치명적인 패혈증이 와 심한 경우 사망에 이를 수도 있다.

담당 의사 입장에서는 백혈구 수치가 계속 회복되지 않으면, 다음 항암 치료 때부터는 항암제 용량을 줄이거나 항암제 치료 간격을 늘리거나 혹은 백혈구 촉진 주사를 예방적으로 사용해서 항암 치료 계획을 수정해 나간다.

간혹 환자분들 중에서는 백혈구 수치가 무조건 높을수록 좋다고 생각하는 경우도 있는데, 꼭 그렇진 않다. 백혈구 수치가 일정 수준만 넘어서면 된다. 백혈구 수치가 8,000이라고 해서 4,000일 때보다 면역력이 2배로 더 좋은 것은 아니기 때문이다.

③ 백혈구 수치를 올리는 방법

"선생님, 백혈구 수치를 올리려면 제가 무얼 해야 하나요? 백혈구 수치를 올리려면 무얼 먹어야 하나요?"

"백혈구 수치는 먹는 음식으로 올릴 수 있는 것은 아닙니다. 시간이 지나면 회복됩니다."

백혈구 수치가 모자라면 항암 치료를 제때 받지 못하게 되고 감염 위험도 높아지기 때문에, 환자분들 입장에서는 백혈구 수치에 민감해질 수밖에 없다. 그러다 보니 환자들 사이에서는 민간요법으로 별별 음식이 백혈구 수치를 올리는 명약으로 둔갑하는 경우가 있다. '사골 국물을 먹으면 뼈 성분이 국물에 우러나와 골수 회복이 잘되고, 골수가 백혈구를 만들어 낸다', '백김치나 백숙, 무 같은 흰 음식이 백혈구 회복에 도움을 준다'라는 말이 있는데, 유감스럽게도 음식으로는 백혈구 수치를 올릴 수 없다. 건강 보조 식품도 백혈구 수치 회복에 도움이 되지 않는다. 오히려 일부 건강 보조 식품에는 골수 억제 기능이 있어서 백혈구 수치 회복이 더 늦어지기도 한다. 백혈구 수치를 급격히 올려 주는 음식은 없다.

백혈구 수치를 올리는 방법은 딱 2가지밖에 없다. 시간이 지나는 것과 백혈구 촉진 주사가 그것이다. 시간이 지나면 골수에서 다시 백혈구를 만들어 내기 시작하면서 백혈구 수치가 회복되기에 백혈구 수치가 떨어지면 시간을 갖고 기다려야 한다. 간혹 기다리는 시기에 항암 치료를 받지 못하여 그 사이에 암이 마구 자라면 어떻게 하냐며 불안해 하는 분들도 있다. 이는 대부분은 의학적 문제라기보다는 심리적 불안감에서 생기는 문제이다. 1~2주 회복되는 기간을 기다릴 수 없을 정도로 암이 아주 빠르게 진행해서 마구 번져 버리는 경우는 별로 없다. 일부 아주 공격적인 독한 림프종이나 백혈병 등에서는 드물게 이런 일이 생길 수 있는데, 그런 경우라면 담당 의사가 서둘러 항암 치료를 하게 된다.

백혈구 수치를 올리는 두 번째 방법은 G-CSF라고 불리는 백혈구 촉진 주사이다. 피하주사로 맞거나 혹은 정맥주사로 맞는데, 백혈구 촉진 주사를 맞으면 백혈구 수치가 급격히 상승한다. 우리나라 보험 기준으로는 고형암에서 과립구 수치가 500 이하로 떨어져야만 백혈구 촉진 주사를 보험 적용한다. 백혈구 수치가 떨어지고 몸이 나빠지고 열이 나서 응급실로 실려 오고 입원하면 그제야 보험을 인정하고, 백혈구 수치가 잘 떨어지기로 유명한 항암제라서 미리 예방적으로 백혈구 촉진제를 사용하는 것은 보험이 인정되지 않는다. 상식적으로 이해가 잘 안 되는 일이긴 한데, 보험 제도 자체가 그렇게 되어 있다. 백혈구 촉진 주사를 예방적으로 사용하는 것에 보험을 적용해 준다면, 불필요한 입원도 줄어들고 응급실 방문도 줄일 수 있어서 크게 보면 의료비도 줄일 수 있을 텐데도 말이다. 백혈구 촉진 주사에 보험이 인정되지 않으면 하루에 3~5만 원 정도 하는 백혈구 촉진 주사를 자비로 부담해야 한다. 그나마 2014년도부터는 림프종 등 일부 백혈구 수치가 잘 떨어지는 고위험군 환자에서 백혈구 촉진 주사를 예방적으로 사용하는 것을 보험 인정한다는 논의가 있어서 다행이다. 백혈구 촉진 주사를 맞고 나면 백혈구가 회복될 때 하루 이틀 정도 골반이 뻐근한 통증이 올 수 있다.

■ **감염 방지를 위한 생활 속 실천법**
- 식사 전과 외출 후, 화장실을 다녀온 후에는 손을 깨끗이 씻는다.
- 사람들이 많이 모이는 곳은 가급적 피하는 것이 좋다.
- 감기나 전염성 질병을 가진 사람과의 접촉을 피한다.
- 애완동물을 키우는 경우에는 동물의 배설물을 깨끗이 치우고, 애완동물과 지나치게 가까이 하지 않는다.
- 입안에 상처를 주지 않도록 부드러운 칫솔을 사용한다.
- 치아 위생 관리를 잘하고 입이 헐었을 때에는 의료진이 권하는 가글 액으로 양치질한다.
- 피부에 상처가 생기지 않도록 주의한다.
- 면도를 할 때에는 면도날에 베이는 것을 방지하기 위하여 전기면도기를 사용한다.
- 피부에 상처가 나면 소독약으로 잘 소독한다.
- 변비가 생기지 않도록 주의하고, 치질이 있는 경우라면 치질이 악화되지 않도록 주의한다.
- 배변 후 항문을 닦을 때는 조심스럽게 닦는다.
- 요로 감염을 예방하기 위해 몸에 충분한 수분을 공급한다.
- 탐폰에는 세균이 쉽게 번식할 수 있으므로 생리 기간에는 탐폰 대신 생리대를 사용한다.

■ **이럴 땐 의료진과 상의한다**
- 몸이 으슬으슬 춥고 떨리면서 체온이 38℃ 이상일 때
- 치과 진료를 해야 할 때

> – 소변 볼 때 따끔거리거나, 오줌 색깔이 탁하거나 냄새가 날 때
> – 입이 많이 헐어서 식사가 힘들 때
> – 피부에 상처가 심하게 났거나 발진이 생길 때

5) 탈모

"선생님, 항암 치료하면 머리가 다 빠지나요?"

항암 치료를 받는 과정에서 환자분들이 가장 크게 신경 쓰는 것 가운데 하나가 탈모이다. 생사의 갈림길에서 그깟 머리카락이 무슨 소용이냐고 생각할 수도 있지만 머리카락이 빠져 미관상 좋지 않으면 신경이 쓰이게 마련이다. 특히 여성 환자는 탈모에 매우 민감하다.

탈모는 항암 화학요법의 흔한 부작용이지만 항암 주사를 맞는다고 해서 모두 탈모가 되는 것은 아니다. 항암제에 따라서는 탈모가 나타나지 않는 항암제도 많다. 부분적으로 탈모가 일어나기도 하고, 머리카락이 가늘어지기도 한다. 항암 치료를 한다고 해서 머리카락이 바로 빠지는 것은 아니고, 보통 2~3주 뒤에 빠지기 시작한다.

담당 의사에게 물어보아 머리가 빠지는 항암 치료라면, 머리가 빠지기 전에 미리 머리를 자르는 것도 좋은 방법이다. 아침에 일어나서 한 움큼씩 빠져 있는 머리카락을 보면 마음이 우울해지고, 위생상으로도 좋지 않기 때문이다. 그렇지 않아도 항암 치료 중에는 이겨 내야 할 일이 많은데 머리카락에 연연하며 약해질 필요는 없다. 보조 항암 치료를 받는 경우라면 치료가 끝난 뒤 다시 머리카락이 자란다는 사실도 잊지 말자.

어차피 빠질 머리라면 아예 머리가 빠지기 전에 머리를 밀어 보는 것도 좋다. 처음에만 어색하지 조금 지나면 괜찮아진다. 빡빡 깎은 머리가

어색하면 모자·가발·스카프 등을 쓰고 다니면 된다. 여자라면 평소에 갖고 싶었던 예쁜 스카프를 구해서 머리에 두건처럼 쓰고 다니자. 의외로 멋진 패션이 될 수도 있다.

머리카락이 빠지면 우울해지고 서글퍼진다. 괜히 슬픈 마음이 들기 전에 꿋꿋하게 마음을 다잡아 보자. 머리카락이 없다고 주눅 들거나 위축될 필요는 없다. 이럴 때일수록 더욱 당당하고 의연하게 마음먹는 것이 중요하다.

간혹 염색을 해도 되냐고 물어보는 환자들도 있는데, 항암 치료 도중에 염색을 금지해야 할 절대적인 이유는 없다. 다만 항암 치료로 인해 두피가 건조해지고 예민해지는데, 자극이 심한 화학성분의 염색약으로 머리 염색을 하면 염증이 생겨 고생할 수 있다. 특히 이레사나 타세바 같은 표적 항암제를 하는 경우에는 두피에 여드름이 나고 피부 자극 증상이 심해지므로, 염색을 하면 두피 트러블로 고생할 수가 있다. 항암 치료 도중에 염색을 꼭 해야 한다면 미용실에 미리 알리고, 가급적 순한 자연산 염색약이나 식물성 염색약을 사용해 달라고 요청하는 것이 좋다.

■ **탈모가 될 때를 위한 생활 속 실천법**
- 두피를 지나치게 자극하지 말고 청결하게 관리한다.
- 두피 자극이 적은 순한 샴푸를 사용한다.
- 머리카락이 빠지는 동안은 빗질이 쉽도록 부드러운 샴푸와 크림 린스를 사용한다.
- 빗질은 부드러운 빗으로 살살 빗는다.
- 머리카락이 없다는 것으로 인해 다른 사람들을 만날 때 위축되거나 스트레스를 받는 경우에는 모자·스카프 등을 사용한다.
- 탈모가 예상되는 분들은 자신에게 잘 맞는 가발·예쁜 모자·스카프를 미리 준비한다.

6) 간 독성

"혹시 몸에 좋다는 다른 음식 드신 것 전혀 없으세요?"
"없어요. 선생님께서 그런 것 절대로 먹지 말라고 하셨잖아요."
"이번 혈액검사에서 간 수치가 나빠졌어요. 보통은 건강 보조 식품 때문인 경우가 많은데, 전혀 드시지 않았다면 항암제 때문이겠네요."
"그래요? 간 수치가 많이 나빠요?"
"네. 지금은 항암 치료를 못하니 간 수치가 좋아질 때까지 항암 치료는 쉬어야겠어요."

그제서야 환자는 부랴부랴 말을 한다.

"사실은 ○○○를 먹었어요. 주변에서 하도 좋다고 해서······."

모든 약은 기본적으로 간에 부담을 준다. 항암제도 예외가 아니어서 항암 치료로 인해서 간에 부담이 가고 간 독성이 있을 수 있다. 항암제 자체로 인해 간 수치가 나빠지기도 한다. 이럴 때는 어쩔 수 없이 항암제 투여를 중단하고 간 수치가 좋아질 때까지 기다려야 한다. 문제는 몸에 좋다는 다른 건강 보조 식품이나 한약을 먹은 경우로, 이때는 항암제 때문에 간 독성이 생긴 것인지 건강 보조 식품 때문에 생긴 것인지 알 수가 없어 진료 현장에서는 애를 먹곤 한다. 한마디로 건강 보조 식품은 먹지 않는 것이 좋다. 정체를 알 수 없는, 검증되지 않은 건강 보조 식품을 먹는 이유는 대부분 불안감 때문이다. 불안한 마음을 의지할 곳이 없으니 건강 보조 식품에라도 의지하고 싶은 것이고, 건강 보조 식품을 판매하는 사람들은 자신들의 경제적 이익을 위하여 환자들의 이런 마음을 교묘히 이용한다.

7) 구내염

항암 치료를 하면서 가장 손상을 받는 부분이 점막 세포이다. 구강·식도·위장·소장·대장에 걸쳐 존재하는 점막 세포는 빠른 속도로 분열하는 특성이 있어 항암제가 들어오면 손상을 많이 받는다.

구내염은 입안이 허는 부작용이다. 구내염이 생기면 3가지 문제가 생긴다. 입안에 통증이 생기는 문제, 백혈구 수치가 떨어질 때 세균이 침입하는 통로가 된다는 문제, 음식 섭취가 어려워지는 문제가 그것이다.

① 입안에 통증이 생기는 문제

구내염으로 인한 통증은 일시적인 문제라서 구내염이 좋아지면 통증도 좋아진다. 구내염으로 통증이 매우 심하면, 진통제를 처방 받거나 리도카인 마취 가글을 이용하면 도움이 된다.

② 백혈구 수치가 떨어질 때 세균이 침입하는 통로가 된다는 문제

구내염이 심하면 헐어 있는 점막을 통해 정상적으로 입안에 사는 세균이 몸속으로 침투할 수 있다. 가글 액을 처방 받아 사용하면 염증을 가라앉히고 2차적인 세균 감염을 줄일 수 있다. 상품화되어 시중에서 파는 가글 액 중 일부는 다량의 알코올과 소금이 함유되어 있어 오히려 손상된 점막을 자극하는 경우가 있으므로, 병원에서 처방 받아 사용하는 것이 좋다. 병원에서 처방하는 가글에는 '헥사가글(분홍색)'·'탄툼가글(녹색)'·'니스타틴가글(곰팡이용 가글, 노란색)' 등이 있다.

③ 음식 섭취가 어려워지는 문제

구내염이 심하면 음식 섭취가 어렵고, 뜨거운 음식을 먹다가 입안을 데면 더 고생하게 되므로 음식을 차게 하거나 실온으로 식혀서 먹는 것

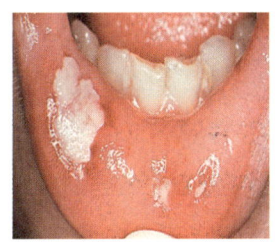 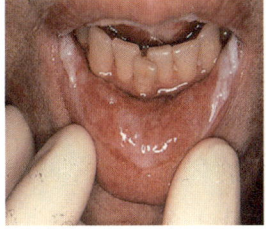 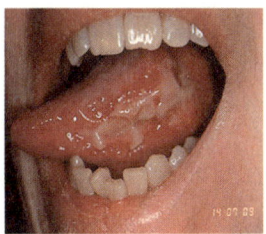

〈그림 7-2〉 항암 치료로 인해 발생한 다양한 형태의 구내염

이 좋다. 산이 많이 함유된 음식과 주스(토마토·오렌지·자몽)는 피하는 것이 좋고, 짜고 맵고 양념이 강한 음식 역시 피하는 것이 좋다. 입이 헐어 밥을 못 먹더라도 죽이나 미음, 영양 음료 등으로 충분한 수분과 칼로리를 섭취하는 것이 중요하다.

9) 신경 부작용 – 손발 저림

항암 치료의 부작용은 급성 부작용과 만성 부작용으로 나눌 수 있는데, 급성 부작용은 항암 치료 후 대부분 빠르게 회복되지만. 어떤 부작용은 완전히 사라지는 데 수개월에서 몇 년씩 걸리기도 한다. 대표적인 만성 부작용이 신경 독성neurotoxicity으로 인한 '신경 부작용'이다.

신경 독성으로 인한 신경 부작용은 주로 항암 치료 후 손발이 저리는 양상으로 나타난다. 가장 흔한 형태는 말초신경에 일어나는 신경 독성인데, 말초신경병증peripheral neuropathy을 일으켜 손·발끝이 저리고 무감각해지고 약해지는 증상으로 나타난다. 환자분들 표현으로는 '손발이 찌릿찌릿하다', '저리저리하다', '감각이 없이 어리어리하다', '손끝에 골무를 낀 것 같다', '손발에 전기가 오는 것 같다', '쑤신다'라고 한다.

찬물에 손발을 담그면 통증이 동반되기도 하며, 아주 드물게는 단추를 잠그거나 젓가락질이 힘들 정도로 심해진다. 차가운 물체에 닿으면 증상이 더 심해져서, 차가운 유리컵을 잡다가 손이 찌릿해서 유리컵을 놓쳐 깨뜨리는 경우도 있다. '옥살리플라틴oxaliplatin'이나 '빈크리스틴vincristin'이 말초신경병증을 일으키는 대표적인 항암제이다. 항암 치료를 시작하자마자 오지는 않고, 일정 횟수가 누적되면서 서서히 생긴다.

신경 독성은 대부분 증상이 경미하고 치료가 끝나면, 수개월에 걸쳐 서서히 회복된다. 하지만 약제에 따라서 그리고 투여된 용량과 기간에 따라서 치료가 끝난 후에도 증상이 지속되거나 회복 속도가 굉장히 느려서 오래 고생하는 경우도 있다. 같은 약이라도 치료를 오래 받는 경우에 약이 누적되면서 신경 독성이 더 잘 생긴다고 알려져 있고, 당뇨가 있는 분들은 이런 신경 독성이 더 잘 오는 것으로 알려져 있다. 항암제와는 별개로 당뇨 자체 때문에도 신경병증이 올 수 있기 때문이다.

말초신경병증을 예방하기 위해서는 손발을 따뜻하게 하는 것이 중요하다. 따뜻한 장갑을 끼고, 수면 양말로 발을 따뜻하게 하고, 따뜻한 물에 손을 담그거나 족욕을 하면 도움이 된다. 말초신경병증이 심해지면 증상을 완화시키는 신경안정제를 처방하거나, 항암제의 용량을 줄이거나 중단할 수도 있다. '가바펜틴gabapentin', '아미트립틸린amitriptyline', '프리가발린pregabalin'이라는 약이 주로 사용되는 말초신경 안정제이다.

신경 독성은 말초신경에 오는 말초신경병증 말고도, 내장을 지배하는 신경에도 올 수 있다. 이러한 경우에는 감각 이상으로 나타나는 것이 아니라, 복통·구토·변비·장 마비증·배뇨 장애 등의 증상으로 나타나기도 한다.

■ 손발이 저리저리할 때를 위한 생활 속 실천법
- 추위나 찬 것에 노출되는 일을 피하고, 겨울에 외출하는 경우 장갑과 두툼한 양말을 신는다.
- 손발을 찬물에 담그는 일을 피한다. 손등에 물을 한 방울 떨어뜨려서 물

의 온도를 미리 확인한다.
- 찬물로 양치질을 하면 입안이 시리므로 미지근한 물로 양치질을 한다.
- 부드러운 양말을 신고 발에 상처가 나지 않았는지 자주 확인한다.

■ 이럴 땐 의료진과 상의한다
- 손발 저림과 감각 이상이 심해져서 일상생활에 지장이 될 때(젓가락질을 못하거나, 단추를 못 잠그거나, 컴퓨터 자판을 치지 못하게 될 때 등)
- 청력에 변화가 올 때
- 항암 치료 후 갑자기 복통·구토·변비·장 마비증 등의 증상이 올 때

10) 피부 부작용

최근 먹는 형태의 경구 항암제가 많이 개발되어 사용되고 있다. 이러한 경구 항암제들의 부작용 중 하나로 피부 발진이 있다. 특히 상피세포성장인자EGFR를 억제하는 항암제인 이레사iressa · 타세바tarceva · 세툭시맙cetuximab을 사용하는 경우에 여드름 모양의 피부 발진이 흔히 생긴다.

피부 발진이 심하게 오더라도 항암제를 중단하면 피부 발진은 좋아지겠지만 암 치료를 받지 못하게 되므로, 항암제 투약을 자의로 중단하면 안 되고 담당 의사와 상의해야 한다.

가려운 증상 없이 국소 부위에 생긴 발진은 그냥 경과만 지켜볼 수 있다. 가려움증이 심하거나 전신으로 피부 발진이 번지는 경우, 긁어서 상처가 생겨 염증이 생기는 경우에는 담당 의사와 상의해야 한다.

■ 피부 부작용을 줄이기 위한 생활 속 실천법
- 피부를 청결하게 유지한다.
- 평상시에 얼굴 및 전신에 보습 성분이 포함된 로션이나 크림을 충분히

사용한다.
- 목욕탕에서 지나치게 오래 있거나 때를 미는 습관은 피한다.

■ **이럴 땐 의료진과 상의한다**
- 가려움증이 심하거나 전신으로 피부 발진이 번지는 경우
- 긁어서 상처가 생겨 염증이 생기는 경우

11) 불임

항암제는 세포분열이 왕성한 고환에 영향을 미쳐 무정자증을 유발할 수도 있다. 모든 항암제가 다 그런 것은 아니고, 주로 알킬화제 항암제 계열이 심하다고 알려져 있다. 불임 가능성이 약간 있다고 해서 항암 치료를 안 할 수는 없다.

더 이상 2세 계획이 없는 연세 드신 환자의 경우에는 상관없겠지만, 완치를 목적으로 항암 치료를 하고 있는 젊은 남성 환자는 정자를 보관해 놓는 것이 좋다. 정자를 얻어서 냉동 질소에 보관해 두면 별다른 기술적 어려움 없이 장기간 보관이 가능하다. 나중에 2세를 얻고 싶다면 이 정자를 이용해 시험관 아기를 얻을 수 있다.

여성 환자의 경우에는 항암 치료를 받으면서 생리가 중단될 수 있다. 항암 치료가 끝나면 다시 생리를 하는데, 40세 이하의 젊은 환자는 회복 가능성이 높지만 40세 이후에는 나이가 들수록 생리가 돌아오지 않은 채 조기 폐경이 될 확률이 높아진다. 완치를 목적으로 항암 치료를 하는 가임기 여성 환자는 난소 기능을 보호하기 위해 여러 방법을 동원한다.

가임력을 보존하기 위한 가장 확실한 방법은 난소 냉동 보관법이다. 하지만 난소 채취를 위해 항암 치료가 지연되는 문제, 채취 과정이 어렵다는 문제, 냉동과 해동 과정에서 난소가 손상되는 문제, 고가의 비용 문

제가 있어 아직은 보편적으로 사용되지 않는다. 대신 1개월마다 피하로 맞는 여성호르몬 주사를 통해 난소를 보호하는 방법이 널리 사용되고 있다. 이를 위해서는 산부인과 전문의의 진료 상담이 필요하다.

12) 2차암 발생

암이 완치되고 나서 수년 뒤에 다른 종류의 암이 또 생기는 경우가 있다. 림프종이나 생식세포 종양을 진단 받고 항암 치료를 받은 환자에서 완치가 되었지만, 수년이 지나(보통 7~20년 뒤) 백혈병이나 다른 암이 생기는 것이 그런 사례들이다. 이렇게 두 번째 암이 또 생기는 것을 '2차암 발생'이라고 한다. 사실 이런 경우 항암제 때문인지, 유전적 감수성 때문인지 원인을 밝혀 내기가 분명치 않은 경우가 많다.

2차암이 많이 발생하는 암은 림프종·유방암·고환암·난소암 등으로, 이들 암은 역설적으로 완치도 잘되고 항암제도 잘 듣는 편에 속하는 암종이다. 완치가 어려운 폐암이나 항암 치료가 그다지 효과적이지 않은 간암 등은 2차암 발생이 거의 없다. 2차암이 생기기 전에 거의 사망하기 때문이다. 항암 치료를 앞두고 2차암 발생에 대해 걱정하는 환자도 있는데, 2차암 발생을 두려워할 필요는 없다. 2차암은 발생 빈도가 매우 낮고(0.5% 이내), 또 생긴다 하더라도 7~20년 뒤에 생기며, 2차암 발생이 두려워 항암 치료를 하지 않을 경우 원래 가지고 있던 암이 진행될 확률이 거의 100%이기 때문이다. 최근에는 암 생존자에 대한 체계적인 건강관리 및 2차암 검진의 중요성이 부각되면서 2차암 전문 클리닉도 늘고 있다.

FAQ 자주 하는 질문과 대답

부작용이 없으면 효과도 없나요?

"선생님, 저는 항암 치료 받으면서 하나도 힘든 것이 없는데요, 이래도 괜찮은 건가요?"

"부작용이 없으면 좋지요, 뭘."

"남들은 다들 항암 치료가 힘들다고 하는데, 저는 부작용도 없고 하나도 안 힘드니까 약효가 없는 것은 아닌지 걱정이 되네요."

결론적으로는 절대 그렇지 않다. 항암제의 부작용과 효과는 별개의 문제이다. 항암제의 부작용은 정상적인 우리 몸이 항암제에 반응하면서 생

〈도표 7-1〉 부작용과 치료 효과의 관계

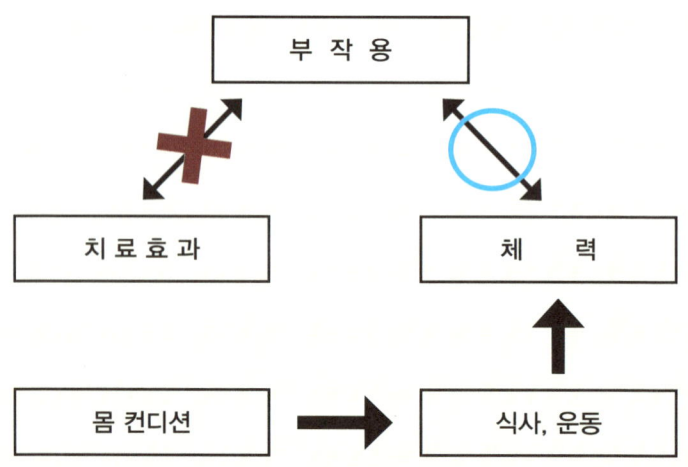

부작용이 클수록 치료 효과가 큰 것은 아니다. 부작용은 체력 상태를 좋게 유지해서 잘 이겨 낼 수 있도록 하는 것이 관건이다. 체력이 약하면 부작용을 이겨 내기 힘들다.

기는 것이고 항암제의 효과는 암세포가 항암제에 반응하면서 생기는 것이기 때문이다.

부작용과 항암 치료 효과는 비례하지 않는다. 부작용이 없어도 치료 효과가 좋을 수 있고, 반대로 부작용은 심했지만 치료 효과가 없을 수도 있다. 물론 부작용도 크고 치료 효과가 좋을 수도 있고, 반대로 부작용도 없고 치료 효과도 없을 수도 있다. 중요한 것은 식사를 잘 하고 몸 컨디션도 잘 유지하고 체력을 잘 유지해서 부작용을 충분히 잘 이겨 내는 것이다.

구더기 무서워 장을 안 담글 수는 없고, 항암 치료를 시작하기도 전에 부작용을 겁낼 필요는 없다. 부작용에 대해 잘 알아 두면, 부작용이 생길 때 슬기롭게 대처할 수 있다. 그리고 잘 모르는 부분은 담당 의료진에게 물어보는 것이 중요하다.

7장 핵심 정리 | 반드시 알아야 할 항암 치료의 부작용과 대처법

항암 치료의 부작용에는 어떤 것이 있는지, 어떻게 대처해야 하는지 잘 알아 두어야 부작용을 슬기롭게 극복할 수 있다. 항암 치료를 받는 동안 문제가 생기면 의료진과 상의하면서 치료하는 것이 중요하다.

1 오심·구토 : 항암 치료 후 집에 갈 때는 구토 방지제를 잊지 말고 챙겨야 한다. 소화가 잘되는 음식으로 소량씩 자주 먹는 것이 좋다.

2 설사 : 24시간 이상 설사가 지속되거나 입이 계속 마를 때, 심한 복통이 수반될 때는 담당 의사에게 알려야 한다.

3 피로와 기운 없음 : 힘이 들 때는 그냥 쉰다. 시간이 지나면 컨디션이 점점 회복된다.

4 백혈구 감소증 : 항암 치료를 받은 지 1~2주 뒤에 열이 나면 백혈구 수치가 떨어지면서 세균에 감염된 것일 수 있으므로 바로 응급실에 가야 한다. 백혈구 수치를 급격히 빨리 올려 주는 음식은 없다.

5 탈모 : 머리가 빠지더라도 심리적으로 위축될 필요는 없다. 가발·예쁜 모자·스카프를 준비하는 것이 도움이 된다.

6 간 독성 : 항암제 자체도 간 독성이 있는데, 검증되지 않는 건강 보조 식품으로 간 독성이 심해지는 경우가 있으므로 건강 보조 식품은 먹지 않는 것이 좋다.

7 구내염 : 입이 많이 헐면 의료진에게 처방 받은 가글 액을 활용한다.

8 신경 부작용 : 추위나 찬 것에 노출되는 일을 피하고 평소에 손발을 따뜻하게 한다.

9 피부 부작용 : 피부가 건조하지 않게 평상시에 보습제나 로션을 잘 바른다.

10 불임 : 젊은 남성의 경우 완치를 목적으로 항암 치료를 계획하고 있다면 정자를 보관해 놓는 것이 좋다.

11 2차암 발생 : 2차암은 발생 빈도가 매우 낮고, 발생한다 하더라도 7~20년 뒤에나 생긴다. 2차암 발생이 두려워 암 치료를 하지 않으면 암이 진행될 확률은 거의 100%이다.

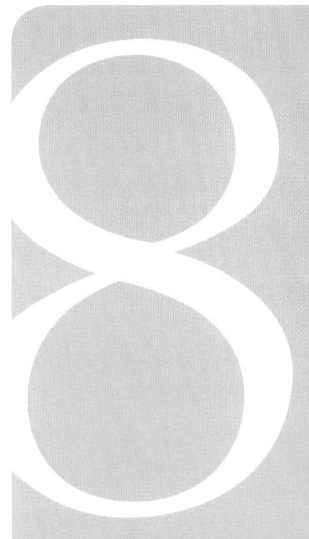

환자 본인이 치료 받고 있는 개별 항암제에 대해 잘 알고 있으면 어떤 상황에서도 대처하기가 쉽다.

다양한 항암제

항암제의 종류는 매우 다양하다. 약마다 작용 방식이 다르고, 효능도 다르고, 부작용도 다르다. 어떤 항암제를 어떻게 사용할지는 전문가가 정하는 것이지만, 내가 사용하게 될 항암제에 대해서 알아 두는 것은 환자의 몫이기도 하다. 이번 장에서는 다양한 항암제의 종류에 대해서 살펴보고 개별 항암제의 특징과 부작용에 대해 알아보자.

항암제의 여러 이름들

"오늘 주사실 가셔서 두 번째 도세탁셀 주사 맞고 갑시다."
"선생님, 지난번에 항암 주사 맞을 때 약 이름이 '도세탁셀'이 아니고 '탁소테르'던데요. 약이 바뀐 것 아닌가요?"
"아~ 그건 같은 약이에요. '도세탁셀'은 일반명이고 '탁소테르'는 상품명이거든요."

약의 이름에는 일반명과 상품명이 있다. 일반명 generic name은 약의 성분을 표시한 보편적 이름이고, 상품명 brand name은 제품을 생산한 제약 회사에서 판매 목적으로 붙이는 이름이다.

신약이 개발되면 신약을 최초로 개발한 제약 회사에서 일정 기간 동안은 그 약을 독점할 특허를 갖게 된다. 그리고 그 기간이 지나면 신약의 성분이 공개되고, 다른 제약 회사에서도 똑같은 성분으로 약을 만들 수 있게 된다.

이 회사들이 똑같은 일반명을 사용하면 제조회사에 따라 약을 구분할 수 없게 되기 때문에, 제약 회사들은 자기들 나름대로 상품명을 붙이게 되는 것이다. 성분은 동일해도 약 이름이 여러 개가 생기는 이유가 바로 이런 이유이다. '맥주'가 일반명이라면 '카스'나 '하이트'는 상품명이다. 이번 장에서는 일반명을 중심으로 항암제에 대해 소개한다.

5-플르오로우라실 5-FU, 5-fluorouracil

- **상품명** : 중외 5-에프유주
- **약의 특징** : 5-FU는 항대사성 약물에 속하는 항암제이다. 암세포가 자라는 데 필요한 DNA 합성을 방해하여 항암 효과를 나타낸다. 직장암 · 위암 · 두경부암 · 간암 · 식도암 등에 다른 항암제와 같이 사용된다.
- **투여 방법** : 정맥주사로 투여한다.
- **주요 부작용** : 설사 / 점막염 / 백혈구 수치 저하 / 주사 맞은 부위의 혈관 색이 검게 변함 / 피부나 손톱이 검게 변함

도세탁셀 Docetaxel

- **상품명** : 탁소텔, 도소텔, 도셀, 모노탁셀, 파캔서
- **약의 특징** : 도세탁셀은 세포분열에 필요한 미세소관을 억제하는 미세소관 억제제 antimicrotubule agent로, 파크리탁셀과 함께 탁센 taxane 계열의 약이다. 탁센 계열의 약은 주목나무 추출물로 만들어진다. 탁센 계열의 약은 세포분열 과정 중 분열과 자가 복제의 기구인 미세소관이 분리되는 과정을 방해함으로써 암세포의 증식을 억제한다.
- **투여 방법** : ① 정맥주사로 투여한다. ② 투여하기 전에 수분 저류(몸이 붓는 현상)나 과민반응을 예방하기 위해 '덱사메타손'이라는 스테로이드 계열의 부작용 예방약을 미리 투여한다.
- **주요 부작용** : 과민반응(주로 약물 투여 중 발생. 피부 발진 · 저혈압 · 발열) / 백혈구 수치 저하 / 수분 저류(체중 증가, 다리가 붓는 증상) / 손발 저림(장기간 반복 투여 시 발생) / 근육통 / 간 부작용(간 수치 상승)

독소루비신 Doxorubicin

- **상품명** : 아드리아마이신, 에이디엠 주

- **약의 특징** : 독소루비신은 안트라사이클린 anthracycline 계열에 속하는 항암제이다. 림프종·유방암·육종 등 여러 암종에 전통적으로 많이 사용되어 온 항암제로, '아드리아마이신'이라는 상품명으로 더 잘 알려져 있다. 독소루비신은 '토포아이소머라제 II topoisomerase II'라는 효소를 방해하는 등 여러 기전에 의해 항암 효과를 나타내는 약이다. 주사로 맞는 약인데, 육안으로 보이는 색이 붉은 색이어서, 환자들 사이에서는 아드리아마이신은 빨간 항암제로 잘 알려져 있다.
- **투여 방법** : ① 정맥주사로 투여한다. ② 약물 투여 직후 또는 투여 중에 주사 부위가 붓지 않는지, 피부가 빨갛게 변하지는 않는지, 주사 부위가 아프지는 않은지 주의 깊게 살펴보아야 하며, 투여 부위의 열감·자극감·찌르는 듯한 통증이 있는 경우, 붓거나 붉어지면 즉시 의료진에게 알려야 한다. 독소루비신은 절대 혈관 밖으로 새면 안 되는 약이기 때문에 혹시라도 혈관이 터지면서 약이 혈관 밖으로 샜다면, 가는 주사기 바늘을 이용하여 조직액 속에 남아 있는 약을 뽑아 낸 뒤 즉시 냉찜질을 해야 한다. 혈관이 약하거나 정맥주사가 힘든 상황에서는 케모포트 같은 인공 혈관을 통해 독소루비신을 투여하는 것이 안전하다.
- **주요 부작용** : 오심·구토 / 탈모 / 백혈구 수치 저하 / 붉은색 오줌(투여 중에 나타남) / 불임 / 피부 괴사(혈관 밖으로 샐 때 생기는 피부 독성) / 심장 기능 저하(장기간 투여 시 생기는 심각한 부작용)

심장 기능 저하는 독소루비신 투약으로 인해 나타날 수 있는 중대한 부작용으로 심장의 펌프 기능이 떨어져 심부전이 올 수 있다. 초기에 나타나는 것은 아니고 보통 일정 누적 용량 이상이 투여되면 나타난다. 따라서 약을 사용하기 전에 심장 질환이 의심되는 환자는 심초음파 검사를 해서 심장이 괜찮은지 확인을 하고 난 후에 투약하게 된다.

리툭시맙 Rituximab

- 상품명 : 맙테라, 리툭산
- 약의 특징 : 리툭시맙은 정상 및 악성 B세포에 발현된 CD20 항원을 표적으로 하는 단클론성 항체로, 비호지킨 림프종에 사용되는 표적치료암제이다.
- 투여 방법 : 정맥주사로 투여한다.
- 주요 부작용 : 오한·발열(투약하는 중에 흔히 발생, 부작용 방지제를 투여하고 투입 속도를 줄이면 대부분은 금방 좋아짐) / 과민반응

메토트렉세이트 Methotrexate

- 상품명 : DBL 메토트렉세이트 Methotrexate, 메토젝트 Metoject
- 약의 특징 : 메토트렉세이트는 5-FU와 마찬가지로 항대사성 약물에 속하는 항암제이다. 암세포가 자라는 데 필요한 DNA 합성을 방해하여 항암 효과를 나타낸다. 비호지킨림프종·골육종·방광암·생식세포 종양 등 다양한 암에 사용된다. 부작용 예방을 위해 '류코보린'이라는 해독제를 경구 또는 주사제로 투여하기도 한다.
- 투여 방법 : ① 주로 정맥주사로 투여한다. ② 척수강 내 주사나 경구 제제로 투여될 수 있다.
- 주요 부작용 : 오심·구토(주로 고용량에서 발생) / 백혈구 수치 저하 / 간 부작용(간 수치 상승) / 콩팥 기능 감소(주로 고용량에서 발생) / 설사 / 신경 부작용(척수강 내 투여 시 지주막염, 고용량 투여 시 팔다리 마비가 생길 수 있음)

베바시주맙 Bevacizumab

- 상품명 : 아바스틴
- 약의 특징 : 베바시주맙은 단클론항체로 혈관 형성 억제제이다. VEGF라는

혈관 내피세포 성장인자를 억제하여 암세포 주위에 새로운 혈관이 생성되는 것을 막아 암세포의 증식을 억제하는 역할을 한다. 베바시주맙은 다른 약물과 병용하여 결장 직장암·유방암·비소세포 폐암에 주로 사용된다.
- 투여 방법 : 정맥주사로 투여한다.
- 주요 부작용 : 고혈압 / 출혈 / 상처 회복 문제 / 단백뇨 / 위장관 천공·누공 형성(드물지만 심각한 부작용)

블레오마이신 Bleomycin

- 상품명 : 브레오신
- 약의 특징 : 블레오마이신은 항종양 항생제에 속하는 항암제로 천연 물질로부터 만들어진 항암제이다. 피부암·림프종·생식세포 종양 등의 치료에 주로 사용된다.
- 투여 방법 : 정맥주사로 투여한다.
- 주요 부작용 : 발열·오한 / 피부 발진 및 색소 침착 / 폐독성(드물게 폐섬유증 초래 가능, 폐 기능 검사를 해서 주기적으로 폐 기능을 확인해야 함) / 알레르기 반응

비노렐빈 Vinorelbine

- 상품명 : 나벨빈, 디비엘비노렐빈주석산염, 비노렐빈
- 약의 특징 : 나벨빈은 식물성 알칼로이드 계열의 항암제로 세포 내 미세소관microtubule의 구조를 저해한다. 미세소관은 세포가 분열하고 자가 복제하는 세포 기구의 하나로 미세소관을 억제하면 세포가 분열하지 못하게 되어 항암 효과를 나타낸다. 주로 비소세포 폐암·진행성 유방암에 사용된다.
- 투여 방법 : ① 정맥주사로 투여한다. ② 나벨빈은 주사로 투여되는 과정에서 정맥을 자극하여 혈관의 염증을 유발할 수 있으며, 이 약이 혈관 밖으로 새는 경우에는 심각한 조직 손상이 나타날 수 있다. 항암제 투여 도중에 주

사 부위가 아프거나 부으면 반드시 의료진에게 알려야 한다. 혈관이 터지면서 약이 혈관 밖으로 샜다면, 가는 주사기 바늘을 이용하여 조직액 속에 남아 있는 약을 뽑아내야 하고, 아드리아마이신과 달리 즉시 온찜질을 해야 한다.

- **주요 부작용** : 오심·구토 / 백혈구 수치 저하 / 주사 부위 통증 / 말초신경병증(손발 저림, 반복 투여 시 발생)

빈크리스틴 Vincristine

- **상품명** : 디비엘빈크리스틴, 빈크란, 빈크리스틴파마케미
- **약의 특징** : 빈크리스틴은 빈카알칼로이드 계열의 항암제로 세포 내 미세소관 구조를 억제해서 항암 효과를 나타낸다. 전통적으로 오래 사용되어 왔던 항암제로, 림프종·육종 등에 사용된다.
- **투여 방법** : ① 정맥주사로 투여한다. ② 빈크리스틴의 경우 혈관이 터지면서 약이 혈관 밖으로 새면 피부가 손상된다. 만일 혈관 밖으로 약이 샜다면, 가는 주사기 바늘을 이용하여 조직액 속에 남아 있는 약을 뽑아내야 하고, 온찜질을 해야 한다.
- **주요 부작용** : 탈모 / 오심·구토 / 말초신경병증(손발 저림, 반복 투여 시 발생) / 백혈구 수치 저하 / 변비

사이타라빈 Cytarabine

- **상품명** : 시타라빈, 싸이토사유, 아라씨, 사이토신 아라비노사이드
- **약의 특징** : 사이타라빈은 항대사성 약물에 속하는 항암제로 암세포가 자라는 데 필요한 정상 세포 내 영양분과 비슷한 성분이다. 암세포가 이 성분을 받아들이면, 세포분열이 멈추고 암세포의 성장이 멈추게 된다. 주로 백혈병·임파종 치료에 사용된다.
- **투여 방법** : ① 정맥주사로 투여한다. ② 일부에서는 뇌척수강으로 투여하

기도 한다.
- **주요 부작용** : 백혈구 수치 감소 / 오심·구토 / 점막염 / 설사 / 발열(투여하면서 열이 발생) / 간 부작용(간 수치 상승) / 결막염

사이클로포스파마이드 Cyclophosphamide

- **상품명** : 알킬록산, 사이톡산
- **약의 특징** : 사이클로포스파마이드는 알킬화제에 속하는 항암제로, DNA의 수소 원자를 알킬기로 치환하는 능력을 가진 항암제이다. DNA가 알킬화되면 DNA의 복제와 전사가 안 되고, 세포분열을 못하게 되어 항암 효과를 나타낸다. 이 약은 항암 효과뿐만 아니라 면역 억제 효과가 있어 루푸스 등 자가면역 질환에서도 사용한다. 주로는 림프종·다발성골수종·유방암 등의 다양한 암에서 사용된다.
- **투여 방법** : 정맥주사로 투여한다.
- **주요 부작용** : 탈모 / 오심·구토 / 말초신경병증(손발 저림, 반복 투여 시 발생) / 백혈구 수치 저하 / 방광 자극 및 출혈성 방광염(항암제 투약 시 수분 공급을 충분히 해야 함)

세툭시맙 Cetuximab

- **상품명** : 얼비툭스
- **약의 특징** : 세툭시맙은 상피세포 성장인자 수용체EGFR에 결합하는 단클론항체로 표적 항암제이다. 세툭시맙은 암세포가 발현하는 상피세포 성장인자 수용체에 붙어서 암세포를 죽인다. 이 약은 대장암·두경부암에 주로 사용된다.
- **투여 방법** : 정맥주사로 투여한다.
- **주요 부작용** : 피부 발진·여드름(흔히 발생함) / 손톱 주위 염증 / 투여 도중 오한·발열

소라페닙 Sorafenib

- **상품명** : 넥사바
- **약의 특징** : 소라페닙은 혈관 생성을 억제하는 먹는 표적 항암제이다. 암세포는 분열하는 과정에서 혈관 생성에 관여하는 여러 혈관 생성 인자를 내면서 새로운 혈관을 만들고 이를 통하여 산소와 영양분을 공급 받는다. 소라페닙은 이 혈관 생성을 억제하는 약으로, 암세포에 피가 가지 않아 산소와 영양분이 차단되어 암세포를 죽게 만든다. 소라페닙은 신장암 · 간암에서 주로 사용된다.
- **투여 방법** : 경구로 복용한다.
- **주요 부작용** : 피로감 / 설사 / 피부 발진 / 수족증후군(손 · 발바닥의 피부 발진이 생기며 붓고 통증 또는 벗겨지는 증상) / 고혈압

수니티닙 Sunitinib

- **상품명** : 수텐
- **약의 특징** : 수니티닙도 소라페닙과 마찬가지로 혈관 생성을 억제하는 먹는 표적 항암제이다. 수니티닙은 혈관 생성을 억제하여 암세포를 죽게 만든다. 수니티닙은 신장암에서 주로 사용된다.
- **투여 방법** : 경구로 복용한다.
- **주요 부작용** : 피로감 / 설사 / 수족증후군(손 · 발바닥의 피부 발진이 생기며 붓고 통증 또는 벗겨지는 증상) / 발 부종 / 간 부작용(간 수치 상승)

시스플라틴 Cisplatin

- **상품명** : 시스플라틴주, 푸라시스, 씨스푸란, 칸사틴, 플라토신
- **약의 특징** : 시스플라틴은 백금 유도체 계열의 항암제로 가장 널리 쓰이는 약제 중 하나이다. 암세포의 DNA 합성을 방해하여 세포분열을 억제한다.

5-FU나 젬시타빈, 파크리탁셀 등 다른 항암제와 함께 복합 항암 요법으로 널리 사용되기도 하고, 시스플라틴 단독으로 사용되기도 한다. 폐암·식도암·위암·자궁암·유방암·생식세포 종양·난소암·두경부암·림프종 등 다양한 암종에 사용된다.

- **투여 방법** : ① 정맥주사로 투여한다. ② 시스플라틴은 신장 독성이 있어서, 투여 전후에 수액제를 함께 투여해서 신장 독성을 줄인다.
- **주요 부작용** : 오심·구토(흔히 발생) / 신장 독성(예방을 위해 수액 주사 및 충분한 수분 섭취 필요) / 청력 소실 / 손발 저림 / 불임

아나스트로졸 Anastrozole

- **상품명** : 아나스트로, 아리미덱스, 아나로졸, 아나스프린
- **약의 특징** : 아나스트로졸은 호르몬 치료로 이용되는 항암제로, 아로마타제aromatase 저해제이다. 호르몬 수용체 양성 유방암은 여성호르몬에 의해 암세포가 자라는데, 아나스트로졸은 여성호르몬을 차단해서 암세포의 증식을 억제하는 약이다. 호르몬 수용체 양성 유방암에서 수술 후 보조 항암 화학요법으로 사용되며 전이성 유방암에서 고식적 치료 또는 유방암 치료 목적으로 사용된다.
- **투여 방법** : 경구로 복용한다.
- **주요 부작용** : 안면 홍조 / 관절통 / 오심

에토포사이드 Etoposide

- **상품명** : 이피에스, 라스테트, 에포신, VP-16
- **약의 특징** : 에토포사이드는 빈카알칼로이드와 토포이소머라제 II 억제제 계열에 속하는 항암제이다. 에토포시드는 DNA 복제에 필요한 DNA 구조 조작을 조절하는 토포이소머라제 II의 작용을 저해하여 항암 효과를 나타낸다. 소세포 폐암·림프종·백혈병·고환암 등에 주로 사용된다.

- **투여 방법** : ① 정맥주사로 투여한다. ② 먹는 캡슐 형태는 경구 투여한다.
- **주요 부작용** : 탈모 / 오심·구토 / 백혈구 수치 저하 / 식욕 저하 / 구내염·설사

얼로티닙 Erlotinib

- **상품명** : 타세바
- **약의 특징** : 얼로티닙은 비소세포 폐암에서 상피세포 성장인자를 표적으로 하는 표적치료암제이다. 표적치료암제는 암세포와 정상 세포의 차이점에 근거하여 암세포만 골라서 죽이는 항암제로, 일반적으로 부작용이 적다. 얼로티닙은 제피티닙과 유사한 계열의 항암제로, 제피티닙과 마찬가지로 상피세포 성장인자 유전자에 돌연변이가 있으면 특히 잘 듣는 것으로 알려져 있다. 비소세포 폐암에서 사용된다.
- **투여 방법** : 경구로 복용한다.
- **주요 부작용** : 설사 / 피부 발진·여드름(흔히 발생함) / 손톱 주위 염증 / 피부 건조감 및 가려움 / 눈의 자극감 / 간 부작용(간 수치 상승)

옥살리플라틴 Oxaliplatin

- **상품명** : 엘록사틴, 옥살리틴, 리프라틴, 옥사플라
- **약의 특징** : 옥살리플라틴은 시스플라틴, 카보플라틴과 마찬가지로 백금 유도체 계열의 항암제이다. 암세포의 DNA 합성을 저해하여 항암 효과를 낸다. 시스플라틴보다 부작용이 덜한 것으로 알려져 있는데, 시스플라틴에 비해서 오심·구토는 적지만, 신경 독성은 더 흔히 발생한다. 위암·대장암에서 주로 사용된다.
- **투여 방법** : 정맥주사로 투여한다.
- **주요 부작용** : 말초신경병증(손발의 감각 상실, 저린 느낌. 손발이 차가운데 노출되면 더 악화될 수 있고, 당뇨가 있거나 항암 치료가 누적될수록 흔히 발

생) / 오심·구토 / 신장 독성 / 간 부작용(간 수치 상승) / 알레르기 과민반응(드물지만 호흡곤란·목이 막힘·가슴 통증·두드러기·발진 등)

이리노테칸 Irinotecan

- **상품명** : 캄푸토, 이리노텔, 이노테칸, 이리테신, 캠테칸
- **약의 특징** : 이리노테칸은 빈카알칼로이드와 토포이소머라제 I 억제제 계열에 속하는 항암제이다. 이리노테칸은 DNA 복제에 필요한 DNA 구조 조작을 조절하는 토포이소머라제 I의 작용을 저해하여 항암 효과를 나타낸다. 대장암·위암·폐암 등에 주로 사용된다. 이리노테칸은 설사 부작용이 유명한데, 설사는 주입 중에 나타날 수도 있고, 약을 맞고 집에 가서 나타날 수도 있다. 이리노테칸 주입과 관련되어 부교감신경이 급격히 항진되면서 복통이 동반되기도 한다.
- **투여 방법** : 정맥주사로 투여한다.
- **주요 부작용** : 설사(흔히 나타나는 부작용. 급성 설사는 투약 직후에 발생하고, 복통·침 분비 증가·발한 등의 증상이 함께 나타남. 만성 설사는 투약 후 하루 지나서 나타나고 일주일 이상 지속되기도 함. '로페라마이드'라는 지사제를 먹으면 조절이 가능한데, 여러 알을 반복적으로 먹어야 멈추기도 함) / 복통 / 오심·구토 / 쇠약감 / 백혈구 수치 저하 / 탈모

이마티닙 Imatinib

- **상품명** : 글리벡
- **약의 특징** : 이마티닙은 'Bcr-Abl' 유전자를 표적으로 하는 표적 항암제이다. 또한 혈소판 유래 성장인자 수용체PDGFR, c-Kit에 대해 억제 효과를 나타내어 이들 유전자가 발현된 암의 종양에도 치료 효과를 낸다. 이 약은 만성 골수성 백혈병이나 위장관 기저 종양(GIST, 기스트)의 치료에 사용된다.
- **투여 방법** : 경구로 복용한다.

- 주요 부작용 : 백혈구 수치 저하 / 피부 발진 / 근육통 / 부종(주로 얼굴·손발)

아이포스파마이드 Ifosfamide

- 상품명 : 홀록산, 살베션
- 약의 특징 : 아이포스파마이드는 알킬화 제제에 해당하고, DNA의 수소 원자를 알킬기로 치환하는 능력을 가진 항암제이다. DNA가 알킬화되면 복제와 전사를 하지 못한다. 즉 세포가 분열하지 못하게 되어 항암 효과를 나타낸다. 이 약들은 골수 억제 부작용과 방광 부작용이 잘 알려져 있다. 주로 육종·림프종·백혈병·생식세포 종양의 치료에 사용된다.
- 투여 방법 : 정맥주사로 투여한다.
- 주요 부작용 : 백혈구 수치 저하 / 탈모 / 오심·구토 / 방광 자극 및 출혈성 방광염(항암제 투약 시 수분 공급을 충분히 해야 하며, '메스나 mesna' 같은 해독제를 같이 투여함)

제피티닙 Gefitinib

- 상품명 : 이레사 iressa
- 약의 특징 : 제피티닙은 비소세포 폐암에서 상피세포 성장인자를 표적으로 하는 표적치료암제이다. 표적치료암제는 암세포와 정상 세포의 차이점에 근거하여 암세포만 골라서 죽이는 항암제로, 일반적으로 부작용이 적다. 제페티닙은 상피세포 성장인자 유전자에 돌연변이가 있으면 특히 잘 듣는 것으로 알려져 있어 70~80%의 반응률을 보이며, 상피세포 성장인자 유전자 돌연변이가 없어도 10~15%에서는 반응한다.
- 투여 방법 : 1일 1회 경구로 복용한다.
- 주요 부작용 : 설사 / 피부 발진·여드름(흔히 발생) / 손톱 주위 염증 / 피부 건조감 및 가려움 / 눈의 자극감 / 간 부작용(간 수치 상승) / 간질성 폐

럼(아주 드물게 발생)

젬시타빈 Gemcitabine

- **상품명** : 젬자, 젬시빈, 제시트, 젬탄
- **약의 특징** : 젬시타빈은 항대사성 약물에 속하는 항암제로, 암세포가 자라는 데 필요한 정상 세포내 영양분과 비슷하지만 암세포가 이 약을 받아들였을 때 암세포의 성장을 방해하는 작용을 한다. 주로 비소세포 폐암 · 췌장암 · 방광암 · 유방암 등에서 단독으로 또는 다른 항암제와 같이 사용된다.
- **투여 방법** : 정맥주사로 투여한다.
- **주요 부작용** : 피부 발진 및 가려움 / 식욕부진 / 말초성 부종 / 발열

카보플라틴 Carboplatin

- **상품명** : 네오플라틴, 카프란, 카보티놀
- **약의 특징** : 카보플라틴은 시스플라틴, 옥살리플라틴과 마찬가지로 백금 유도체 계열의 항암제로 가장 널리 쓰이는 약제 가운데 하나다. 카보플라틴은 DNA 내 특정 성분을 공격하여 항암 효과를 나타내며 주로 난소암 · 고환암 · 방광암 · 식도암 · 폐암 · 자궁경부암 등의 치료에 사용된다.
- **투여 방법** : 정맥주사로 투여한다.
- **주요 부작용** : 오심 · 구토 / 전해질 불균형 / 혈소판 및 백혈구 수치 저하 / 간 부작용(간 수치 상승) / 말초신경병증 / 신장 독성

카페시타빈 Capecitabine

- **상품명** : 젤로다
- **약의 특징** : 카페시타빈은 5-FU와 비슷한 기전의 항암제로 먹는 알약 형태이다. 카페시타빈은 항대사성 약물에 속하는 항암제로, 우리 몸에서 흡수되면 여러 대사 단계를 거쳐 5-FU 유도체로 바뀌게 되고 이것이 항암 효과

를 나타내게 된다. 주로 대장암·위암·유방암 치료에 사용되지만 다른 종양에도 사용될 수 있다.
- 투여 방법 : 경구로 복용한다.
- 주요 부작용 : 백혈구 수치 저하 / 피로감 / 수족 증후군(손발바닥의 피부 발진이 생기며 붓고 통증 또는 벗겨지는 증상) / 식욕부진 / 말초신경병증 / 손·발톱 색깔 변화

타목시펜 Tamoxifen

- 상품명 : 타모플렉스, 놀바덱스, 타목센, 목사펜
- 약의 특징 : 타목시펜은 호르몬 계열의 항암제로 에스트로겐을 억제하는 항암제이다. 일부 유방암은 호르몬 자극에 의해 암세포가 성장하는데, 호르몬 자극을 차단해서 암세포의 성장을 억제한다. 유방암 치료에 사용된다.
- 투여 방법 : 경구로 복용한다.
- 주요 부작용 : 얼굴 홍조 / 오심·구토 / 질 출혈·질 분비물 증가 / 생리주기 변화 / 감정 변화 / 심부정맥 혈전증, 폐색전증(드물게 발생)

테모졸로마이드 Temozolomide

- 상품명 : 테모달
- 약의 특징 : 테모졸로마이드는 알킬화제에 속하는 항암제로, 세포의 DNA 내 특정 그룹을 공격하여, DNA·RNA·단백 합성을 저해하는 것으로 항암효과를 나타낸다. 주로 뇌종양의 치료에 사용된다.
- 투여 방법 : 경구로 복용한다.
- 주요 부작용 : 오심·구토 / 변비 / 피로감 / 부종 / 백혈구 수치 저하

트라스트주맙 Trastuzumab

- 상품명 : 허셉틴
- 약의 특징 : 트라스트주맙은 암세포의 표면에 발현되는 HER-2 암단백을 표적으로 하는 표적 항암제로, 단클론항체이다. 항체는 특정한 항원에만 선택적으로 붙어서 암세포를 공격한다. 트라스투즈맙은 HER-2 암단백이 있는 유방암과 위암에서 사용된다.
- 투여 방법 : 정맥주사로 투여한다.
- 주요 부작용 : 오한·발열(흔히 발생) / 몸살 / 손발 부종 / 심장 독성(드물게 심장 기능 저하 부작용 발생)

티에스원 TS-1

- 상품명 : TS-1(티에스원)
- 약의 특징 : 티에스원은 카페시타빈과 비슷한 성분의 항대사성 약물에 속하는 항암제로 경구 복용 형태로 되어 있다. 우리 몸에 흡수되면 여러 대사 단계를 거쳐 항암 효과를 나타내게 된다. 주로 위암·두경부암 치료에 사용된다.
- 투여 방법 : 경구로 복용한다.
- 주요 부작용 : 식욕부진 / 백혈구 수치 저하 / 구내염 / 수족 증후군(손발바닥의 피부 발진이 생기며 붓고 통증 또는 벗겨지는 증상)

파크리탁셀 Paclitaxel

- 상품명 : 탁솔, 제넥솔, 파덱솔
- 약의 특징 : 파크리탁셀은 '탁솔'이라는 일반명으로 더 잘 알려져 있는데, 도세탁셀과 함께 '탁센' 계열로 분류되는 항암제이다. 곽리탁셀은 주목의 한 종류인 '태평양주목 Taxus brevifolia'에서 추출된 항암제로, 암세포가 분열

할 때 미세소관에 작용하여 항암 효과를 나타낸다. 과민반응·근육통·신경 부작용이 주요 부작용이다. 폐암·유방암·난소암·방광암·위암 등 다양한 암종에 사용된다.

- **투여 방법** : ① 정맥주사로 투여한다. ② 수분 저류(몸이 붓는 현상)나 과민반응을 예방하기 위해 '덱사메타손'이라는 스테로이드 계열의 부작용 예방약을 미리 투여한다.
- **주요 부작용** : 과민반응(주로 약물 투여 중 발생. 피부 발진·저혈압·발열 등) / 백혈구 수치 저하 / 수분 저류(다리가 붓거나 체중 증가) / 손발 저림(장기간 반복 투여 시 발생) / 근육통 / 말초신경병증(손발 저림, 반복 투여 시 발생) / 간 부작용(간 수치 상승) / 탈모

페멕트렉세드 Pemeterexed

- **상품명** : 알림타
- **약의 특징** : 페멕트렉세드는 항대사성 약물에 속하는 항암제로 세포가 자라는 데 필요한 영양분과 비슷하게 생겼지만 암세포가 약을 흡수하면 성장이 멈추는 작용을 한다. 다른 항암제에 비해 부작용이 적은 편이다. 악성중피종·비소세포 폐암에 사용된다.
- **투여 방법** : ① 정맥주사로 투여한다. ② 비타민 결핍이 올 수 있기 때문에 엽산 및 비타민 B12 보충제를 함께 투여해야 한다.
- **주요 부작용** : 오심·구토 / 변비 / 피로감 / 콩팥 기능 감소

걸프전에서 이라크는 제2차 세계대전 당시의 일본이나 독일 못지않게 철저히 파괴되었으나 수도 바그다드의 거리는 크게 파괴되지 않았다. 다국적군의 항공력이 군사 표적만을 정확하게 식별하여 정밀하게 파괴했기 때문이다. 제2차 세계대전 시 영국 공군은 투하된 폭탄의 95%가 반경 3마일 이내에 명중되는 것을 확인하고 아주 만족했다고 하는데, 걸프전에서는 정밀 유도 무기의 85% 이상이 반경 10피트 이내에 명중된 것으로 분석되고 있다. 뿐만 아니라 걸프전은 다국적군이 최소 희생(138명)으로 최단기간 내에 상대인 이라크에게 최대 손실(사상자 10만 명, 포로 10만 명 이상, 기갑 전투 차량 4,500대 등)을 입히고 결정적으로 완승한 전쟁이었다.

— Richard Hallion, 《현대전의 알파와 오메가》

암세포만 골라 죽이는 표적 항암제

신문과 뉴스마다 암세포만 골라 죽인다는 항암제 때문에 아우성이다. 학회에 가도 모두 표적 항암제 이야기뿐이다. 그만큼 표적 항암제는 암세포에서만 나타나는 유전자 변이를 표적으로 삼는다는 점에서 항암 치료의 패러다임을 바꾼 획기적인 변화임에 틀림없고, 최근 의학 기술이 발전하며 점점 더 좋은 표적 항암제가 등장하고 있다. 하지만 표적 항암제에 장밋빛 미래만 있는 것은 아니고 아직은 시작 단계이다.

이번 장에서는 암 치료에 사용되는 표적 항암제에 대해 알아보자.

1. 표적 항암제란 무엇인가?

수술이 불가능한 전이암이나 재발암에서는 대개 치료 목적이 완치가 아니기 때문에, 이른바 몇 개월 남았다는 시한부 선고를 받게 되고, 과거에는 이것을 거의 숙명으로 받아들였다. 의사로부터 암이 아주 많이 퍼져서 손쓸 수 없다는 이야기를 듣게 되는 것이다. 하지만 지금은 전이암이나 재발암에서도 장기 생존과 완치라는 큰 희망을 가질 수 있게 되었다. 암세포만 골라서 죽이는 '표적 항암제targeted agent'의 등장 덕분이다.

암의 특성에 맞추어 암세포에만 선택적으로 작용하는 표적 항암제는 '암 정복의 희망봉을 돌아섰다'라는 전망이 나오게 한다. 표적 항암제를 두고 '암의 과녁을 명중시켰다'라는 말이 생길 정도다.

표적 항암제에 대한 개요는 이렇다. 기존의 세포독성 항암제는 암세포나 정상 세포를 구분하지 않고 빠른 속도로 분열하는 세포를 죽인다.

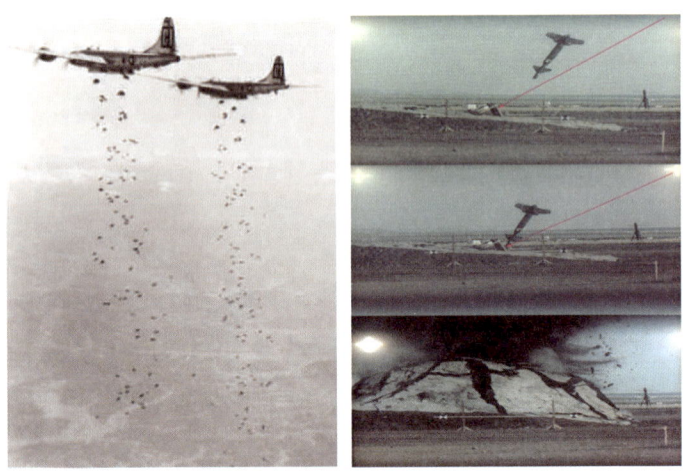

〈그림 9-1〉 무차별적 융단폭격(왼쪽)과 타깃만 정확히 폭격하는 스마트 폭탄(오른쪽). 표적 항암제는 스마트폭탄에 해당한다.

암세포와 정상 세포를 구분할 방법이 마땅치 않기 때문에 무차별적으로 공격하다 보니 정상 세포까지 죽는 부작용이 생기게 된다.

하지만 표적 항암제는 암세포에만 많이 발현되는 특정 단백질이나 특정 유전자 변화를 표적으로 삼아, 암의 성장과 발암에 관여하는 특별한 분자의 활동을 방해하여 암이 자라고 퍼지는 것을 막는 약제이다. 최근 암유전자 해독이 보편화되고, 분자 유전학이 발전하면서 암세포에만 발현되는 특정 표적 인자와 신호 전달 경로가 많이 알려졌는데, 이를 표적으로 삼아 암세포만 선택적으로 골라 죽이는 것이다. 기존의 항암 치료가 암세포와 정상 세포에 무차별적으로 공격하는 융단 폭격이었다면 표적 항암제는 특정 물질만 표적으로 하는 초정밀 유도탄과 같다.

표적 항암제의 등장은 기존의 항암 치료 패러다임을 완전히 바꾸는 획기적인 일이었다. 예전에 암이 왜 생기고 자라는지 모르던 시절에는 세포 내에 일반적으로 존재하는 DNA나 미세소관을 표적으로 삼기 때문에 암세포에 치료 효과를 나타내지만 정상 세포도 덩달아 손상 받는 부작용이 있었다. 하지만 분자와 세포 변화에 초점을 맞추어 암세포의 생성과 증식에 관련하는 신호 전달 경로를 차단하는 표적 항암제는 비교적 정상 세포의 손상을 최소화하면서 선택적으로 암세포만 공격하기 때문에 부작용을 최소화하는 장점이 있다.

표적 항암제의 효능은 한 가지 암에 국한된 것이 아니라, 발병 기전이 유사하고 암세포에 존재하는 유전자 변이가 비슷하면 다른 암에도 얼마든지 적용 가능하다. 유방암에 이미 널리 사용되고 있는 '허셉틴 herceptin, trastuzumab'이라는 항암제는 'HER-2'라 불리는 상피세포 성장인자 수용체 2에 대한 단클론항체이다. 유방암 세포에서 HER-2라는 단백질이 정상 세포보다 많이 발현된다는 점에 착안하여 개발되었다. HER-2 양성인 유방암 환자가 허셉틴 주사를 맞으면 허셉틴이 유방암 환자의 몸속을 돌아다니면서 HER-2를 발현하는 유방암 세포를 골라서 죽인다. 허셉틴은

〈도표 9-1〉 글리벡이 나온 뒤의 만성 골수성 백혈병의 생존 곡선

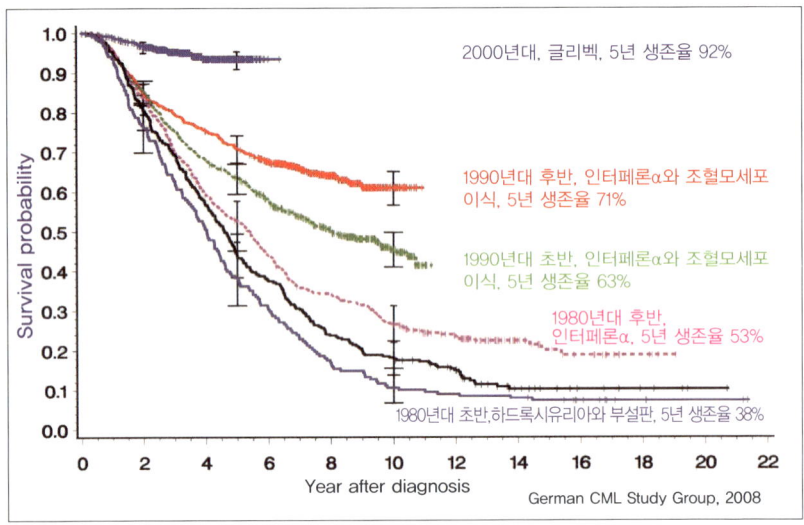

표적 항암제인 글리벡이 나오고 나서 만성 골수성 백혈병의 생존율이 향상되었다. 1980년대만 해도 5년 생존율이 38%에 불과했으나 현재는 5년 생존율이 92%로 좋아져서, 합병증이 있는 당뇨병 환자보다도 생존율이 높아졌다.

기존의 세포독성 항암제와 함께 병행하여 사용하면 더 효과를 높이는 것으로 알려져 있고, 심장 독성밖에 부작용이 별로 없어 유방암의 항암 치료에 새로운 역사를 만든 그런 항암제이다. 그런데 위암에서도 유방암과 유사하게 HER-2 암단백이 과발현되는 것이 관찰되었고, 마찬가지로 HER-2 양성인 위암에서도 허셉틴을 사용하면 효과가 좋았다. 힘든 항암제 치료를 받던 기존 환자들에게 반가운 소식이 아닐 수 없다.

항암제의 발전은 완치가 어려운 3~4기 암·재발암·전이암의 치료 성적을 높이는 데 크게 기여했고, 최근 표적 항암제가 등장하면서 그 발전은 매우 빨라지고 있다. 최초의 표적 항암제인 글리벡이 등장하면서 만성 골수성 백혈병은 생존율이 합병증이 동반된 당뇨병 환자보다도 길어졌다. 암 환자가 당뇨병 환자보다 오래 사는 시대가 열린 것이다.

2. 표적 항암제의 현황

지금 이 순간에도 표적 항암제는 계속 만들어지고 있다. 학회에만 가도 매년 수십 개의 표적 항암제가 쏟아져 나오고 있고, 일부 표적 항암제는 수년 전 이미 표준 치료로 자리 잡아 진료실에서 사용되고 있다.

최초의 표적 항암제는 1999년 노바티스에서 개발한 만성 골수성 백혈병 치료제 '글리벡'이다. 이후 각종 암에 대한 표적 항암제 신약이 나와 10여 년 만에 '10대 암' 대부분에 표적 항암제가 적용될 정도가 되었다.

표적 항암제는 성분에 따라 분류하면 '단클론항체(주사로 맞는 약 형태)'·'타이로신 카이나제 억제제(먹는 알약 형태)'·'소분자(먹는 알약 형태)'로 나눌 수 있다.

항체는 원래 우리 몸의 형질 세포에서 만들어지는 면역 단백질로, 외부의 세균이나 바이러스가 침입해 오면 우리 몸은 항체라는 미사일을 발사하여 그 침입자를 선택적으로 파괴한다.

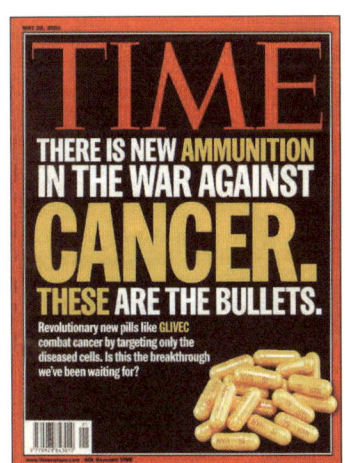

〈그림 9-2〉 2001년 《타임》지 표지. 최초의 표적 항암제인 글리벡에 대한 기사가 대서특필되었다.

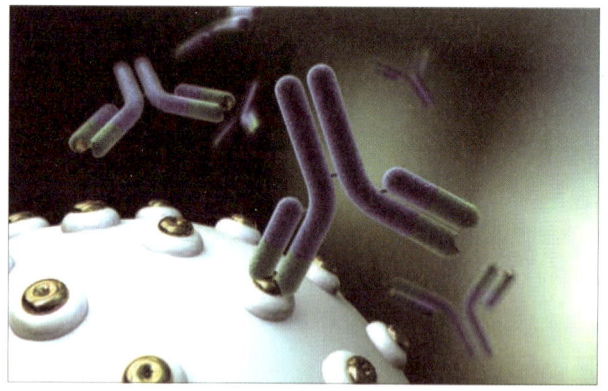

〈그림 9-3〉 단클론항체가 암세포 표면의 특정 암단백질에 달라붙어 암세포를 공격하는 모식도

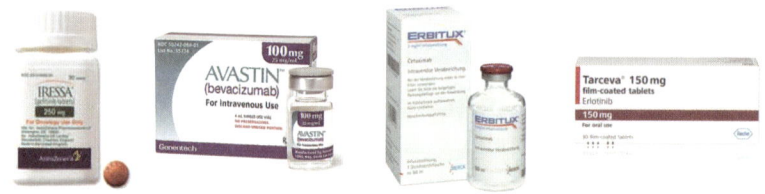

〈그림 9-4〉 현재 상용화된 표적 항암제. 왼쪽부터 이레사, 아바스틴, 얼비툭스, 타세바

    암 치료에 사용되는 단클론항체 monoclonal antibody는 항체의 일종으로, 암세포에 과발현되는 타깃을 정확히 쫓아가 암세포를 파괴하는 미사일과 같다.

    타이로신 카이나제 억제제 tyrosine kinase inhibitor나 소분자 small molecule 계열의 표적 항암제는 암세포의 성장을 조절하는 스위치를 작동하지 못하게 하여 암세포의 분열을 막는 역할을 한다.

    약의 일반명이 트라스트주맙 trastuzumab처럼 '~맙'으로 끝나면 단클론항체이고, 제피티닙 gefinitnib처럼 '~닙'으로 끝나면 타이로신 카이나제 억제제나 소분자이다.

〈표 9-1〉 현재 사용 중인 주요 표적 항암제

상품명	일반명	투약 방법	주요 대상암	표적 물질
글리벡	이마티닙	먹는 알약	만성 골수성 백혈병, GIST	Bcr-abl, c-kit
타시그나	닐로티닙	먹는 알약	만성 골수성 백혈병	Bcr-abl, c-kit
이레사	제피티닙	먹는 알약	폐암	EGFR
타세바	얼로티닙	먹는 알약	폐암	EGFR
지오트립	아파티닙	먹는 알약	폐암	EGFR
잴코리	크리조티닙	먹는 알약	폐암	ALK
넥사바	소라페닙	먹는 알약	간암, 신장암	VEGFR, PDGFR
수텐	수니티닙	먹는 알약	신장암	VEGFR, PDGFR
허셉틴	트라스트주맙	주사약	유방암, 위암	HER-2
리툭산	리툭시맙	주사약	림프종	CD20
얼비툭스	세툭시맙	주사약	대장암, 두경부암	EGFR
아바스틴	베바시주맙	주사약	대장암, 폐암	VEGF

물론 환자나 보호자는 이렇게 복잡한 종류까지 다 이해할 필요는 없다. 다만 암세포에 과발현되는 타깃에 따라 다양한 형태로 다양한 표적 항암제가 만들어지고 있다는 정도만 알면 될 것이다.

3. 표적 항암제의 과제

표적 항암제는 기존의 세포독성 항암제에 비해 분명히 좋은 면이 많다. 비교적 부작용이 적은데다, 일부 표적치료암제들은 진행성 대장암·유방암·폐암 등에서 기존 항암 화학요법과 함께 사용하거나 단독으로 사용했을 때 생존율을 증가시킨다는 고무적인 연구 결과가 많이 발표되고 있다. 아직까지 신약 후보 물질 상태에서 기다리고 있는 표적 항암제들도 산더미같이 쌓여 있어 앞으로가 더 기대된다. 하지만 표적 항암제에 장밋빛 미래만 있는 것은 아니다. 아직 극복해야 할 문제도 많이 있다.

1) 표적 항암제의 효과

"선생님, 인터넷 찾아보니 우리 어머니 췌장암에 표적 항암제로 타세바라는 약이 좋다고 하던데요, 우리도 사용할 수 있을까요?"
"췌장암이 워낙 항암 치료가 잘 안 듣는 병이다 보니 답답한 마음에 이것저것 찾아보셨군요."
"찾아보니 타세바가 유일하게 췌장암에서 효과적인 표적 항암제라고 하던데요."
"네. 그렇긴 합니다. 타세바가 통계적으로 유의하게 생존 기간을 연장시키긴 했는데, 연장시킨 기간이 14일이 채 안 돼서 효과가 미미한 편입니다. 수백만 원을 쓰고, 피부 부작용으로 고생은 고생대로 하고, 2주 더 연장시키는 건데…… 글쎄요."

표적 항암제라고 해서 기존의 세포독성 항암제보다 반드시 더 효과적

〈도표 9-2〉 진행성 전이성 췌장암에서 표적 항암제인 타세바를 사용한 경우의 생존 기간

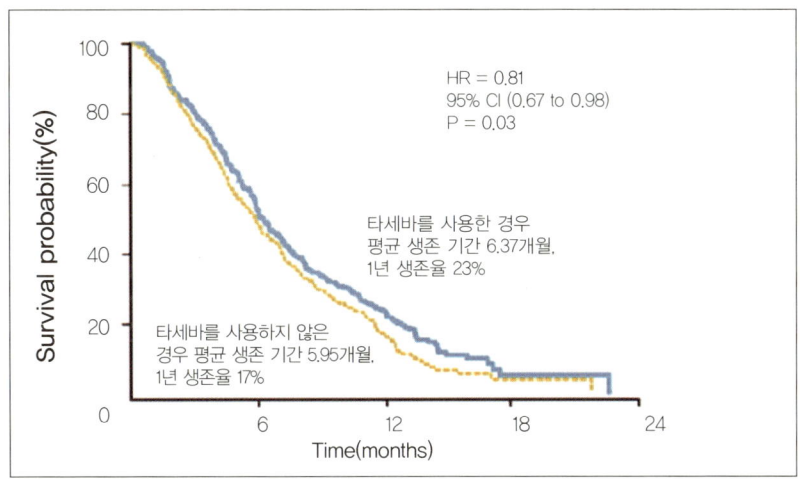

타세바를 쓴 경우 평균 생존 기간(중앙값)이 6.37개월이었고 타세바를 쓰지 않은 경우 평균 생존 기간이 5.95개월이어서 차이가 0.42개월 즉 13일이었다. 500명 이상의 대규모 환자를 대상으로 하다 보니 13일 차이라도 통계적으로 의미가 있게 나오긴 했지만(p=0.03) 13일을 더 살자고 수백만 원의 약값과 타세바 먹는 동안의 피부 부작용 및 삶의 질 저하를 감수해야 하는지에 대해서 논란이 있었다. 오히려 이 연구는 임상적 유의성을 무시한 채 통계적 유의성만을 내세운 잘못된 연구의 대표적인 사례가 되었다.(출처 : Moore MJ 등 J Clin Oncol. 2007:25(15):1960-6.)

인 것은 아니다. 환자들 중에는 '표적 항암제 = 새롭고 효과가 좋은 약 = 부작용이 없는 약', '세포독성 항암제 = 독하고 힘든 약 = 효과가 떨어지는 구식 약'이라고 생각하는 경향이 있는데, 꼭 그렇지만은 않다. 신식 표적 항암제의 효과가 구식 세포독성 항암제의 효과보다 못한 경우도 많다. 그래서 임상 연구자들은 표적 항암제의 효과를 극대화하기 위해 다른 어떤 항암제와 함께 사용할 때 효과가 더 좋은지, 어떤 유전자 유형을 가진 환자에게 더 효과적인지 등을 중점적으로 연구하고 있다.

아무리 표적 항암제가 효과적으로 보여도 표적 항암제만이 능사는 아니다. 특정 암에서는 어떤 표적 항암제를 썼더니 쓰지 않은 경우보다 생존 기간이 더 짧았다는 연구 결과들도 많이 있다. 암마다 다르고, 표적 항암제마다 조금 다를 수 있지만, 표적 항암제는 약의 효과 면에서도 아

직 보완해야 할 점이 많다.

2) 표적 항암제의 부작용

세포독성 항암제만큼은 아니지만 표적 항암제도 부작용이 있기는 마찬가지다. 암세포에 있는 표적이 정상 세포에도 존재할 수 있기 때문이다. 상피세포 성장인자 수용체 유전자를 표적으로 하는 항암제인 이레사나 타세바는 폐암에서 매우 효과적이지만 여드름과 피부 부작용이 생길 수 있다. 상피세포 성장인자 수용체 유전자가 폐암에만 있는 것이 아니라 피부에도 있기 때문이다. 그 밖에도 허셉틴은 심장 독성, 리툭시맙은 과민반응 등의 부작용이 있다. 이런 부작용을 예방하거나 줄이기 위한 노력도 함께 이루어져야 한다.

3) 표적 항암제의 내성 극복

내성에는 2가지 종류가 있다. 처음부터 약이 안 듣는 '1차 내성'과 약이 들었다가 시간이 지나면서 안 듣게 되는 '2차 내성'이다. 상피세포 성

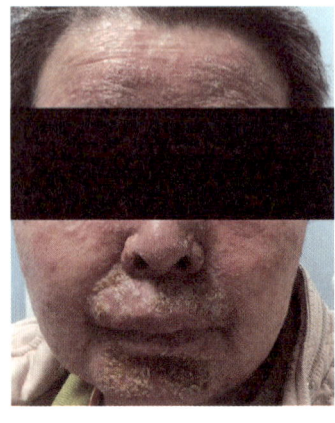

〈그림 9-5〉 타세바 치료를 하고 생긴 심한 여드름

장인자 수용체라는 유전자를 공격하는 대표적인 표적 항암제인 이레사는 70% 내외의 반응률을 보여 10명 중 7명은 암이 확 줄어들지만, 지속적으로 약물을 투여하다 보면 언젠가는 내성이 생긴다. 보통 9~11개월 내외에 내성이 생겨서 이레사가 듣지 않게 되며 암이 다시 자라나기 시작하면 항암제를 바꿔야 한다. 이런 내성 기전을 규명하고 예방하기 위한 연구가 필요하다.

4) 환자 선별

"선생님, 제가 인터넷을 찾아보니 폐암에 ○○○이라는 표적 항암제가 좋다고 하던데요. 저희도 ○○○을 쓸 수 있을까요? 보험이 적용되지 않아서 약값이 한 달에 이백만 원에서 삼백만 원 든다고 들었는데, 저희는 그 돈을 내고라도 사용하고 싶습니다."

"○○○을 쓰면 생존 기간이 약간 늘어난다는 3상 임상시험 결과가 있고, 현재 미국 NCCN이라는 공신력 있는 기관에서 나온 가이드 라인에서도 ○○○을 사용하라고 권하고는 있습니다. 하지만 어떤 환자에게 잘 듣는지 예측이 어렵습니다. 게다가 환자분의 조직학적 유형은 편평 세포암이어서 오히려 ○○○을 쓰면 출혈 부작용 때문에 더 위험할 수 있다고 되어 있습니다. 저는 ○○○을 권하지 않겠습니다."

표적 항암제가 누구에게나 효과적인 것은 아니다. 언론에서는 새로운 항암제가 나오면 마치 모든 암 환자들에게 다 듣는 기적의 명약처럼 과장하여 소개하는 경향이 있다. 그렇게 해야 사람들의 주목을 받을 수 있기 때문이다. 하지만 현실은 그렇지 않다. 우선 표적 항암제는 암이 생성되는 과정에 관여하는 특정 표적 인자만을 공격한다. 따라서 같은 종류의 암이라도 표적 항암제는 특정 표적 인자가 나타나는 환자에게만 효

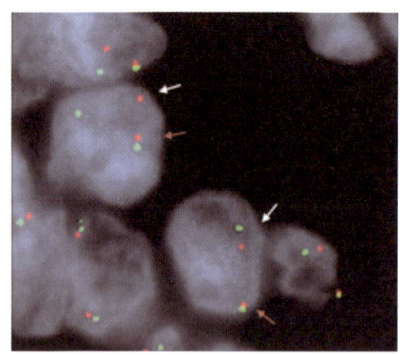 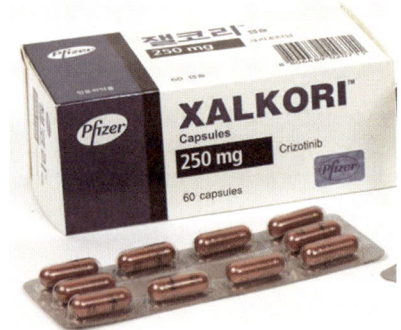

〈그림 9-6〉 역형성 림프종 키나아제(ALK)의 변이가 있는 폐암 세포의 사진. 이러한 ALK 유전자 양성 폐암에서만 크리조티닙이라는 표적 항암제가 잘 듣게 된다.

과를 보인다. 또 어떤 경우에는 암세포와 정상 세포를 구분 짓는 표적 인자가 있다고 해도 모두에게 표적 항암제가 효과적인 것은 아니다.

표적 항암제를 보다 효과적으로 사용하기 위해서는 표적 항암제에 대한 효과를 미리 예측할 수 있는 예측 지표를 정립하는 것이 필요하다. 예를 들어 상피세포 성장인자 수용체를 표적으로 삼는 표적 항암제인 이레사나 타세바는 상피세포 성장인자 수용체에 돌연변이가 있는 경우 효과가 좋은 것으로 알려져 있다. '역형성 림프종 키나아제ALK'를 표적으로 삼는 표적 항암제인 크리조티닙은 역형성 림프종 키나아제가 양성인 경우(유전자 전위가 있는 경우)에만 잘 듣고 음성인 경우에는 듣지 않는다. 표적 항암제는 이러한 예측 인자를 알아내는 것이 중요하다. 그래야 개인별로 맞추어 환자를 잘 선별해 낼 수 있게 된다. 이는 세계적으로도 종양 내과 의사들의 뜨거운 관심 영역이기도 하다.

5) 비싼 가격

표적 항암제가 가지고 있는 가장 큰 단점은 값이 비싸다는 것이다. 기본적으로 거의 모든 표적 항암제는 값이 지나치게 비싸다. 뒤에서 자세히 다루겠지만 개발 과정에서 드는 비용이 점차 증가하고 있기 때문이다. 제대로 된 임상시험을 하는 데 수백 억, 수천 억씩 들다 보니, 개발자인 제약 회사 입장에서는 상당한 위험 부담을 안고 신약을 개발해야 한다. 엄청난 투자를 했는데 임상시험 결과가 잘못 나오는 바람에 망한 제약 회사도 많다. 그러다 보니 임상시험 결과가 잘 나와서 시판할 수 있게 되면, 개발 비용을 환수해야 하는 문제 때문에 약값이 비싸진다.

현재 표적 항암제는 종류에 따라서 보험 적용이 되지 않는 경우가 많으며, 보험이 적용되지 않는 경우 표적 항암제를 사용하는 데 상당히 많은 비용이 든다. 그러므로 표적 항암제를 사용했을 때 효과가 높을 가능성이 있는 환자들에게 이를 선택적으로 투여해야 불필요한 의료비의 지출을 줄일 수 있는데, 아직 그 효과를 예측할 수 있는 생물학적 지표는 충분히 확립되지 않은 상태이다.

폐암 치료에 널리 사용되는 이레사의 경우 1정당 55,000원이다. 그나마 처음에 75,000원 정도였으나 가격이 너무 비싸다는 원성이 자자해지면서 이 정도로 가격이 내린 것이다. 하루에 1정씩 먹는 약이니 1개월을 복용할 경우 약 값만 165만 원이 나온다. 진료비와 검사비 등을 제외하고 약 값만 1개월에 165만 원이니, 6개월이면 990만 원, 1년이면 자그마치 1,980만 원이다.

예전에 이레사가 보험이 안 되던 시절, 보험이 적용되지 않아서 한 달 약값이 200만 원가량 드는 좋은 약이 있는데 한번 써 보겠냐고 물어보면 많은 환자와 보호자들은 절박한 마음 때문인지 기꺼이 약을 쓰겠다고 했다. 그렇게 약을 써서 암 덩어리가 줄어들면 환자와 보호자 모두 좋아한다. 머리도 빠지지 않고 구역질도 나지 않고 먹기 편한 데다 약효까지 좋으니 환자와 보호자들이 좋아하는 것은 당연하다. 이렇게 효과가 좋으면 약을 계속 먹어야 하는데 6개월, 9개월이 지나면 환자와 보호자 모두 경제적 부담을 느끼기 시작한다. 처음에는 이렇게 좋은 약이 다 있다고 하면서 좋아하던 환자와 보호자도 시간이 지나면서 언제까지 약을 먹어야 하는지 어두운 얼굴로 물어보게 된다.

"선생님, 이레사는 언제까지 먹어야 하나요?"
"지금 약이 잘 듣고 있어서 계속 써 볼까 해요. 지난번 CT 결과 보셔서 알겠지만 암 덩어리가 많이 줄어들었어요."
"저, 그런데 선생님, 약을 좀 쉬었다가 먹으면 안 될까요?"
"글쎄요. 약을 끊으면 암 덩어리가 다시 커질 가능성이 있어서 바람직하지 않습니다. 혹시 왜 그러시는지요?"
"이런 말씀드리기 그렇지만, 아무래도 약값이 부담스러워서요."

그나마 이레사는 보험이 적용되면서 부담이 줄어들었지만, 다른 표적 항암제들은 아직도 보험이 적용되지 않는 경우가 대다수이다. 약효는 좋아도 값이 지나치게 비싸 의료 보험 적용도 쉽지 않고, 그로 인해 많은 환자들이 부담을 느끼다 보니 진료실에서 사용하는 데도 걸림돌이 많다.

최근 암을 포함하여 4대 중증 질환 치료에 필요한 모든 비용을 국가에서 무상으로 지원해 주겠다고 하는데, 이러한 고가의 항암제에 대해서는 아직 뾰족한 대책이 없다. 무상 의료라는 것이 선거 때 유권자의 환심을 사고 표를 얻기에는 편리할지 몰라도, 실제적인 정책 입안 과정으로 들어서면 간단한 문제가 아니다. 복지라는 것이 다 마찬가지다. 추가적인 재원 마련 없이, 세금을 더 걷는 일 없이 무상으로 가능하다고 외치지만, 상식적으로 생각해 보면 세상에 공짜란 없다. 결국 다 누군가의 세금이나 누군가의 월급에서 나가는 의료보험료에서 치료비가 충당되는 것이다. 어떻게 제한된 의료 자원을 합리적으로 분배할 것인지 우선순위에 대해 슬기롭게 여론을 모으고, 갈등을 조정해서 사회적 합의를 이끌어내야만 진정한 의미의 근본적인 대책이 나올 수 있다.

4. 유전자 검사의 중요성

1850년대 완두콩을 키우던 수도사 그레고어 멘델이 '유전'이라는 개념을 처음 만들어 냈을 때나, 1909년에 빌헬름 요한슨이 '유전자^{gene}'라는 말을 처음 사용했을 때, 사람들은 '이중 나선 구조'라는 것도 몰랐고 유전을 일으키는 물질이 세포 속 어디에 존재하는지도 몰랐다. 하지만 세포의 특정한 성질이 다음 세대로 전해진다는 사실은 알고 있었고, 유전을 일으키는 핵심 물질이 변하면 '세포의 성질(표현형, phenotype)'도 변한다는 사실은 알고 있었다.

그러다가 시간이 지나면서 1944년 오즈월드 에이버리가 DNA에 유전자 정보가 있음을 밝혀냈고, 1953년 유명한 제임스 왓슨과 프랜시스 크릭이 DNA의 구조가 이중나선 구조임을 밝혀냈다. 이로써 A · T · G · C

〈도표 9-3〉 'DNA → RNA → 단백질 → 형질 발현'으로 이어지는 분자생물학의 중심 원리 모식도

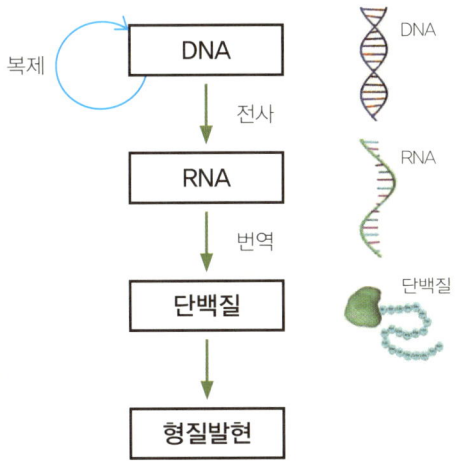

4개의 DNA 염기 서열에 의해 유전자가 구성되며, DNA가 RNA에 의해 전사되면 단백질이 만들어지게 된다는 생명 현상의 가장 핵심적인 개념이 완성되었다. '중심 원리' 혹은 '센트럴 도그마 central dogma'라고 불리는 이 원리는 'DNA → RNA → 단백질 → 형질 발현'이라는 분자생물학의 가장 기본적인 원리이다.

DNA는 A·T·G·C 4가지 알파벳으로 이루어진 음절이고, 유전자는 DNA로 이루어진 낱말이다. 유전체는 그 낱말들이 모인 사전이고, 단백질은 그 낱말들로 이루어진 문장에 해당한다. 단백질이 발현하는 형질은 그 문장들로 구성된 단편소설에 비유할 수 있다. 한글이 자음과 모음을 조합하여 무한한 문장을 만들어 낼 수 있듯이 DNA도 A·T·G·C 4가지 알파벳으로 무한한 조합이 가능하여 다양한 형질을 만들어 낸다.

여기에서 DNA에 오류가 생기면 생성되는 단백질이 달라질 수 있다. "나는 밥을 먹는다."라는 문장을 베껴 쓰는 과정에서 오류가 생겼는데, 다행히 "나는 밥을 먹느다." 정도로 바뀌면 별 문제가 없지만, "너는 밥을 먹는다."로 바뀌면 의미가 완전히 달라져서 큰 혼동이 있을 수 있다.

유전자도 마찬가지다. A·T·G·C 4가지 알파벳 중 하나만 바뀌어도 설계도에 오류가 생겨 RNA가 잘못되고 단백질이 잘못 만들어질 수 있다. 하필이면 그 단백질이 세포 성장과 분열에 영향을 주는 중요한 단백질이면 세포가 받게 되는 영향은 심각해진다.

대표적인 예가 비흡연 여성의 폐암에서 흔히 발견되는 상피세포 성장인자 수용체 돌연변이이다. 'EGFR'이라는 유전자의 19번과 21번 엑손에 돌연변이가 잘 생기는데, 원래 EGFR이라는 단백질은 세포의 표면에서 '상피세포 성장인자 EGF'와 결합하여 세포를 분열하라는 성장 신호를 보내는 단백질이다. 그런데 EGFR 유전자에 돌연변이가 있으면 EGFR 단백질의 모양이 변하면서 항상 세포를 분열하라는 성장 신호를 보내게 되고 폐암이 발생하게 된다. DNA 하나 바뀌었을 뿐인데 폐암이라는 엄청

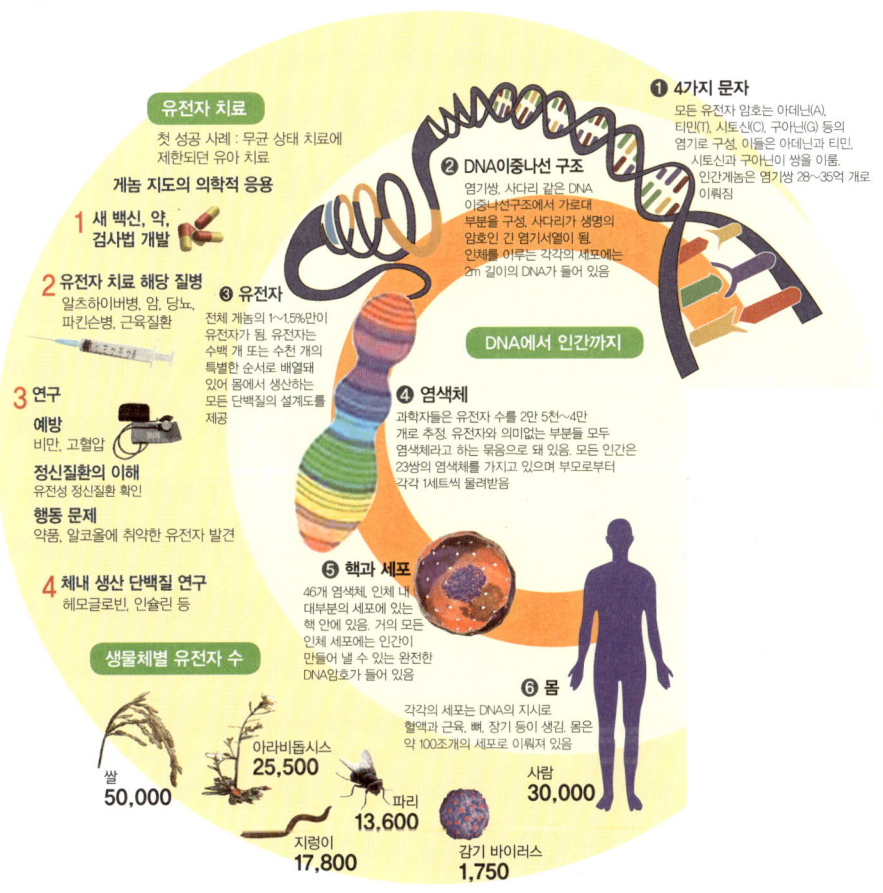

〈그림 9-7〉 DNA에서 유전자, 염색체, 세포, 사람에 이르기까지를 나타낸 그림. 하나의 세포에는 30억 개의 염기쌍과 2~3만 개의 유전자가 있다. 이 유전자들이 단백질로 발현되는 과정에서 이상이 생기면 질병이 생긴다. 유전자를 연구하여 질병을 예방·치료하려는 노력이 계속되고 있다.

난 결과가 생기는 것이다. 하지만 다행스럽게도 EGFR 유전자에 돌연변이가 있으면 EGFR 단백질에 달라붙어서 세포분열의 성장 신호를 억제하는 표적 항암제가 잘 듣는다. 이 표적 항암제가 이레사와 타세바이다.

이레사와 타세바는 변형된 EGFR 단백질에 선택적으로 결합해서 암세포를 죽이는 역할을 하기 때문에 당연히, EGFR 돌연변이가 없는 다른

〈도표 9-4〉 상피세포 성장인자 수용체 유전자에 생긴 돌연변이

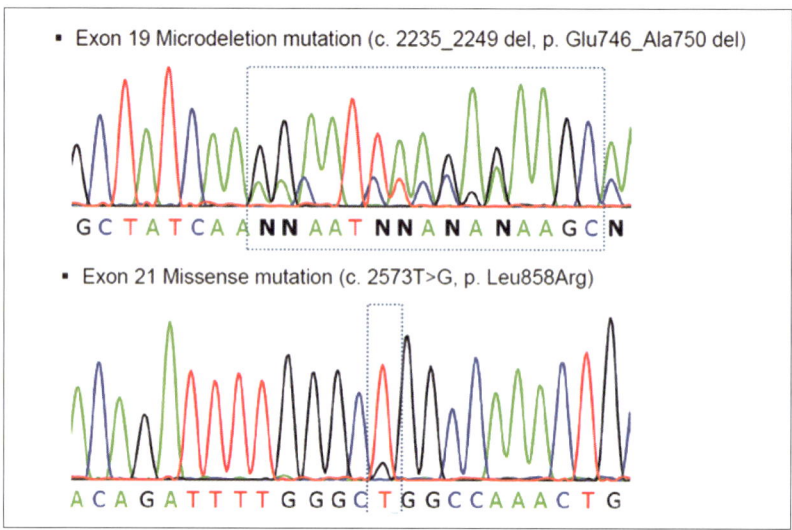

상피세포 성장인자 수용체 유전자에 이 돌연변이가 있으면 폐암이 생기게 되고, 이레사나 타세바 같은 표적 항암제가 잘 듣는다.

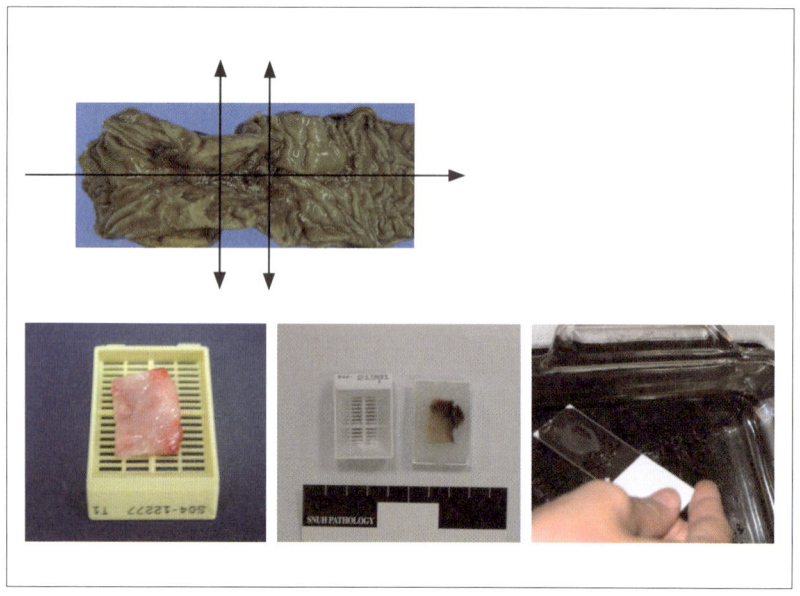

〈그림 9-8〉 종양 조직에서 유전자 검사를 위해 DNA를 추출하는 모습

암에는 잘 듣지 않는다. 요즘에는 폐암에 대한 항암 치료를 할 때 선암이면 EGFR 유전자 검사를 시행해서 표적 항암제를 쓸지 아니면 일반 항암제를 쓸지 정한다.

표적 항암제가 계속 등장하면서 표적 항암제 선택을 위한 유전자 검사는 점점 더 중요해지고 있다. 담당 의사로부터 유전자 검사를 권유 받았다면, 환자와 맞는 표적 항암제가 있는지를 살펴보기 위해서이다. 표적 항암제가 타깃으로 하는 유전자 변이가 있는지 확인하면 더 효율적으로 약효를 예측할 수 있다. 유전자 검사를 해서 표적 항암제가 맞는 것으로 나온다면, 환자 입장에서는 좋은 치료제 하나를 확보해 놓는 의미가 된다. 유전자 검사는 이미 조직 검사를 해 놓은 병리 조직에서 DNA를 뽑아서 검사를 하는 것이기 때문에 더 힘들 일도 없다.

전장 유전체 분석과 개인별 맞춤 항암제의 시대가 와 있다

표적 항암제를 선택하려면 유전자 검사가 중요하다. 현재는 유전자 검사를 개별 유전자에 대해 하나씩 시행하고 있지만 '차세대 염기 서열 분석NGS, next generation sequencing'이라는 기술이 발전하고 컴퓨터 분석 기술이 좋아지고 있어, 수년 내에는 모든 유전자를 한꺼번에 분석하는 시대가 올 것이다. 아니 사실은 이미 와 있다.

2000년 6월, 세계 18개국의 연구진이 참여한 '인간게놈프로젝트 시업단HGP, human genome project'과 민간기업 '셀레라 제노믹스'가 DNA에 있는 30억 개 염기 전체에 대한 게놈 구조 규명을 끝냈다. 2001년 2월 15일 《네이처》지에 공식 발표된 이 프로젝트에 15년간 30억 달러(약 3조 3,000억 원)의 비용이 들었는데, 이 분석 비용은 새로운 염기 서열 분석 방법과 컴퓨터 과학의 발전에 힘입어 기하급수적으로 줄어들고 있다.

실제 염기 서열 분석 속도는 20년 만에 500만 배 증가했다. 인간게놈

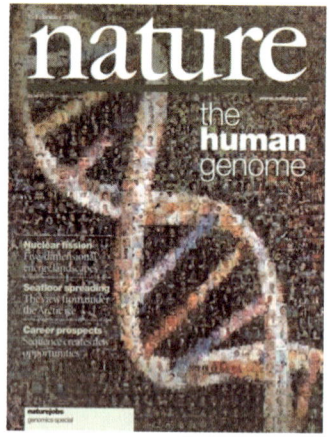 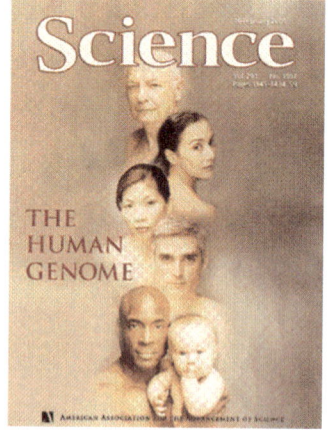

〈그림 9-9〉 2000년 인간게놈프로젝트 완료 후 《네이처》지와 《사이언스》지에 실린 결과들

〈도표 9-5〉 유전자 분석 비용 추이

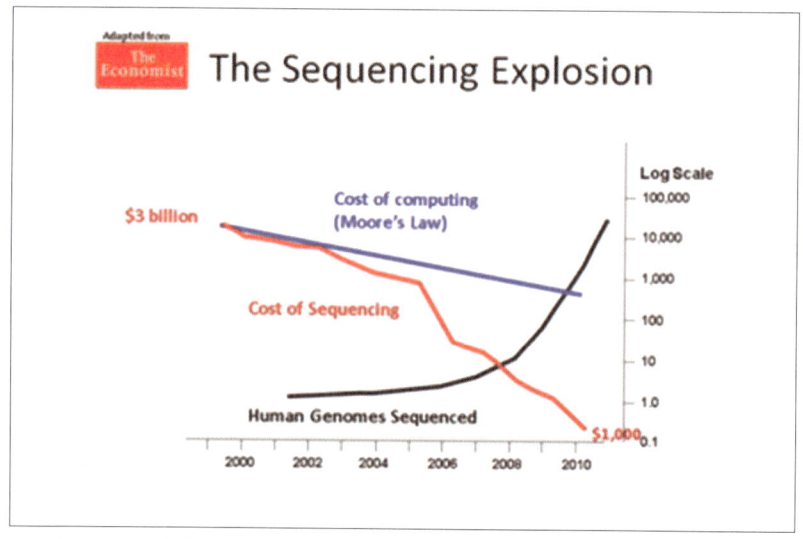

2000년 3조 3,000억 원에 달했던 유전자 분석 비용이 수년 내로 100만 원까지 떨어질 것으로 예상된다. (출처 : 이코노미스트)

프로젝트가 처음 시작됐던 1990년대 초반까지만 해도 과학자들은 수작업으로 하루에 5,000개의 염기 서열을 해독했다. 1990년대 중반에 나온 염기 서열 분석 기계가 진화하면서 이제는 하루에 250억 개를 읽을 수 있다. 2013년 현재에도 1,000만 원 정도면 분석이 가능할 정도로 가격이 떨어져 있으며 몇 년 내로 100만 원대까지 떨어질 것으로 예상된다.

유전체 분석 비용이 1인당 100만 원대로 떨어지는 것은 의미가 크다. 개인용 컴퓨터 PC 가격이 100만 원대로 떨어지면서 인터넷 등 각종 산업 환경이 급변한 것처럼, 유전체 해독 비용 100만 원 시대에는 전 세계인 누구나 자기 유전체 정보를 확인할 수 있게 된다. 건강검진 항목에 유전체 검사가 추가될 것이며, 누구나 자기의 전체 유전자를 확인해 건강 정보를 세세히 얻을 수 있는 맞춤 의학이라는 엄청난 혁신이 일어난다.

특히 암 치료 분야에서는 개인 맞춤형 암 유전체 연구를 통해 더 큰 혁신이 일어난다. '개인 맞춤형 암 유전체 연구'는 '개인의 유전적 특성과 암세포의 유전자 변이 분석을 통해 암의 예방, 진단 및 치료를 수행하는 연구'이다. 암은 암세포의 다양한 유전자 변이에 의해 치료 방법의 효과 및 생존율이 영향을 받으므로, 환자의 암세포의 유전적 특성을 밝혀서 개인별로 맞춤 치료를 하는 시대가 본격적으로 열리게 된다. 이미 일부 개별 유전자에 대해서는 표적 항암제가 사용되고 있지만, 유전체 분석을 한꺼번에 하여 모든 유전자를 검사하게 된다면, 지금과는 비교할 수 없이 빠른 속도로 적절한 표적 항암제를 찾아낼 수 있다.

암유전체 연구의 급속한 발전은 '핵심 유전체 변이의 발견 driver mutation discovery'으로부터 '임상에의 적용 proof-of-concept'을 거쳐 '신약 개발에의 적용'에 이르는 시간을 엄청나게 단축시키고 있다. 일례로 만성 골수성 백혈병에 특징적으로 나타나는 필라델피아 염색체 변이는 1960년에 이미 알려졌지만, BCR-ABL 융합 단백질의 활성을 억제하는 '글리벡'

〈도표 9-6〉 표적 유전자를 발굴하고 표적 항암제가 개발될 때까지의 시간

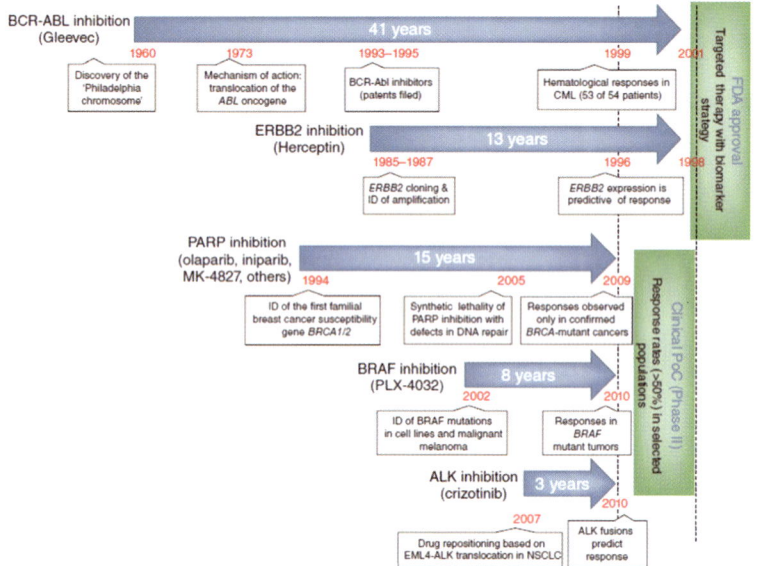

만성 골수성 백혈병의 경우 표적 항암제가 개발되기까지 42년이 필요했고 유방암의 경우 13년이 필요했지만, 유전자 분석 기술이 좋아지면서 폐암의 경우 3년이 걸렸다. (출처 : Nat Med. 2011 Mar;17(3):297-303)

이라는 표적 항암제가 개발되는 데는 41년의 시간이 필요했다. 하지만 최근 유전자 분석 기술이 발전하면서, 폐암 관련 역형성 대세포 림프종 키나아제ALK 유전자 변이는 2007년에 처음 발견되자마자 '크리조티닙 crizotinib'이라는 표적 항암제를 찾아냈고, 3년 만에 임상시험을 끝내 4년 만에 미국 식품의약품안전처의 승인을 받고 시판되는 쾌거를 이루었다.

신약을 개발하는 시간이 줄어들면 그만큼 환자는 약의 혜택을 빨리 볼 수 있게 된다. 하루하루가 초조한 마음인 암 환자에게는 반가운 소식이 아닐 수 없다. 유전체 분석은 단지 신약의 개발 시간 단축만 가져오는 것이 아니라 암유전체 분석을 통해 특정한 변이 유전자를 가진 환자에게 맞

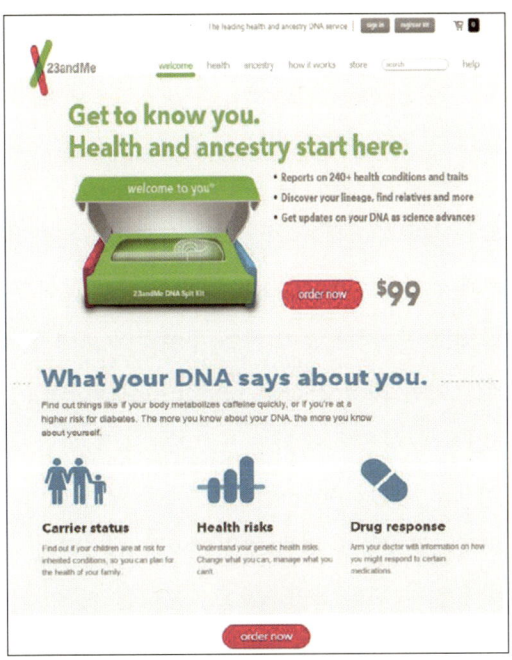

〈그림 9-10〉 '23andMe'라는 유전자 검사 회사의 홈페이지 사진. '23andMe'는 얼마 전에 구글이 인수해서 화제가 되었던 회사인데, 현재 우리 돈 10만 원 정도만 내면 개인의 유전자를 분석해서 향후 어떤 질병에 걸릴지 등을 미리 예측해 주는 서비스를 제공하고 있다. 문제는 유전자를 해석해서 질병을 예측하는 일이 생각보다 쉽지 않다는 점이다.

춤형으로 처방을 함으로써, 부작용은 최소화하고 효능은 최대화할 수 있게 된다. 물론 아직까지 보완해야 하는 문제점도 많지만, 수년 내에 우리는 분명 인류가 접하지 못했던 새로운 의학의 시대를 접하게 될 것이다.

5. 재조직 검사

표적 항암제가 분명 우리에게 밝은 미래를 보여 주고 있는 것은 맞지만 여전히 극복해야 할 과제들이 많고, 그중 하나가 앞서 말한 내성 문제이다. 표적 항암제도 지속적으로 약물을 투여하다 보면 언젠가는 내성이 생긴다. 최근에는 이런 내성 기전을 규명하고 예방하기 위한 연구가 활발히 이루어지면서 내성을 극복하는 또 다른 표적 항암제가 계속 개발되고 있다. 상피세포 성장인자 수용체EGFR에 작용하는 이레사나 타세바의 경우 T790M이라는 2차 유전자 돌연변이가 생기면서 내성이 생기는데, 이러한 2차 유전자 변화를 표적으로 하는 신약들이 개발되고 있다. 유방암에서 '상피세포 성장인자 수용체2 HER-2'라는 유전자에 대한 표적 항암제인 허셉틴도 내성이 생기면 다른 HER-2 억제제로 암세포 증식을 억제할 수 있는 임상시험이 활발히 진행 중이다.

최근에는 내성이 생길 때 조직 검사를 다시 해서 어떤 유전자 변화가 새로 생기면서 내성을 일으켰는지 확인하는 추세이다. 새롭게 생긴 유전자 변이에 맞는 표적 항암제를 다시 찾아보는 것이다. 항암 치료를 하면서 항암제에 내성이 생길 때마다 조직 검사를 여러 번 시행해서 어떤 유전자 변화가 새로 생겼는지를 살펴보는 시대가 오고 있다. 앞으로는 부위별로 하거나 시기별보 하는 일이 더 많아질 것이다.

이번 장에서는 주로 유전자 변이에 초점을 맞추어 설명했지만, 다른 표적을 잡는 표적 항암제도 활발히 연구되고 있다. 면역 체크 포인트 immune check point를 표적으로 해서 면역 세포가 암을 잡아먹게 하는 신약도 각광을 받고 있고, 혈관 형성 억제제나 세포분열에 관여하는 'CDK'라는 물질을 억제하는 표적 항암제 등 다양한 약들이 개발 중에 있다.

FAQ 자주 하는 질문과 대답
암 환자 진료비는 누가 부담할 것인가?

몇 분간의 면담으로 1개월에 1,000만 원을 기꺼이 부담할 수 있는 사람을 어떻게 판단할 수 있을까?

① 옷차림을 보고 판단한다.
② 직업을 물어보고 판단한다.
③ 사는 동네를 보고 미루어 짐작한다.
④ 몇 평짜리 아파트에 사는지 물어본다.
⑤ 한 달에 1,000만 원을 부담 없이 쓸 수 있냐고 직접 물어본다.

얼핏 황당하고 어이없는 질문 같지만, 1,000만 원짜리 신약이 나오고 있는 상황에서, 이런 질문은 이제 종양 내과 의사들에게는 직면한 현실 문제가 되었다.

- 암이 줄어들 확률 70~80%
- 부작용 거의 없음
- 완치 목적 아님
- 약이 듣는 기간 동안 생명이 연장됨
- 1년이든 2년이든 효과 있는 기간 동안 계속 사용하게 됨
- 보험 적용은 당연히 안 되므로 1년 사용하면 1억 2,000만 원 소요

"환자분의 유전자 유형을 분석해 보니, 효과가 좋고 부작용은 거의

없는 항암제가 있는데 가격은 비쌉니다. 한 달에 천만 원 정도 하는데 이 항암제를 한번 써 보시겠습니까? 완치 목적은 아닙니다."

담당 의사의 이런 말을 들으면, 암 환자와 가족들은 어떤 느낌이 들까? 암에 대한 분자 생물학적인 이해도가 높아지고 유전자에 대한 지식이 축적되면서, 표적 항암제를 비롯한 각종 항암제들이 쏟아져 나오고 있다. 효과는 좋고 부작용은 적다. 머리도 안 빠지고 별로 힘들지도 않다. 하루에 1~2회 혈압 약 먹듯이 먹으면서 일상생활도 다 가능하다. 여기까지만 들으면 암 환자 입장에서는 반가운 소식이 아닐 수 없다. 그런데 이렇게 좋은 약들이 우리가 감당할 수 없을 만큼 비싸다면 어떻게 해야 할까?

갈수록 임상시험에 대한 규제regulation는 강화되고 있고, 임상시험을 하는 데 필요한 비용은 늘어나고 있다. 약이라는 것이 원래 원가는 얼마 안 되지만, 연구 개발비가 많이 들고, 이 연구 개발비 상승은 고스란히 신약의 가격 상승으로 이어진다.

기업의 본질은 이윤 추구다. 제약 회사 광고를 보면 신약 개발을 통해 인류를 건강하게 하고, 사람의 생명을 최우선시한다고 하지만 결국 제약 회사도 이윤 추구를 목표로 하는 기업이다. 아무리 인류 건강이라는 거창한 목적이 있다고 해도 손해 보는 일은 하지 않는다. 기업이기 때문이다.

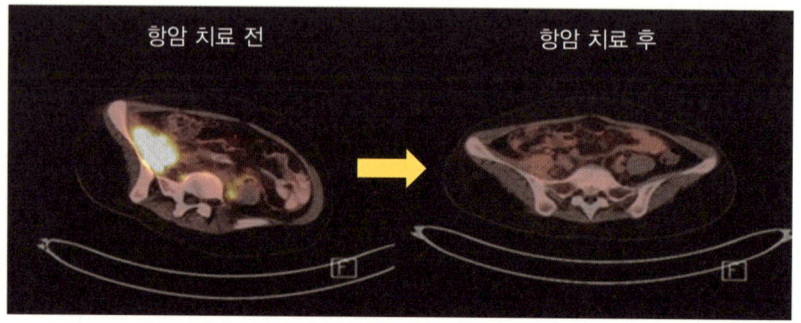

〈그림 9-11〉 표적 항암제를 쓰고 암이 좋아진 환자의 사진. 밝게 빛나는 부분이 암인데, 치료 후에는 거의 없어졌다.

그들의 이윤 추구가 나쁘다는 것이 아니다. 자본주의 사회에서는 건전한 이윤 추구의 동기가 사회 발전의 원동력이 된다는 사실은 누구나 다 안다. 자본주의 사회에서는 누구나 손해 보는 일은 안 하는데, 공익을 위해 누군가에게 손해 보라고 희생을 강요할 수는 없고, 그래서도 안 된다.

좋은 항암제가 있는데 비용이 매우 비싸다면 그 돈은 누가 부담할 것인가?
① 환자 본인의 건강을 위한 일이므로 환자 본인이 부담한다.
② 암으로 고통받는 국민을 위한 일이므로 국가나 사회가 부담한다.
③ 누가 부담해야 하는 것인지는 잘 모르겠는데, 환자인 나는 어쨌거나 싼 가격에 그 약을 쓰고 싶다.
④ 나와 상관없는 다른 암 환자 치료에 비용이 많이 든다고 해서 내가 건강보험료를 더 내고 싶지는 않다.
⑤ 폭리를 취하는 제약 회사가 나쁘므로 제약 회사에게 행정 조치를 취하여 약값을 강제로 내리도록 규제해야 한다.

기하급수적으로 늘고 있는 암 환자 진료비는 국가적인 문제가 되고 있다. 비단 우리나라뿐만 아니라 전 세계 대부분의 나라가 겪고 있는 공통적인 현상이다. 평균수명이 늘어나니 암 환자가 늘어나고, 예전에 마땅한 치료법이 없던 시절에는 쓸 약도 없었으니 의료비가 문제되지 않았지만, 점차 새로운 치료법이 등장하면서 새로운 약이 나오고 의료비가 상승하고 있다. 암 치료 성적이 좋아지니 계속적인 치료를 받는 환자가 늘어나게 되고, 환자들의 기대 수준은 높아지면서 최고의 진료를 받기 원한다.
이에 따른 비용 문제는 어떻게 해야 할까? 암 환자 1명을 1년 살리는 데 드는 비용이 1억이라고 하면 이 비용을 국가나 사회가 부담하는 것이 타당할까? 아니면 그 돈을 다른 사람에게 쓰면 더 많은 사람을 살릴 수 있고, 의료보험 재정이 고갈되지 않는 것이 중요하므로 1억은 개인에게 부담시키는 것이 타당할까?

　단일 의료보험 수가로 묶여 있는 우리나라에서 모든 의료 수가나 비용의 문제는 국가의 통제하에 묶여 있는데, 안타깝게도 정부에서는 이러한 사태의 심각성을 모르거나 모른 척하고 있는 것 같다. '버티면 어떻게든 되겠지.', '내 임기 중에만 문제되지 않으면 되겠지.' 하는 생각인 것 같다. 물론 정부에서는 심각성을 인식하고 여러 정책을 준비 중이라고 하지만, 최일선에서 환자를 진료하는 의사 입장에서 체감할 만한 아무 변화가 없어서 필자만 그렇게 느끼는 것일지도 모르겠다.

　의료비 상승 부분이 문제될 때마다 나오는 것은 약값 강제 인하 조치, 수가 인하(그나마 낮은 수가를 더 깎는다), 건강보험료 약간 올림(직장인들의 표 때문에 건강보험료를 많이 올리지는 못한다), 이런 정책뿐인 듯싶다. 최근에는 '포괄 수가제 도입'이라는 우리 실정에서 잘 맞을지 어떨지도 모를 제도까지 줄속으로 생겨났다.

　장기적인 관점에서 이런 것들은 궁극적인 해결책이 아니다. 의료비를 묶어 두려는 잠깐의 꼼수일 뿐이다. 근본적으로 진료비가 얼마나 늘어나고 있는지, 왜 늘어나고 있는지, 국민 소득을 감안해 볼 때 바람직한 의료비 수준은 얼마가 적정한지, 이런 것에 대한 진지한 고민 없이 즉흥적으로, 의료 현실을 무시한 탁상행정에서 나오는 정책이기 때문이다.

　정답은 없겠지만, 개인적으로는 '최대한 많은 사람들이 만족할 수 있는 방향으로, 환자 중심으로 가는 것이 맞다'라고 생각한다. 그것이 어떤 것이든 사회의 공론을 모아 나가야 한다. 그것이 국가가 하는 일이다. 이해 당사자들 간의 의견을 조율하고 합의를 도출하는 일, 바람직한 방향으로의 발전을 모색하는 일, 필요하면 돈을 더 걷고, 걷힌 돈을 공정하게 배분하는 일, 여기에는 다양한 방법들이 있을 것이다. 감기 치료에 들어가는 의료비를 암 치료로 돌리든지, 건강보험료를 올리든지, 담뱃값을 올려서 건강보험료 재원으로 확보하든지, 아니면 다른 세금을 건강보험료로 사용하든지 하는 등의 방법이 있을 것이다.

 1,000만 원짜리 항암제를 권하는 의사가 나쁘다, 비싸게 약값을 받아챙기는 제약 회사가 나쁘다는 식으로 몰아세워서 의사와 환자 관계를 이간질하고 나 몰라라 하는 것이 정부의 역할은 아닐 것이다. 하지만 최근 벌어지고 있는 포괄 수가제 논란이나 응급실 전문의 당직 제도를 보면 씁쓸하다. 기름 값의 절반 이상을 차지하는 세금에 대해서는 침묵하면서, 기름 값이 비싼 책임을 정유사들의 이기주의로 몰아붙이는 것과 마찬가지다. 저출산이 국가적인 문제라면서 출산 지원금 몇십만 원 주면 출산율이 올라갈 거라고 하는 것도 마찬가지다. 정책이 문제의 근본을 건드리지 않아서 그렇다.

 이제는 장기적인 관점에서 사회적 합의에 입각한 근본적인 대책이 좀 나왔으면 한다. 그리고 그 대책은 환자 중심의 정책이어야만 한다.

9장 핵심 정리   암세포만 골라 죽이는 표적 항암제

1. 표적 항암제는 암세포에만 많이 발현되는 특정 단백질이나 특정 유전자 변화를 표적으로 삼는 항암제이다.

2. 표적 항암제는 성분에 따라 분류하면 단클론항체(주사로 맞는 약 형태), 타이로신 카이나제 억제제(먹는 알약 형태), 소분자(먹는 알약 형태)로 나눌 수 있다.

3. 표적 항암제에 장밋빛 미래만 있는 것은 아니다. 약의 효과·부작용·내성 극복·비싼 가격 등 극복해야 할 문제도 많다.

4. 표적 항암제를 보다 효과적으로 사용하기 위하여 유전자 검사는 점점 더 중요해지고 있다.

5. 암 유전체 연구가 활발해지면서 개인의 유전적 특성과 암세포의 유전자 변이 분석을 통해 암을 치료하는 맞춤의학의 시대가 오고 있다.

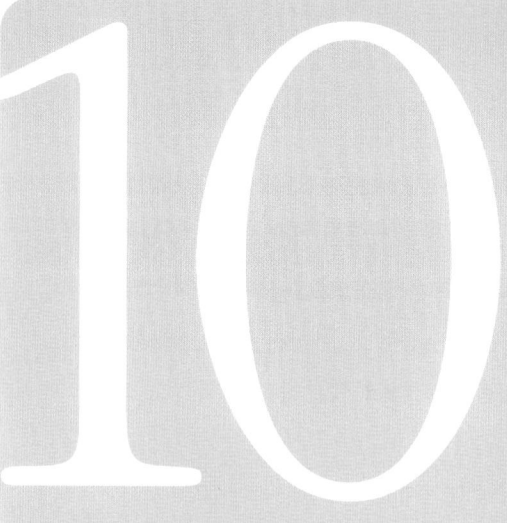

항암제는 잘 듣지 않고, 가만히 있자니 속이 답답하여 교수님께서 진행하시는 임상용 항암이나 다른 방법이 있는지 문의 드리고자 메일을 보냅니다. 교수님의 연구가 많은 사람들에게 희망이 되길 기도합니다.

My father is in Turkey, he has ○○○ cancer started in his vocal cords and now have mets to the lungs, he has a solid type tumor. Can we get him enrollled in OOO clinical trials?

I would like to refer a patient for clinical trial phase II studies (NCT○○○○○) of ○○○ in Recurrent and/or ○○○○ cancer. ⋯. I see a ray of hope for the betterment of patient and wishes you good luck for the successful completion of this study.

— 어느 환자의 보호자, 담당 의사가 저에게 보낸 이메일

임상시험이란 무엇인가?

의사에게는 환자를 잘 진료할 의무뿐만 아니라 새로운 치료법을 개발하고 의학을 발전시킬 의무가 있다. 임상시험은 신약 개발과 치료법 개발에 없어서는 안 될 핵심적인 단계로, 새로운 치료법은 반드시 임상시험이라는 과학적 검증 과정을 통해 입증되어야 한다. 즉 임상시험을 통하지 않고서는 신약이나 새로운 치료법이 나올 수가 없다. 그러기에 임상시험을 열심히 해서 새로운 치료법을 개발해야 하지만, 사람을 직접 대상으로 하는 연구이니만큼, 피험자의 안전·건강·윤리·사생활·존엄성은 철저히 보호되어야 한다.

이번 장에서는 임상시험이란 무엇이고, 신약은 어떤 과정을 통해 개발되는지에 대해 알아보자.

1. 임상시험이란 무엇인가?

"항암 치료를 시작해 봅시다. 혹시 임상시험에 대해 들어 보셨나요?"

"임상시험이요? 저를 상대로 실험을 하시려고요?"

"환자분을 실험용 모르모트로 만드는 것은 아니니 오해하지 마시기 바랍니다. 임상시험이라는 것은 새로 나온 신약의 안전성과 유효성을 평가해 보는 과정입니다."

'임상시험 Clinical Trial'은 사람에게 사용될 의약품 등의 안전성과 유효성을 증명할 목적으로, 해당 약물의 약동·약력·약리·임상적 효과를 확인하고 이상 반응을 조사하기 위하여 사람을 직접 연구 대상으로 하여 약물의 효능과 안전성을 평가하는 실험적 연구를 말하며, 주로 새로운 치료 방법의 효과를 평가하고자 할 때 시행된다. 즉 신약 개발과 치료법 개발에 꼭 필요한 핵심 단계이다. 요즘처럼 윤리성을 중요시하는 세상에서도, 임상시험을 통하지 않고서는 신약이나 새로운 치료법이 나올 수가 없다. 임상시험은 새로운 치료법을 개발해 내는 통로이다. 임상시험을 잘하는 병원일수록 의료 수준과 연구 수준이 우수한 병원이다.

하지만 불과 몇 년 전만 해도 환자들에게 임상시험을 권유하기 힘들었다. 임상시험을 권유하면 환자들은 마치 자신이 실험용 쥐나 마루타가 되고, 의사들이 자기 몸을 가지고 이런저런 실험을 한다고 생각하는지 임상시험 이야기에 충격을 받거나 노골적으로 불쾌감을 표현하는 환자도 많았다. 당시 국내에서 시행되던 임상시험은 이미 외국에서는 표준 치료로 자리 잡고 있는 것이 한국인에게는 어떤지를 보는 수준이었기

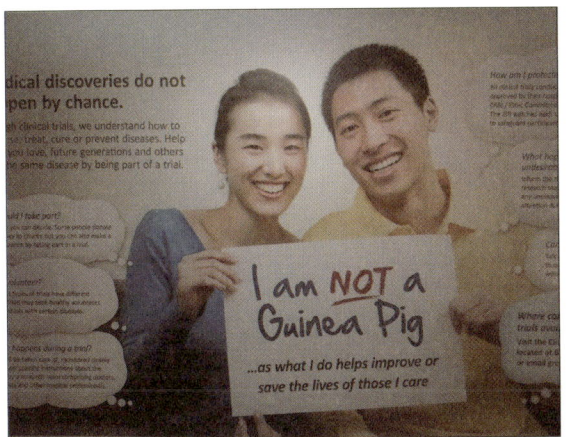

〈그림 10-1〉 한 외국 병원의 임상시험센터 소개 사진. '임상시험' 하면 실험용 쥐가 떠오르는 것은 다른 나라도 마찬가지인가 보다.

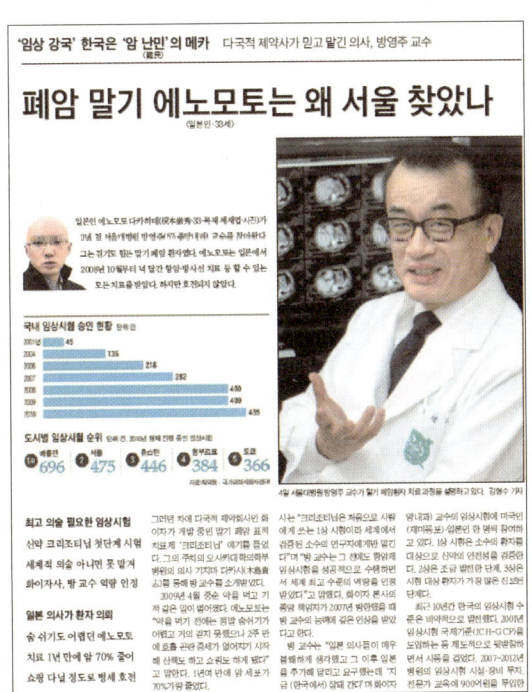

〈그림 10-2〉 신약 임상시험을 찾아 한국에 온 일본 환자(출처 : 중앙일보 2011년 5월 6일자)

때문에 안전성 면에서 거의 문제될 것이 없었고, 결과가 당연히 좋게 나오는 상황이었는데도 불구하고 단지 임상시험이라는 이유로 거부하는 환자도 많았다.

그런데 최근에는 인식이 많이 바뀌어서 환자가 먼저 임상시험을 해 달라고 요구하는 경우도 많아졌다. 임상시험에 참여하게 되면 주변 환자들로부터 축하를 받기도 하고, 좋은 신약을 찾아 임상시험에 참여하기 위해 외국에서 한국을 찾는 경우도 많아졌다. 그 이유는 임상시험에 대해서 이렇게 생각하기 때문이다.

'임상시험 = 신약 = 새로운 치료법.'

맞는 말이다. 최근에 새로 나오는 약이나 치료법은 모두 임상시험을 거쳐 그 효과가 검증된 것이다. 그렇기 때문에 임상시험은 환자가 신약과 새로운 치료법을 가장 먼저 접해 볼 수 있는 기회이다. 그리고 실제로도 많은 환자들이 임상시험을 통해 다른 환자보다 먼저 신약과 새로운 치료법의 혜택을 받고 싶어 한다. 신약이나 새로운 치료법이 과연 기존 치료보다 더 나을까 하는 문제가 남아 있지만 요즘에 나오는 임상시험 결과를 보면 대부분 아래의 2가지 경우에 해당된다.

> 임상시험 = 신약 = 새로운 치료 → 기존 치료보다 좋은 치료
> 임상시험 = 신약 = 새로운 치료 → 기존 치료와 비슷한 치료

만일 '임상시험 = 신약 = 새로운 치료 → 기존 치료보다 나쁜 치료'가 된다면 윤리적으로 문제가 생길 것이다. 또한 이렇게 되면 신약을 개발하는 개발자 입장에서도 엄청난 손해를 보게 된다. 특히 임상시험은 살아 있는 인체를 대상으로 하는 만큼 엄격한 윤리적 검증을 거쳐 시행된다. 'IRB'라고 하는 병원 윤리 위원회에서 임상 연구 계획서를 받아 기

존 문헌 고찰이나 사전 조사 결과 환자에게 좋지 않을 것 같은 경우에는 아예 연구 허가를 내 주지 않는다.

또 임상시험 도중에 중간 분석interim analysis을 해서 치료 성적을 검토하게 되어 있다. 만일 어느 한쪽의 치료법이 월등히 좋다는 것이 증명되면 임상시험을 중간에 조기 중단하게 한다. 신약의 효과가 좋지 않은 것이 분명하다면, 신약으로 치료 받는 환자를 그냥 둘 수 없기 때문이다. 반대로 중간 분석 결과 신약의 효과가 월등히 좋다면, 이번에는 기존의 표준 치료를 받는 환자를 그냥 두는 것이 비윤리적이 되어 기존의 표준 치료를 받는 환자에게 신약의 치료 기회를 주게 된다.

1) 임상시험을 통한 신약 개발 과정

신약 개발 과정은 길고 복잡한데, 크게 6단계로 나눌 수 있다.

〈표 10-1〉 신약 개발 6단계

신약 후보 물질 탐색 단계	신약으로 활용 가능한 후보 물질을 발굴하는 단계. 이 탐색 단계에서는 의약학적 개발 목표(목석 효능 · 삭용 기전 등)를 설정하여 개발 대상 물질을 선정한다.
전임상시험 단계 Preclinical study	사람에게 투여하기 전에 동물 실험이나 세포주細胞株 실험을 통하여 약물의 효능과 안전성을 평가하는 단계. 전임상 유효성 평가와 전임상 안전성 평가를 시행한다.
임상시험 허가 신청 Investigational New Drug Application	전임상시험을 통해 후보 물질의 안전성(독성)과 유효성이 검증되면 사람을 대상으로 하는 연구를 수행하기 위해 식약처에 임상시험 허가 신청을 낸다.
임상시험 단계 Clinical study	전임상시험을 거친 약물의 효능과 안전성을 사람을 대상으로 시험하는 단계. 1상 · 2상 · 3상 · 4상 임상시험으로 나뉜다.

신약 허가 신청 New Drug Application	사람을 대상으로 임상시험을 성공적으로 마치면 시험 결과를 식약청에 제출하여 신약으로 시판 허가를 신청하는 단계. 이 단계를 통과하면 신약이 시판되어 환자들이 사용할 수 있게 된다.
시판 후 사용 성적 조사 혹은 시판 후 안전성 조사 Post-Market urveillance	시판 전에 수행된 제한적인 임상시험에서 파악할 수 없었던 희귀하거나 장기적인 이상 반응을 조사하는 단계. 4상 임상시험으로 분류되기도 하고 PMS로 분류되기도 한다. 이 단계에서 중대한 이상 반응이 발견되면 의약품 판매가 취소되기도 한다.

2) 임상시험의 종류

항암제의 안전성과 효능을 평가하는 항암제 임상시험의 종류는 다음과 같다.

① 신약 후보 물질 탐색 단계

어떤 물질이 항암 효과가 있다고 알려지면 일단 그 물질을 추출한다. 이 과정이 생각처럼 쉽지는 않다. 인디언들이 민간요법으로 사용했던 주목나무에 항암 성분이 들어 있다는 것은 이미 30여 년 전부터 알려져 있었다. 하지만 주목나무에서 '파리탁셀'이라는 항암제를 추출해 내는 데

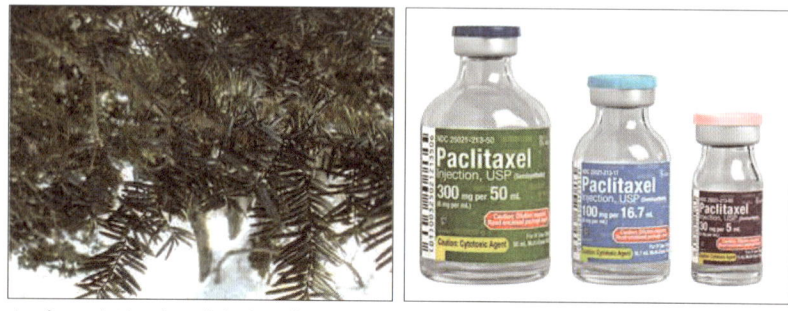

〈그림 10-3〉 주목나무 사진(왼쪽)과 주목나무에서 추출해낸 파리탁셀 항암제(오른쪽)

는 기술적인 문제로 인해 20년이라는 시간이 걸렸다. 사람 몸에 맞는 형태로 바꾸는 과정이 쉽지 않아 그토록 오랜 시간이 걸린 것이다.

아무리 효과가 좋다고 해도, 인체에 들어가서 변질되거나 불순물로 인해 과민반응이 나타나거나 다른 장기에 부작용을 초래하면 약으로 사용하기 곤란하다. 게다가 인체가 받아들일 수 있는 형태로 추출하고 변형하는 과정도 쉽지 않다. 그래서 요즘에는 천연 물질에서 추출하는 것보다, 암의 표적이 될 만한 부분을 암의 생물학적 특징에 맞추어서 분자생물학적인 기법으로 약을 디자인하여 실험실에서 합성해 내는 추세이다.

실질적으로 항암 효과가 있다고 알려진 물질은 수천, 수만 가지에 이른다. 그러나 이들이 항암제가 되지 못하는 가장 큰 이유는 항암 성분을 인체에 사용 가능한 형태로 추출하는 데 실패하기 때문이다. 우리가 흔히 접하는 건강 보조 식품들 역시 이 단계의 벽을 넘지 못하고 그냥 원료 상태 그대로 판매되는 경우가 많다. 이 단계를 넘어서지 못하는 이상 그 어떤 과학적인 입증도 불가능하며 항암제로서의 자격을 갖추지 못한다.

② 전임상시험 단계 Preclinical study

복잡한 화학적 과정을 거쳐 추출에 성공하면 그 다음 단계로 동물 시험과 세포 실험을 행한다. 쥐에게 인공적으로 암을 만들고 항암제를 투여하여 암 덩어리가 얼마나 줄어드는지를 실험한다. 또 실험실에서 배양액에 키우는 '세포주 cell line'라는 암세포에 항암제를 주고 암세포가 얼마나 죽는지 살핀다. 이 과정에서 많은 후보 물질들이 탈락한다.

이 단계를 통과했다 하더라도 그 결과는 어디까지나 동물 실험 결과이고 체외 실험 결과일 뿐이다. 신문과 뉴스에 항암 효과를 가진 신약이 개발되었다고 나오는 것은 주로 이 단계에서 항암 효과가 있다는 것을 말한다. 그리고 이 단계까지 성공했다고 하는 물질 1,000개 가운데 하나 정도가 실제 항암제로 승인을 받는다. 사람 몸에 투여했을 때 항암 효과가 있다고 하기에는 넘어야 할 검증 단계가 아직도 한참 많이 남아 있다.

③ 임상시험 단계 Clinical study

전임상시험 단계에서 효과가 있다고 판정되면, 다음 단계인 임상시험부터는 직접 사람을 대상으로 투약하게 된다.

원래 1상 임상시험은 건강한 자원자에게 투여하여 약의 용량을 정하는데, 항암제는 건강한 자원자에게 투여할 수가 없다. 그래서 항암제의 경우에는 표준 치료에 반응하지 않아 더 이상 쓸 항암제가 없는 말기암 환자를 대상으로 1상 임상시험을 한다. 1상 임상시험을 통해 치료 독성을 평가하고 용량을 정한다. 1상 임상시험에서는 약물의 최대 내약 용량 maximum tolerated dose을 확인하고, 약물의 독성을 파악하여 2상 임상시험으로 들어갈 용량 RP2D : recommended phase II dose을 정하게 된다.

2상 임상시험은 1상 임상시험을 통해 정해진 용량을 토대로 약의 효과를 평가하는 임상시험이다. 새로운 항암제로 치료하고자 하는 암 환자를 대상으로 하여 약효가 어느 정도 되는지를 확인하는 것이 목적이며, 더불어 1상 임상시험에서 파악된 안전성에 관한 정보를 재확인하게 된다. 항암제가 얼마나 잘 듣는지는 암이 얼마나 줄어드는지 혹은 약효가 얼마나 오래 유지되는지로 평가한다. 2상 임상시험은 보통 수십 명의 환자를 대상으로 하게 된다.

3상 임상시험은 기존의 표준 치료(가장 효과적이라고 알려진 치료)와 신약을 비교하는 임상시험이다. 암 환자를 무작위로 배정하여 한 그룹은 기존에 알려진 'A'라는 치료를 하고, 다른 한 그룹은 'B'라는 새로운 치료를 하여 어떤 것이 더 효과적인지를 직접 비교하는 것이다. 무작위 배정은 동전 던지기와 비슷한 과정으로, 연구자의 편견을 배재한 채 최대한 공정하게 치료 효과를 확인하기 위한 과정이다. 담당 의사도 무작위 배정 전에는 누가 어느 치료군으로 배정이 될지 모르고, 경우에 따라서는 끝까지 모르게 되는 경우도 있다.

3상 임상시험은 보통 수백 명의 환자를 대상으로 진행된다. 3상 임상시험에서 기존의 표준 치료보다 신약이 좋은 것으로 확정되면, 그 다음부터는 신약이 새로운 표준 치료로 인정된다. 3상 임상시험 후에는 식약처의 공인도 받고, 신약 판매에 대한 허가도 받게 된다(요즘에는 비교적 빨리 공인해 주는 추세여서 2상 임상시험만 통과해도 시판을 허가하기도 한다). 즉 일반 병원에서도 판매가 가능해지는 것이다. 하지만 이 단계까지 오는 신약은 많지 않다. 대부분은 안전성에 문제가 있거나 효능이 떨어져 임상시험을 거치는 과정에서 탈락하고 만다.

④ 시판 후 사용 성적 / 안전성 조사

4상 임상시험은 '시판 후 사용 성적 조사' 혹은 '시판 후 안전성 조사 PMS: Post-Market Surveillance'라고 하여, 신약이 시판되고 난 뒤 기존에는 몰랐던 부작용이 나타나는지 관찰하는 단계이다. 그간의 임상시험에서는 수백 명 정도의 환자에서만 사용했기 때문에 드문 빈도로 발생하는 부작용에 대해 인지하지 못하고 넘어갈 수 있는데, 이러한 드문 부작용이 있는지 4상 임상시험에서 다시 한 번 확인하게 된다.

이런 임상시험 과정을 환자가 일일이 알아야 할 필요는 없다. 개략적으로 임상시험이 신약과 새로운 치료법의 효능을 알아보는 것이라는 점, 그리고 무척 까다롭고 복잡한 단계를 거쳐 검증한다는 점만 알아 두면 된다.

임상시험에 참여하고 싶을 때는 담당 의사에게 물어보는 것이 가장 빠르다. 다만, 원한다고 다 참여 가능한 것은 아니다. 본인의 병에 해당하는 임상시험이 있어야 하고, 임상시험에서 요구하는 환자 선정 기준에도 맞아야 참여할 수 있다.

2. 임상시험 참여와 효과

1) 임상시험 참여를 권유 받았을 때

"항암 치료를 시작해 봅시다. 혹시 임상시험에 대해 들어 보셨나요?"

"임상시험이요?"

"네, 임상시험이라는 것은 새로 나온 신약의 안전성과 유효성을 평가해 보는 시험입니다. 현재 환자분과 같은 상황에서 표준 치료는 A라는 항암제입니다. 그런데 요즘 B라는 신약이 나왔는데, 저희 병원에서 임상시험을 진행하고 있습니다."

임상시험 참여를 권유 받으면 환자와 가족들 입장에서는 혼란스러워진다. 임상시험에 대해서 아는 것이 없을 뿐더러, 참여하는 것이 좋은지 나쁜지 판단이 서지 않기 때문이다. 담당 의사가 권하는 데는 이유가 있으니까 권하는 것이지 싶으면서도, 나를 실험 대상으로 보는 것 같아 찜찜하기도 하고, 시험약이라는데 혹시 부작용이 심하면 어떻게 하나 걱정이 된다. 그렇다고 임상시험에 참여하지 않겠다고 하면 나중에 담당 의사 눈 밖에 나지 않을까 걱정도 된다.

의사의 입장에서는 적어도 환자 입장에서 손해 볼 것이 없을 때 임상시험을 권하게 된다. 임상시험은 환자에게는 기회가 될 수 있지만, 아직 시험 단계의 약이기 때문에 약효가 좋다고 보장할 수는 없다. 약효가 좋은지 여부를 살펴보기 위해서 임상시험을 하는 것이고, 임상시험을 통해 약효가 좋은 것으로 판정되면 그 다음에는 약을 시판하게 된다.

"저에게 권하신 임상시험에 대해 좀 더 설명해 주시겠습니까?"

"현재 환자분에게 가장 좋다고 알려진 표준 치료는 A라는 항암제입니다. 얼마 전에 암에 대한 특정 유전자를 타깃으로 하는 B라는 항암제가 새로 나왔는데, 2상 임상시험에서 효과가 괜찮다는 결과가 나왔습니다. 그래서 A라는 항암제와 B라는 항암제를 비교하는 임상시험을 하고 있습니다. 이 임상시험은 3상 임상시험입니다. 기존 치료군으로 배정되면 A라는 항암제를 투여하게 되고, 신약 치료군으로 배정되면 A 항암제와 B 항암제를 같이 투여하게 됩니다."

"그럼 저는 어느 치료군으로 배정되나요?"

"동전 던지기처럼 무작위로 배정되므로 그건 저희도 모릅니다. 연구자의 편견이 들어가면 연구 결과가 공정하지 않게 나올 수도 있기 때문에 연구가 끝날 때까지 저희도 모르고 환자분도 모르게 됩니다."

"연구에 참여하면 A 항암제 치료를 하게 되거나 혹은 A + B 항암제 치료를 하게 되는 것이네요?"

"그렇습니다. 표준 치료가 A치료인데, 연구에 참여하게 되면 어느 쪽으로 배정되든 A치료는 받게 되니까 적어도 환자분 입장에서는 손해 볼 것은 없다고 생각합니다. 다만 실험군으로 되어 A + B 치료를 받을 때, 효과는 좋을 수 있지만 치료 독성도 심하면 어떻게 하나 걱정이 되실 겁니다. 아직까지 2상 임상시험의 결과로는 치료 독성도 그렇게 심하지 않은 것으로 나와 있지만, 부작용에 대해서는 저희가 더 철저히 살펴볼 예정입니다. 만일 예상하지 못한 중대한 부작용이 발생하면 의학윤리위원회에 보고하도록 되어 있어서, 부작용에 대한 평가 후에 임상시험이 진행됩니다."

"만일 임상시험에 참여하지 않으면 어떻게 되나요?"

"그러면 그냥 표준 치료인 A 항암제 치료를 받게 됩니다."

임상시험에 참여해 보라는 의사의 권유를 받았다 해도 선택은 환자

본인이 하는 것이다. 하지만 임상시험에 대해 내 몸이 실험용 쥐가 된다는 부정적인 생각을 할 필요는 없다. 임상시험은 신약과 새로운 치료법을 먼저 접해 볼 수 있는 기회이며, 장점이 많다.

암 환자들에게 도움이 될 새로운 치료법을 개발하는 것은 의사의 의무이다. 새로운 치료법은 반드시 임상시험을 통해 개발되어야 하며, 의사는 윤리적이고 과학적으로 임상시험을 수행할 책임이 있다. 임상시험은 아무 데서나 하는 것이 아니라, 식약처가 규정한 일정 자격 요건이 되는 임상시험 수행 기관에서 자격 요건을 갖춘 의료진만이 할 수 있다.

〈표 10-2〉 임상시험의 장단점

장점	• 신약이나 새로운 치료법의 첫 번째 수혜자가 될 수 있다. • 별도의 연구 간호사가 배정되어 증상과 치료의 어려움, 부작용 등을 한 번 더 면밀히 챙겨 준다. • 일반적으로 신약을 무료로 제공해 준다. • 신약이 효과적인 것으로 판명되면, 신약의 혜택을 미리 본 셈이 된다. • 검사 비용이나 교통비 등을 보조해 주기도 한다. • 암 치료 방법의 발전에 기여하고, 다른 환자의 치료를 돕는 기회가 된다.
단점	• 예상하지 못한 부작용이 나타날 수 있다. • 검사 일정이 복잡하고 약속 날짜를 지켜야 한다. • 부작용에 대한 철저한 모니터링 때문에 외래 방문 일정이 잦을 수 있다. • 새로운 치료법이 반드시 기존 치료법보다 좋다는 보장이 없고, 오히려 나쁠 수도 있다. • 병용 금기 약물이 있어 임상시험 도중에는 아무 약이나 함부로 먹어서는 안 된다.

2) 임상시험에 참여하고 싶다면

임상시험에 참여하는 것은 항암 치료를 받는 환자 입장에서는 치료 옵션을 한 가지 더 확보하는 일이 될 수 있다. 그렇지만 임상시험은 원한다고 누구나 다 참여할 수 있는 것은 아니다. 우선 해당하는 임상시험이

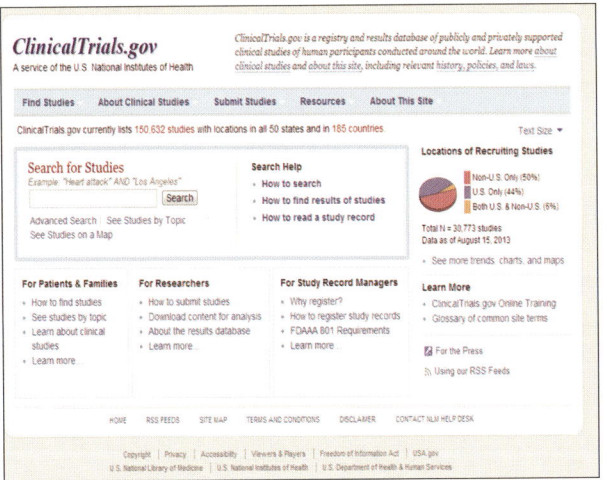

〈그림 10-4〉 미국 국립보건연구원에서 운영하는 임상시험 등록 시스템 ClinicalTrials.gov

있어야 한다. 특히 요즘 나오는 신약은 대부분 표적 항암제여서, 암세포의 유전자 특징 및 표적 단백이 항암제와 맞아야 가능하다. 또 임상시험마다 가지고 있는 고유한 선정 기준과 제외 기준에 부합해야 한다.

본인에게 맞는 임상시험이 있는지 여부는 담당 의사에게 물어보는 것이 가장 빠르다. 담당 의사가 환자의 몸 상태에 대해 가장 잘 알고, 임상시험에 대해서도 가장 잘 알기 때문이다.

최근에는 임상시험 등록 시스템이 있어서 'ClinicalTrials.gov'라는 등록 시스템 http://clinicaltrials.gov 에 들어가 보면 전 세계에서 진행되고 있는 임상시험에 대한 정보를 찾아볼 수 있다. '임상연구정보시스템CRIS'이라는 국립보건연구원에서 만든 우리나라 버전의 임상시험 등록 시스템 http://cris.nih.go.kr/cris 도 있는데 ClinicalTrials.gov만큼 많이 등록되어 있지는 않아서 찾는 데 한계가 있다. 세계 각국의 임상시험 등록 시스템을 한데 모아서 WHO에서 관리하는 홈페이지 http://apps.who.int/trialsearch 에서 찾아보는 것도 방법이다.

3. 임상시험 참여 환자가 알아야 할 점

임상시험 참여를 권유 받으면 환자와 가족 입장에서는 신약에 대한 기대도 되지만 걱정도 앞설 것이다. 기대 반, 걱정 반이 되게 하는 것이 임상시험이다. 걱정이 앞서는 이유는 무엇보다 임상시험에 참여했다가 다른 문제가 생기지 않을까 하는 염려 때문일 것이다.

오늘날의 임상시험 방법과 절차가 확립되기까지 수많은 시행착오를 거쳤다. 특히 임상시험에 참여하는 '피험자'의 인권을 어떻게 윤리적으로 잘 보호할 것인가에 대한 문제가 가장 중요한 사안이었다. '피험자'란 '임상시험 참여자', '임상 연구 대상자' 등으로 다양하게 불리는데, 임상시험에 참여하는 사람을 일컫는 말이다. 피험자의 인권을 보장하기 위해 현재 확립된 임상시험 절차는 임상시험에 참여하는 피험자의 안전을 최우선의 목적으로 하고 있으며 그 절차가 더욱 복잡하다. 임상시험에 대한 규제와 절차도 점점 더 까다로워지고 있다. 그 이유는 개별 피험자의 권리·안전·복지에 대한 배려가 과학과 사회를 위한 이익 및 의학의 발전보다 우선되어야 하기 때문이다.

이러한 이유로 'GCP/ICH 임상시험 관리 기준'와 같은 임상시험에 대한 규칙 및 가이드라인이 만들어졌고, 〈헬싱키선언〉이라는 윤리 선언을 지키도록 의무화되었다. 〈임상시험 관리 기준〉에 나와 있는 임상시험의 큰 기본 원칙은 다음과 같다.

〈제3조 임상시험 실시의 기본 원칙〉
1. 임상시험은 헬싱키선언에 근거한 윤리 규정, 임상시험 관리 기준 및 관련 규정에 따라 수행되어야 한다.

2. 임상시험으로부터 예측되는 위험과 불편 사항에 대한 충분한 고려를 통해 피험자 개인과 사회가 얻을 수 있는 이익이 그 위험성을 상회 또는 정당화할 수 있다고 판단되는 경우에 한하여 임상시험을 실시하여야 한다.
3. 피험자의 권리·안전·복지는 우선 검토의 대상으로 과학과 사회의 이익보다 중요하다.
4. 해당 임상시험용 의약품에 대한 임상 및 비임상 관련 정보는 실시하고자 하는 임상시험에 적합한 것이어야 한다.
5. 임상시험은 과학적으로 타당하여야 하며, 임상시험 계획서는 명확하고 상세히 기술되어야 한다.
6. 임상시험은 식품의약품안전청장이 승인한 임상시험 계획서에 따라 실시하여야 한다.
7. 피험자에게 제공되는 의학적 처치나 결정은 의사 등의 책임하에 이루어져야 한다.
8. 임상시험 수행에 참여하는 모든 사람들은 각자의 업무 수행을 위한 적절한 교육·훈련을 받고, 경험을 갖고 있어야 한다.
9. 임상시험 참여 전에 모든 피험자로부터 자발적인 임상시험 참가 동의를 받아야 한다.
10. 모든 임상시험 관련 정보는 정확한 보고·해석·확인이 가능하도록 기록·처리·보존되어야 한다.
11. 피험자의 신원에 관한 모든 기록은 비밀 보장이 되도록 관련 규정에 따라 취급하여야 한다.
12. 임상시험용 의약품은 의약품제조및품질관리기준^{GMP}에 따라 관리되어야 하며, 식품의약품안전청장이 승인한 임상시험 계획서에 따라 사용되어야 한다.
13. 임상시험은 신뢰성을 보증할 수 있는 체계하에서 실시되어야 한다.

그 밖에 명시되어 있는 원칙들은 아래와 같다.

- 인체를 이용한 의학 연구는 일반적으로 공인된 과학적 원칙에 따라야 하고, 과학 문헌과 그 밖에 관련된 정보를 통한 충분한 지식이 바탕이 되어야 하며, 적절한 실험 실적 그리고 가능한 경우 동물 실험 결과가 근거가 되어야 한다.
- 인체를 이용한 각 실험 과정의 계획과 수행은 연구 계획서에 분명히 문서화되어야 하고, 이 임상시험 계획서는 심의 · 조언 · 지도 혹은 필요한 경우 승인을 위해 특별히 구성된 임상시험 심사 위원회에 제출되어야 한다.
- 시험자는 위원회에 조사 정보, 특히 모든 심각한 이상 반응에 대해서 보고할 의무가 있다.
- 임상시험 계획서에는 항상 윤리적 고려를 하였다는 사실이 포함되어야 하며 또한 이 헬싱키선언에서 명시된 원칙에 따랐음을 밝혀야 한다.
- 임상시험은 유능한 임상의의 감독하에 유자격 과학자에 의해서만 실시될 수 있다. 인체를 이용한 연구에 책임은 유자격 의학자에게 있는 것이지 비록 피험자가 동의하였다 하더라도 피험자에게 있는 것은 결코 아니다.
- 의사는 인체를 이용하는 시험을 할 때 그 위험성이 적절히 검토되고 충분히 관리될 수 있다고 확신할 때에만 시험에 착수해야 한다.
- 피험자는 반드시 지원자이어야 하고 시험에 참여됨을 알아야 한다.
- 자기 자신의 안전을 지키기 위한 피험자의 권리는 존중되어야 한다.
- 피험자의 사생활을 지키고 개인 정보의 비밀을 보장하며 시험으로 오는 육체적 · 정신적 충격과 인격에 미치는 영향을 줄이기 위한 모든 주의가 기울여져야 한다.

- 인체를 이용하는 시험에 있어서는 그 시험 자체의 목적과 방법·기금의 출처·모든 가능한 이해 분쟁·시험자가 속한 기관·예견되는 이익과 내재하는 위험성·그에 따르는 고통 등에 관하여 피험자에게 사전에 충분히 알려 주어야 한다.
- 의사는 피험자가 모든 사항을 이해했음을 확인한 뒤에 피험자의 자유의사에 의한 시험 동의를 가능하면 문서화하여 얻어야 한다. 만일 동의서를 문서화하여 얻을 수 없다면 증인 입회하에 구두로 동의를 얻어 정식 서류화하여야 한다.

의학의 발전을 위해 임상시험을 하지 않을 수는 없다. 임상시험을 통하지 않고는 새로운 치료법이 생길 수 없고, 의학은 영원히 발전할 수가 없기 때문이다. 그렇다고 해서 의학 발전이라는 이름 아래 피험자의 인권과 안전이 보호받지 못하면 안 되기 때문에, 복잡하고 엄격한 규정을 만들어 놓았다. 위의 조항들을 읽어 보면 임상시험이라는 것이 그렇게 간단하지 않음을 알 수가 있다.

결국 임상시험에 대해 충분히 이해하고 참여 여부를 자발적으로 정하는 것이 중요하다. 새로운 신약이라고 해서 무조건 좋은 결과를 보장하는 것은 아니기 때문에 피험자 스스로 숙고하여 결정할 필요가 있다. 그러기 위해서는 임상시험의 장단점 및 임상시험에 참여하지 않을 경우의 대안 치료에 대해서 담당 의료진으로부터 충분히 설명을 듣고 결정해야 한다. 임상시험에 참여하지 않는다고 하더라도 어떠한 불이익도 가해지지 않는다.

임상시험에 참여하게 되면 피험자가 지켜야 할 사항도 있다. 피험자는 의료진으로부터 임상시험에 대해 충분히 설명을 들어야 하고, 동의서도 충분히 읽고 서명해야 하며, 궁금하거나 이해되지 않는 사항에 대해서는 질문을 해야 하고, 복잡한 임상시험 규칙을 따라야 한다. 보통 임상시험에 참여하게 되면 부작용에 대한 엄밀한 평가를 위해 병원에 더 자주 오도록 되어 있는데, 병원 방문 날짜를 지켜야 한다. 자신의 몸 상태에 대해 의료진에게 적극적으로 알려야 하며 응급실에 가게 될 경우 임상시험 담당자에게 알려야 한다. 병용 금기 약물이 있는 경우, 어떤 약이든 임의로 먹으면 안 된다. 시험약 때문에 생긴 부작용인지 다른 약 때문에 생긴 부작용인지 판단하기 어려워지기 때문이다. 아울러 임상시험 도중에는 임신을 하면 안 되므로, 피임에 대해 협조해야 한다.

인체 유래물 은행과 동의서

임상시험에 참여하면, 인체 유래물 은행에 검체를 기증해도 좋은지 의사가 묻기도 한다. 임상시험에 참여하지 않더라도 담당 의사로부터 학술적 연구를 위하여 암 조직이나 혈액을 사용해도 괜찮겠느냐는 질문을 받을 수 있다.

혈액·흉수·복수·소변·암 조직·정상 조직 등 우리 몸에서 유래된 모든 것을 총칭하여 '인체 유래물'이라고 한다. 이러한 인체 유래물은 의학 연구에 아주 소중한 자료가 된다. 그래서 현재 전 세계적으로 인체 자원 은행을 설치하여 인체 유래물을 많이 확보하고자 경쟁적으로 인체 유래물을 모으고 있다.

인체 유래물은 내 몸에서 나온 것이기 때문에 엄밀하게 소유권은 병원이 아닌 나에게 있는 것이다. 그래서 내 몸에서 나온 인체 유래물이 연구에 이용되는 것을 원하지 않으면 인체 유래물 기증에 동의하지 않으면 된다. 이로 인한 어떠한 불이익도 없다.

예전에 연구 윤리라는 개념이 없을 때에는 환자에게 이러한 동의를 구하지 않고 인체 유래물을 연구에 이용했다. 하지만 점점 연구 윤리의 중요성이 강조되면서 환자에게 동의를 구하고 연구를 하는 것이 원칙이 되었고, 이로 인해 요즘에는 인체 유래물 이용에 대한 동의서 혹은 연구 동의서를 환자에게 받고 있다.

이러한 제안을 받게 되면 환자 입장에서는 인체 유래물을 기증하는 것이 혹시 나에게 해가 되는 것은 아닌가 하는 생각이 우선 들 수 있다. 인체 유래물 중에서도 소변·타액 등은 채취하는 것이 어렵지 않기 때문에, 기증한다고 해서 환자분들에 사실상 해가 될 것이 없다. 그러나 혈액은 주사기를 이용해서 뽑아야 하기 때문에, 채혈 과정에서 어려움이 있을 수 있다.

흉수나 복수는 연구만을 위한 목적으로 채취하는 경우는 거의 없고, 진단 혹은 치료 목적으로 흉수나 복수를 뺄 때에 버리는 검체를 이용하기 때문에 환자에게 추가적으로 불이익이 돌아가는 일은 없다고 할 수 있다. 암조직도 이미 진단 목적이나 치료 목적으로 검사를 하고 남은 검체를 병리과에 보관하게 되는데, 이미 보관된 검체를 이용하여 연구하는 것이기 때문에, 추가적으로 환자가 더 해야 할 일은 없다. 하지만 연구마다 조금씩 차이가 있을 수 있으므로 동의서를 잘 읽어 보고 담당 의사에게 물어보는 것이 중요하다.

의사에게는 환자를 진료할 의무도 있지만, 동시에 의학을 발전시켜 나가야 할 의무도 있다. 그리고 새로운 치료법을 확립하고 의학을 발전시켜 나가는 데 있어서, 이러한 인체 유래물을 잘 모아 놓는 것은 매우 중

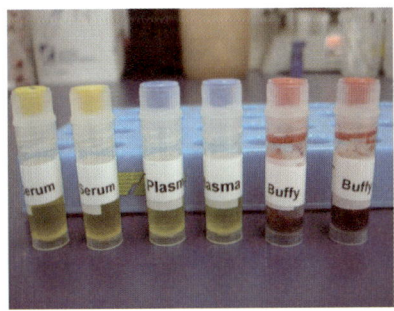 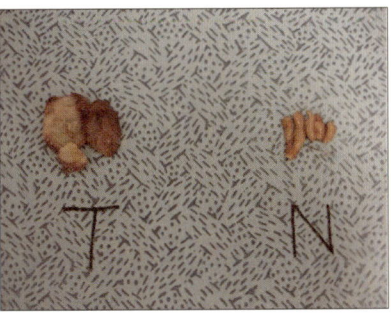

〈그림 10-5〉 다양한 형태의 인체 유래물. 혈액(왼쪽), 암 조직과 정상 조직(오른쪽)

요하다. 그래서 환자분들께 연구에 도움을 주십사 동의를 구하고 인체 유래물을 기증해 주십사 부탁하는 것이다.

연구용으로 인체 유래물을 기증한다고 하더라도 환자 본인에게 직접적으로 돌아오는 혜택은 사실상 별로 없다. 의학의 발전에 기여하는 것, 그리고 미래에 나와 같은 병을 앓게 될 환자들이 보다 나은 치료를 받도록 하는 데 기여하는 것 정도이다. 그렇게 생각하면, 나에게 이득될 것도 없는데 내 몸에서 나온 인체 유래물을 연구에 기증할 필요가 뭐가 있을까 싶을 수도 있다.

하기 싫으면 하지 않으면 된다. 하지만 분명한 사실은 현재 내가 받고 있는 치료도 과거에 나와 같은 병을 앓았던 이름 모를 선배 환자들이 기증한 검체로 인해 발전해 온 치료라는 점, 그리고 누군가의 대가를 바라지 않는 작은 행동 하나로 인하여 의학은 점점 발전해 왔고, 그런 작은 행동이 없으면 앞으로 발전할 수 없다는 점이다.

4. 연구자 주도 임상시험과 의뢰자 주도 임상시험

임상시험을 하는 궁극적인 목적에는 조금씩 차이가 있을 수 있다. 의사 입장에서는 환자에게 새로운 치료법을 제시해 주고 싶을 것이고, 환자 입장에서는 새로운 좋은 신약의 혜택을 보고 싶을 것이고, 제약 회사 입장에서는 신약을 개발하여 기업 이익을 올리고 싶을 것이고, 정부 입장에서는 신약 개발을 통해 국부를 창조하고 싶을 것이다. 속내는 조금씩 달라도 모두들 임상시험을 활성화하자는 데에는 이견이 없고, 궁극적으로 새로운 치료법을 개발하고 의학을 발전시킨다는 목적은 같다.

이러한 임상시험을 크게 나누면 '의뢰자 주도 임상시험 SIT, sponsor initiated trial'과 '연구자 주도 임상시험 IIT, investigator initiated trial'으로 나눌 수 있다. 연구자 주도 임상시험은 연구자가 임상시험을 계획하고 설계하며, 연구자가 자료 기록·이상 반응 보고·의약품 관리·모니터링·점검 등을 책임지는 임상시험이고, 의뢰자 주도 임상시험은 그 일들을 의뢰자(주로 제약 회사)가 맡게 되는 임상시험이다. 의뢰자 주도 임상시험이든 연구자 주도 임상시험이든 연구 방법론의 차이는 전혀 없다. 누가 처음에 아이디어를 내서 임상시험을 주도적으로 수행하느냐에 따라 갈릴 뿐이다.

신약만 잘 개발되면 되지, 임상시험을 누가 주도하든 무슨 상관이냐고 생각할 수도 있지만 꼭 그렇지는 않다. 연구자 주도 임상시험은 의뢰자 주도 임상시험에 비해 여러 가지 중요한 성격을 갖고 있기 때문이다.

첫째, 연구자 주도 임상시험은 기업의 이익과 무관한 학술적 성격의 연구이다. 예를 들어 1차 항암제로 사용되는 A 항암제·B 항암제가 모두 보험 적용이 되고, 진료 현장에서 사용하는 데 아무 문제가 없는 약이다. 그런데 A약과 B약의 효과를 직접 비교한 3상 연구 임상시험 결과가 없다. 양쪽 제약 회사에서도 A약과 B약 중 어떤 약이 더 효과적인지 알아내기 위한 임상시험을 할 계획이 없다.

만일 A약이 B약보다 우월하다는 결과가 나오면 학술적으로는 중요한 가치를 가져서 A약이 표준 치료로 바뀌게 된다. 학술적으로는 중요한 일이지만 B약을 만드는 제약 회사 입장에서는 엄청난 타격을 받는 일이고, 반대의 경우에도 마찬가지다. 그래서 이러한 임상시험은 양쪽 제약 회사에서 할 리가 없다.

이러한 문제는 학술적인 관점에서 연구자 주도 임상시험으로 해결할 수밖에 없다. 연구자 주도 임상시험은 이런 이유로 중요하다. 두 약이 효과는 비슷하지만 어느 한쪽이 가격이 저렴하다는 것을 증명하는 비열등성 임상시험이나 경제성 평가도 마찬가지다. 이러한 연구들은 공익적인 관점에서 학술적으로 이루어져야만 한다.

둘째, 의뢰자 주도 임상시험은 희귀 난치성 질환에 별 관심이 없다. 제약 회사는 기업이고, 기업의 목적은 이윤 추구이다. 다국적 제약 회사는 신약을 개발하는 좋은 역할을 하지만, 그들은 어디까지나 기업이지 자선 단체는 아니다. 신약을 개발하려면 이왕이면 폐암·유방암·위암처럼 호발암에 잘 듣는 항암제를 개발해야 많은 환자를 대상으로 판매할 수 있게 되고 이윤이 많이 남게 된다. 희귀한 암종을 대상으로 하는 약을 개발해 봐야 대상 환자가 적기 때문에 이윤이 남지 않는다. 그래서 제약 회사가 관심을 갖지 않는 희귀암에 대한 치료법 개발을 위해서는 연구자가 나설 수밖에 없다.

셋째, 연구자 주도 임상시험은 좀 더 유연한 관점에서 접근이 가능하다. 가령 폐암 치료제로 개발된 A 항암제가 다른 암에서도 들을 수 있다. 기존에 개발된 약의 새로운 적응증을 찾아내는 일도 분명 중요한 일이고 환자에게는 새로운 희망을 주는 일인데, 이러한 관점의 변화는 유연한 관점에서 바라보아야 가능하다.

하지만 안타깝게도 연구자 주도 임상시험은 수행하기가 점점 더 어려워지고 있다. 수억 원, 수십억 원씩 드는 연구 비용을 연구자 개인이 알아서 구하기도 어렵거니와 최근에는 국민건강보험료 절감을 위하여 연구자 주도 임상시험을 규제하려는 움직임까지 있기 때문이다. 연구자 주도 임상시험이 사라지고 의뢰자 주도 임상시험만 남는다면 희귀암 환자들의 새로운 치료법 개발은 영원히 불가능하게 될 수도 있다. 또 제약 회사의 이익만이 대변되어 엄청난 의료비 상승이 초래될 수도 있다.

연구자 주도 임상시험에 국가가 투자하는 것은 장기적인 관점에서 중요한 일이고, 임상시험이라는 것이 결국 환자를 위해 새로운 치료법을 찾아내는 시도이므로, 환자 입장에서 제도가 만들어져야 하는데, 대부분은 행정 편의주의와 관료주의 입장에서 제도가 만들어진다. 연구자 주도 임상시험에 대해 관리 감독을 담당하는 행정관청 입장이 이해가 안 되는 바는 아니다. 문제가 생기면 공무원 입장에서는 곤란하기 때문이다. 문제가 생기느니 아예 허가를 해 주지 않는 편이 공무원 입장에서는 속 편할 수도 있다. 복잡한 행정 규제로 인하여 발전이 저해되는 일이 어디 의료 분야에만 해당되겠는가!

규제를 푼다고 하면, 결국 규제를 담당하는 부서가 새로 생기면서, 규제를 푸는 것이 아니라 규제를 푼다는 명목으로 규제기 하니 더 생긴다는 서글픈 농담이 있다. 불필요한 규제만이라도 없었으면 좋겠다. 의학의 발전을 위해서, 암으로 고통받는 환자를 위해서 새로운 치료법은 더 개발되어야 하고, 연구자 주도 임상시험은 더 활발해져야만 한다.

이러한 사항에 대해 구체적인 부분까지 암 환자와 가족들이 다 알 필요는 없다. 다만 임상시험이라는 것이 새로운 치료법을 확립하는 과학적 검증 과정이라는 점, 임상시험을 통하지 않고는 신약이나 새로운 치료법이 나올 수 없다는 점, 임상시험에 참여하는 피험자의 안전·윤리·사생활·존엄성은 철저히 보호되어야 한다는 점, 그리고 담당 의사로부터 임상시험에 대해 권유 받으면 충분히 설명을 듣고 결정하는 것이 중요하다는 점만 이해해도 충분하다.

　미래의 암 환자들을 위해 보다 나은 치료법을 개발하고, 의학을 발전시켜 나가야 하는 것은 우리 모두의 사명이다. 이러한 사명은 의사 혼자만의 노력으로 되는 것이 아니며, 모두가 힘을 합쳐야 이루어질 수 있다. 환자·의료진·병원·제약 회사·정부가 서로 유기적으로 협력해 나가야 더 나은 항암제와 치료법 개발에 한발 더 가까이 갈 수 있다.

FAQ 자주 하는 질문과 대답

우리나라 임상시험은 믿을 만한가?

결론부터 말하면, 우리나라의 임상시험은 세계적인 수준이다. 우리나라가 잘 하고 있다고 자화자찬하는 것이 아니라, 다국적 제약 회사나 다른 나라에서 인정하고 있는 사실을 전하는 것이다.

불과 몇 년 사이에 우리나라는 전 세계 임상시험의 중심지로 부상했다. 국가임상시험사업단에 따르면 서울은 2010년 475건의 임상시험이 진행돼 독일 베를린에 이어 세계 2위의 임상시험 도시로 올라섰다. 'clinicaltrials.gov'라는 임상시험 등록 시스템의 자료를 분석한 결과를 보면, 2005년 77위에 불과하던 것이 2009년에는 6위, 2010년에는 2위까지 올라선 것이다. 글로벌 금융 위기로 투자가 위축되는 가운데도 우리나라의 임상시험은 꾸준히 늘어났고, 임상시험의 새로운 강자로 떠오른 것이다.

한국이 세계 임상시험의 중심으로 부상한 것은 다국적 제약사의 임상시험이 집중된 영향이 크다. 다국적 제약사가 중국과 인도 등 아시아 시장을 공략하려면 아시아인을 대상으로 한 임상시험이 필수적이다. 중국과 인도는 의료 인프라가 부족하고 의료진의 수준도 미흡하다. 일본은 의료 인프라는 우수하나 규제가 까다로워 임상시험 시간과 비용이 많이 든다. 싱가포르도 의료 인프라가 좋지만 인구가 적어 환자 모집이 어렵다. 다국적 제약사 입장에서 서울은 임상시험을 위한 환자와 연구 결과를 분석할 연구진이 환상의 조합을 이룬 최적지이다. 한국은 임상 연구를 위한 우수한 연구진과 의료 인프라, 많은 환자를 확보하고 있다.

〈도표 10-1〉 임상시험의 증가 추세

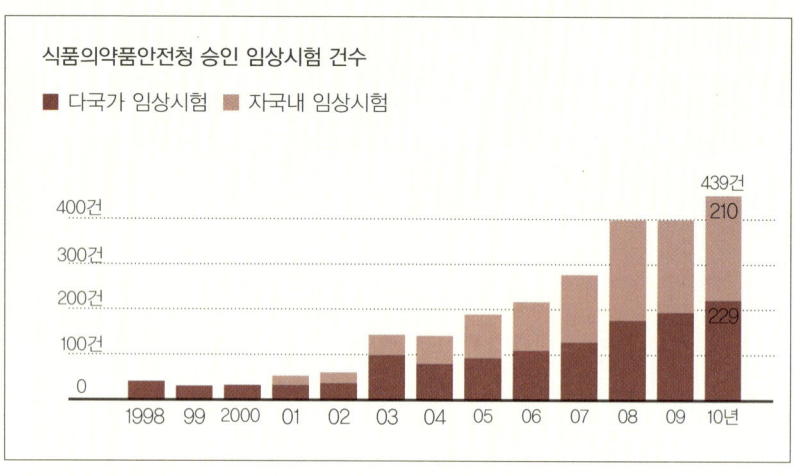

출처 : 조선일보 2011년 6월 10일

　1상 임상시험 등 개발 초기 단계의 임상시험이 늘고 있다는 것 역시 한국의 임상 연구 역량이 글로벌 수준으로 높아졌다는 것을 잘 보여 주고 있다. 3상 임상시험과 달리 초기 임상 연구는 아주 까다로운 기준을 만족해야 하고, 결과가 어떻게 나오느냐에 따라 신약의 운명이 좌우되고 3·4상 시험보다 훨씬 많은 연구비가 들어간다. 따라서 초기 임상시험은 검증되고 임상시험을 잘 수행하는 곳에서만 할 수 있다. 초기 임상시험이 늘면 우리나라에 대한 투자가 늘 수밖에 없다. 또한 초기 임상시험이 성공하면 후반부 임상시험도 국내에서 진행되는 경우가 많다. 환자 입장에서는 신약의 혜택을 다른 나라보다 먼저 받을 수 있는 장점이 있다.

　임상시험의 이러한 중요성 때문에 국내 의료 기관들도 임상시험 센터를 개소하고, 임상시험 전문 인력을 양성하고, 임상시험 절차 및 임상시험의 표준화를 위한 노력을 하고 있다. 정부에서는 임상시험 기반을 확충하기 위하여 다각도로 지원을 하고 있으나, 아직 더 많은 지원이 필요하다.

10장 핵심 정리   임상시험이란 무엇인가?

1 임상시험이란 새로운 치료법을 확립하는 과학적 검증 과정이다.

2 임상시험에 참여하는 피험자의 안전·윤리·사생활·존엄성은 철저히 보호되어야 한다.

3 임상시험은 과학성과 윤리성을 유지하기 위해 엄격하고 복잡한 과정을 거쳐 연구 설계가 되고, 허가를 받고 수행된다.

4 담당 의사가 임상시험을 권유하면 그에 대한 장단점을 이해할 수 있도록 충분한 설명을 듣고 결정해야 한다.

5 임상시험은 신약 개발과 의학 발전에 꼭 필요한 핵심 단계이다.